国家卫生健康委员会"十三五"规划教材

全 国 高 等 学 校 教 材

供健康服务与管理专业及相关专业用

健康经济学

Health Economics

主　编　毛振华

副主编　江启成　杨　练

编　者（以姓氏笔画为序）

马黎黎　国家卫生健康委员会药物政策与基本药物制度司
王　健　山东大学公共卫生学院
毛宗福　武汉大学健康学院全球健康研究中心
毛振华　武汉大学董辅礽经济社会发展研究院
江启成　安徽医科大学公共卫生学院
杨　练　成都中医药大学管理学院
杨　悦　沈阳药科大学国际食品药品政策与法律研究中心
杨　继　上海社会科学院经济伦理研究中心
宋茂民　中国医药卫生文化协会
陈彦斌　中国人民大学经济学院
顾雪非　国家卫生健康委员会卫生发展研究中心
郭　敏　对外经济贸易大学金融学院
董恒进　浙江大学公共卫生学院
韩优莉　首都医科大学公共卫生学院

编写秘书

袁雪丹　中国卫生信息与健康医疗大数据学会

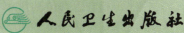
人民卫生出版社

图书在版编目（CIP）数据

健康经济学 / 毛振华主编. —北京：人民卫生出
版社，2020

全国高等学校健康服务与管理专业第一轮规划教材

ISBN 978-7-117-29593-2

Ⅰ. ①健⋯　Ⅱ. ①毛⋯　Ⅲ. ①卫生经济学－高等学校
－教材　Ⅳ. ①R1-9

中国版本图书馆 CIP 数据核字（2020）第 017399 号

人卫智网	www.ipmph.com	医学教育、学术、考试、健康，购书智慧智能综合服务平台
人卫官网	www.pmph.com	人卫官方资讯发布平台

健康经济学

主　　编：毛振华
出版发行：人民卫生出版社（中继线 010-59780011）
地　　址：北京市朝阳区潘家园南里 19 号
邮　　编：100021
E－mail：pmph @ pmph.com
购书热线：010-59787592　010-59787584　010-65264830
印　　刷：中煤（北京）印务有限公司
经　　销：新华书店
开　　本：850 × 1168　1/16　印张：17
字　　数：480 千字
版　　次：2020 年 4 月第 1 版　2025 年 10 月第 1 版第 6 次印刷
标准书号：ISBN 978-7-117-29593-2
定　　价：65.00 元
打击盗版举报电话：010-59787491　E-mail：WQ @ pmph.com
质量问题联系电话：010-59787234　E-mail：zhiliang @ pmph.com

全国高等学校健康服务与管理专业
第一轮规划教材编写说明

《"健康中国2030"规划纲要》中指出,健康是促进人的全面发展的必然要求,是经济社会发展的基础条件。实现国民健康长寿,是国家富强、民族振兴的重要标志,也是全国各族人民的共同愿望。推进健康中国建设,是全面建成小康社会、基本实现社会主义现代化的重要基础,是全面提升中华民族健康素质、实现人民健康与经济社会协调发展的国家战略。

要推进落实健康中国战略,大力促进健康服务业发展需要大量专门人才。2016年,教育部在本科专业目录调整中设立了"健康服务与管理"专业(专业代码120410T);本专业毕业授予管理学学位,修业年限为四年;目前逐步形成了以医学类院校为主、综合性大学和理工管理类院校为辅、包括不同层次院校共同参与的本科教育体系,各院校分别在不同领域的专业比如中医、老年、运动、管理、旅游等发挥优势,为本专业适应社会发展和市场需求提供了多样化选择的发展模式,充分体现了健康服务业业态发展充满活力和朝阳产业的特色。

我国"健康服务与管理"专业理论和实践教学还处于起步阶段,具有中国特色的健康服务与管理理论体系和实践服务模式还在逐渐完善中。为此,2016年4月和8月,人民卫生出版社分别参与"健康服务与管理"专业人才培养模式专家研讨会和"健康服务与管理"专业教材建设会议;2017年1月,人民卫生出版社组织召开了"健康服务与管理"专业规划教材编写论证会议;2018年2月,人民卫生出版社组织召开了"健康服务与管理"专业规划教材评审委员会一届一次会议。在充分调研论证的基础上,根据培养目标、课程设置确定了第一轮规划教材的编写品种,部分编写品种也与《"健康中国2030"规划纲要》中"要积极促进健康与养老、旅游、互联网、健身休闲、食品融合,催生健康新产业、新业态、新模式,发展基于互联网的健康服务,鼓励发展健康体检、咨询等健康服务,促进个性化健康管理服务发展,培育一批有特色的健康管理服务产业;培育健康文化产业和体育医疗康复产业;制定健康医疗旅游行业标准、规范,打造具有国际竞争力的健康医疗旅游目的地;大力发展中医药健康旅游"相对应。

本套教材编写特点如下:

1. **服务健康中国战略** 本套教材的编撰进一步贯彻党的十九大精神,将"健康中国"战略贯穿教材编写全过程,为学科发展与教学改革、专业人才培养提供有力抓手和契机,为健康中国作出贡献。

2. **紧密围绕培养目标** 健康服务与管理专业人才培养定位是为健康服务业培养既懂业务又懂管理的实用性管理型人才。人才培养应围绕实际操作技能和解决健康服务问题的能力要求,用医学和管理学手段为健康服务业健康、有序、科学发展提供专业支持。本套教材的编撰紧密围绕培养目标,力求在各部教材中得以体现。

3. **作者团队多样** 本套教材的编者不仅包括开设"健康服务与管理"专业院校一线教学专

家,还包括本学科领域行业协会和企业的权威学者,希望能够凝聚全国专家的智慧,充分发挥院校、行业协会及企业合作的优势,打造具有时代特色、体现学科特点、符合教学需要的精品教材。

4. 编写模式创新　为满足教学资源的多样化,教材采用了"融合教材"的编写模式,将纸质教材内容与数字资源内容相结合,教材使用者可以通过移动设备扫描纸质教材中的"二维码"获取更多的教材相关富媒体资料,包括教学课件、思考题解题思路、高清彩图以及视频等。

本套教材共 16 种,均为国家卫生健康委员会"十三五"规划教材,预计 2019 年秋季陆续出版发行,数字内容也将同步上线。希望全国广大院校在使用过程中能够多提供宝贵意见,反馈使用信息,为下一轮教材的修订工作建言献策。

全国高等学校健康服务与管理专业
第一届教材评审委员会

主任委员

郭　姣　广东药科大学

副主任委员

郭　清　浙江中医药大学　　　　杨　磊　杭州师范大学
曾　渝　海南医学院　　　　　　杨　晋　人民卫生出版社

委员（按姓氏笔画排序）

于恩彦　浙江省人民医院　　　　　李卫东　广东药科大学
王　锦　华录健康养老发展有限公司　李浴峰　武警后勤学院
王中男　东北师范大学　　　　　　杨　华　浙江中医药大学
王彦杰　新乡医学院三全学院　　　张会君　锦州医科大学
毛　瑛　西安交通大学　　　　　　张志勇　山东体育学院
毛振华　武汉大学　　　　　　　　张智勇　武汉科技大学
孔军辉　北京中医药大学　　　　　范艳存　内蒙古医科大学
冯毅翀　成都医学院　　　　　　　金荣疆　成都中医药大学
朱卫丰　江西中医药大学　　　　　周尚成　广州中医药大学
向月应　广西师范大学　　　　　　俞　熔　美年大健康产业集团股份有限公司
邬　洁　人民卫生出版社　　　　　钱芝网　上海健康医学院
刘世征　中国健康管理协会　　　　倪达常　湖南医药学院
刘忠民　吉林大学　　　　　　　　曹　熠　贵州医科大学
江启成　安徽医科大学　　　　　　曾　强　中国人民解放军总医院
孙宏伟　潍坊医学院　　　　　　　魏　来　遵义医科大学
杜　清　滨州医学院

秘书

关向东　广东药科大学　　　　　　曹维明　浙江中医药大学
黑启明　海南医学院　　　　　　　肖宛凝　人民卫生出版社

全国高等学校健康服务与管理专业
第一轮教材目录

序号	书名	主编		副主编			
1	**健康服务与管理导论**	郭 清		景汇泉	刘永贵		
2	**健康管理学**	郭 姣		王培玉	金 浪	郑国华	杜 清
3	**健康经济学**	毛振华		江启成	杨 练		
4	**健康保障**	毛 瑛		高广颖	周尚成		
5	**健康信息管理**	梅 挺		时松和	牟忠林	曾 柱	蔡永铭
6	**健康心理学**	孙宏伟	黄雪薇	于恩彦	孔军辉	朱唤清	
7	**健康运动学**	张志勇	刘忠民	翁锡全	骆红斌	吴 霜	徐峻华
8	**健康营养学**	李增宁		夏 敏	潘洪志	焦广宇	叶蔚云
9	**健康养生学**	傅南琳		谢 甦	夏丽娜	程绍民	
10	**健康教育与健康促进**	李浴峰	马海燕	马 莉	曹春霞	闵连秋	钱国强
11	**职业健康服务与管理**	杨 磊	李卫东	姚 华	汤乃军	刘 静	
12	**老年健康服务与管理**	曾 强	陈 垦	李 敏	武 强	谢朝辉	张会君
13	**社区健康服务与管理**	曾 渝	王中男	李 伟	丁 宏	任建萍	
14	**健康服务与管理技能**	许亮文	关向东	王淑霞	王 毅	许才明	
15	**健康企业管理**	杨大光	曹 煜	何 强	曹维明	邱 超	
16	**健康旅游学**	黑启明	向月应	金荣疆	林增学	吴海波	陈小勇

主编简介

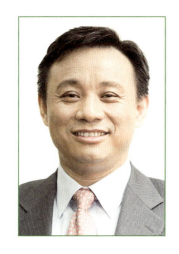

毛振华

男，1964 年出生于湖北省。现任武汉大学董辅礽经济社会发展研究院院长、教授、博士生导师，国务院深化医改领导小组咨询委员会专家委员，国家大数据发展专家咨询委员会委员，国家"互联网+"行动专家咨询委员会委员，中国经济理论创新奖执行委员会主任，中国工业经济联合会常务理事，中国企业家论坛理事，中国人民大学经济研究所所长、教授、博士生导师，并受聘为中国社会科学院研究生院兼职教授。

从事教学工作 15 年，在宏观经济、资本市场和信用评级理论方面有较多的研究成果，出版了《企业扩张与融资》《十年宏观、十年政策、十年理论——"中国宏观经济论坛"十周年》《资本化企业制度论》《信用评级——前沿理论与实践》等专著。全国首批健康经济学硕士、博士生导师，"健康经济学"学科学术带头人。

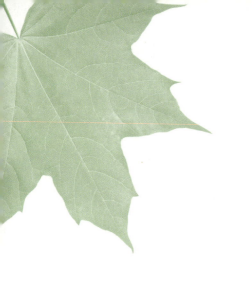

副主编简介

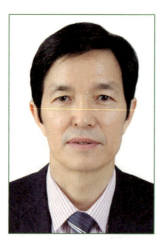

江启成

男，1961年10月生于安徽青阳。医学博士、教授、博士研究生导师，现任安徽医科大学公共卫生学院院长，卫生政策研究中心主任。兼任教育部高等学校公共卫生与预防医学类专业教学指导委员会委员，中华预防医学会卫生保健分会副主任委员，中国卫生经济学会常务理事，安徽省农村卫生协会副会长，《中国农村卫生事业管理》杂志常务副主编。

从事卫生事业管理教学工作35年，主要研究方向为卫生经济学，公共卫生政策与管理。先后主持和完成包括国家自然科学基金（卫生管理与政策）、国际合作、国家卫生健康委员会以及安徽省政府重大课题研究项目在内的各类科研课题30余项，主编参编教材专著15部，在国内外期刊发表学术论文150余篇。

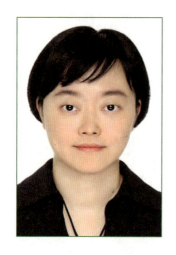

杨 练

女，成都中医药大学公共卫生学院副院长，博士、教授、硕士生导师。现任中国卫生经济学会理事，中国卫生经济学会青年委员会常务委员，中国中药协会药物经济学专业委员会委员，中国研究型医院学会药物经济学专业委员会委员，中华中医药学会人文与管理科学分会委员会委员，第十批四川省学术和技术带头人及后备人选，第十一批四川省卫生计生委学术和技术带头人及后备人选，四川省卫生计生决策咨询专家委员会委员。

从事教学工作15年，近年负责课题30余项，包括国家自然科学基金，世界卫生组织（WHO）课题，教育部课题，其他省部级课题等。共发表第一作者/通讯作者中英文论文60余篇。作为副主编、编委参编国家规划教材4部。

前　言

　　本书旨在帮助健康经济学教学人员以简洁、深入浅出的方式为学生传授健康经济学。其特点在于经济学领域学者利用经济学模型和分析方法研究健康和医疗服务市场的独特属性，通过合理修正传统的经济学分析方法，进而说明经济学理论和方法应用于健康领域是适用且有效的。

　　在我国，健康经济学（health economics）多被译为卫生经济学，但是 2000 年，Victor Fuchs 便对健康经济学与卫生经济学的概念进行了区分。他认为健康经济学（health economics）包括两个部分：健康经济学本身（the economics of health perse）和医疗经济学（the economics of medical care）。在某种程度上，医疗经济学是目前国内卫生经济学研究的主要内容。作为一个新兴交叉学科，健康经济学与其他学科联系紧密。健康经济学的研究范畴比卫生经济学更广泛，与卫生经济学主要有如下几点区别：健康经济的研究不仅追求实现有限医疗卫生资源的效益最大化，而且还追求提高群体人力资本，特别是实现群体人口健康状况从异质性向同质性的转化；其次，健康经济学的服务人群覆盖面广，包括了非健康人口群体和健康人口群体；研究领域也扩展到个人锻炼等预防保健的行为。对个人健康行为以及医生诱导需求的理论和实证研究也逐渐深入到对其开展路径与机制的分析。再次，健康经济学研究所涉及的变量更为丰富，并且包含了大量的社会科学内容。健康经济学除医疗经济学以外还包括不平等框架内的健康经济学研究和微观个体的经济行为分析。健康经济学从创立伊始就与微观个体的经济行为息息相关。其中，最为突出的一点就是将健康视为人力资本的组成部分，并在劳动力市场行为中发挥着重要作用，其核心点在于健康既是一种投入品，也是一种产出品，这种特征决定了研究角度的多样性。广义地说，健康的精神、心理、生理、营养、社会、行为、环境、道德等方面都可被纳入健康经济学的研究范畴。

　　"健康中国 2030"战略按照从内部到外部、从主体到环境的顺序，依次针对个人生活与行为方式、医疗卫生服务与保障、生产与生活环境等健康影响因素，提出普及健康生活、优化健康服务、完善健康保障、建设健康环境、发展健康产业等五大战略任务，即"大健康"概念。因此我们将健康经济学学科范围从医疗卫生政策领域延伸至所有健康相关政策领域，从准公共服务领域延伸至包括自由竞争产业在内的全链条、全周期领域，从以改善医疗卫生领域资源配置为主的微观范畴延伸至增进国家整体经济和社会高质量发展的宏观范畴。一是强调以健康为导向的资源整合问题，在研究如何加强公共医疗保险和医疗服务与私立机构之间的衔接的同时，全面分析如何充分调动和发挥个体在健康促进和健康管理中的责任和作用，以及开展预防和保健服务的供给与需求行为及其社会价值等方面的理论与实证研究；二是提供基本的知识帮助学生了解随着我国人口红利的消失、传染性疾病和慢性病导致的巨大疾病负担以及日益严重的老龄化问题给我国医药卫生事业带来的严峻挑战；三是系统阐述了我国健康保障体系的建立与发展始终依托国情和紧扣经济社会发展的现实状况，进而论述了我国健康保险和保障改革需具备的健康经济学基本知识；四是简明扼要地将西方经济学理论和方法与我国健康领域的改革和发展实践有机结合在一起。

我们报有这样的信念，即本科生须掌握经济学基本知识原理，具备计量经济学分析工具技能。本书在论述问题的同时附有大量图示、表格及图表论述问题，每章后面附以讨论问题和练习题，以帮助学生掌握基本问题，提高实际操作技能，更加深入理解"大健康"背景下健康经济学理论与政策最新发展与应用。

本书是中国第一本健康经济学教材，我有幸和江启成、杨练教授担任本书的主编、副主编。本书在编写过程中得到了各位参与写作的编委以及武汉大学董辅礽经济社会发展研究院大力支持。另外，感谢山东师范大学张羽、中国人民大学曾淑桂、刘晓叶、庞鸿泽、山东大学冷安丽、天津财经大学刘小青、温州医科大学张美丽、成都中医药大学孙群、沈阳药科大学王雪、浙江大学高奇隆等老师和同学对全书各章节撰写的协助。作为一个开创性的工作，本书难免会因多种原因有各种不足之处，希望在未来的教学实践中得到改进。

本书最后一次校稿时，恰遇新型冠状病毒引发的肺炎疫情暴发，全国军民动员抗击疫情之时。千万以上人口的武汉封城，湖北省外四万多名医护人员驰援武汉，我也在北京的家中一个多月足不出户。得益于互联网的快速发展，我参加了一些募资和从全球采购医用防护物资的活动，也和一些专家开展关于应对疫情的政策措施的讨论，给行政当局献计献策。这次疫情，恰给健康经济学提出了更多更深层次的需求，也让我看到了我们目前认识的不足，增添了我今后进一步开展健康经济学研究的责任感、使命感。

也就在这个时候，《管理世界》杂志 2020 年第 2 期发表了我和本书几位作者共同撰写的论文——《加快发展中国特色的健康经济学》。这篇文章，也可作为本书的一个参考资料，供学习研究健康经济学的老师同学们参考，亦请大家批评指正。

毛振华

2020 年 2 月 22 日于北京

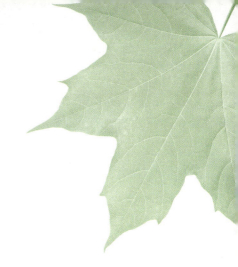

目　录

第一章 导 论

本章要点
1. **掌握** 健康的基本概念；健康经济学的基本研究范围和内容。
2. **熟悉** 健康经济学的发展意义和健康中国发展战略。
3. **了解** 健康经济学的发展历程。

第一节 健康概念界定及健康经济学发展意义

一、健康概念界定

以肯尼斯·阿罗在 1963 年发表的《不确定性和医疗保健的福利经济学》为开端，经过半个多世纪的发展，健康经济学已成为美、英等发达国家主流经济学的一个重要的应用分支，有关人的健康问题研究何以在 20 世纪 60 年代开始发展为健康经济学这一经济学分支？这必须从健康的界定开始溯源。而什么是健康却又是一个内涵和外延并无统一标准的概念，它涉及医学、生理、社会、经济，甚至道德。目前，关于健康的概念，业界一致认同的是世界卫生组织（WHO）关于健康概念的界定。

1946 年，61 个国家代表签署《世界卫生组织宪章》，健康被界定为"躯体、精神和社会适应性等方面都处于完整的良好状态，而不仅仅指没有疾病或躯体的虚弱"。1978 年的《阿拉木图宣言》提出"健康是基本人权"，并倡导"2000 年人人享有健康"这一世界性的社会目标。1986 年的首届国际健康促进大会提出"健康是生命资本，并非生活目标"，进一步明确了健康是社会资源、个人资源与躯体能力的综合体。1999 年世界卫生组织（WHO）又更新了健康的概念，提出了"道德健康观"，将健康观念进一步上升到"四维健康"层面，即生理健康、心理健康、道德健康以及社会健康。目前，业界认为科学的健康观念指：躯体健康、心理健康、道德健康以及社会适应性良好。

WHO 对健康的定义是根据 WHO 的使命和目的做出的，强调了社会、心理、精神、情绪等诸因素在决定个人健康方面的重要作用，这确实对健康的概念给出了一个全面而系统性的定义，然而它并非一个经济学的界定。

在已有的文献中，以经济学角度界定健康首推经济学家欧文·费雪，1909 年他提出健康首先是财富的一种形式，因为疾病带来的损失包括：早亡带来而丧失的未来收益的净现值、因疾病而丧失的工作时间、因疾病而付出的费用。以上因为疾病带来的损失实际上是社会或个人的资源财富的损失。

而规范地从经济学角度界定健康概念的是 Mushkin，他正式将健康定义为人力资本构成部分。在 1962 年向美国国家经济研究局（NBER）人力投资会议提交的《把健康作为一项投资》一文中，Mushkin 在一开始就提到人力资本的理论正在构建之中，并且将教育和健康并列为人力资本框架下的孪生概念，还归纳出了由于疾病对人力资本和劳动生产率造成损失三个方面，即死亡（death）、残疾（disability）和衰弱（debility），简称 3D。将健康定义为人力资本的一种特殊形式，对健康经济学的缘起和发展意义非凡，它开启了以经济学的理念、思维和方法研究健康问题的大门。由此，对健康的研究涉及经济学研究的核心——资源配置这一主题。1963 年，阿罗撰写的《不确定性和医疗保健的福利经济学》则是确立了医疗保健特殊性经济学分析框架。阿罗证明了充满各种风险的医疗保险市场不能形成的原因来自供需双方的不确定性。这篇文章不仅是经济学领域的经典之作，更被认为是健康经济学的奠基之作。Grossman（1972）在《一个关于健康资本和健康需求的观念》中，首创性地建立了健康资本需求模型。Grossman 将 Becker 提出的家庭生产函数成功地引入到健康的效用函数分析之中，将健康视为能提高消费者满足程度的耐耗资本品，健康资本可以增加消费者效用的原因在于它能够生产健康时间，而它和其他资本一样也存在折旧的问题。将健康界定为人力资本的表现形式，说明健康就是生产活动投入的资源配置要素之一，健康的问题就被纳入了"需求 - 供给 - 市场结构 - 均衡"的经济学分析框架中。并且，一旦涉及健康和医疗市场的特殊性，我们就可以运用寡占市场理论（寡头、定价、市场细分）、博弈论（纯策略均衡、混合博弈、广延型结构）、公共物品理论（公共物品、税收制度设计、投票、外部效应）、不确定性经济学（风险、保险、投资）、信息经济学（不对称信息、逆向选择、信号）、激励理论（委托 - 代理理论、契约理论）、法学和经济学（制度经济学、企业性质分析、法律）等扩展性经济学逻辑和分析框架来研究人的健康问题。

Mushkin 将健康界定为人力资本的特殊形式开启了健康经济学的起点，而 Grossman 健康需求模型的最大特色在于它是从人力资本理论上发展而来。但对于健康经济学科发展提供分析框架的是阿罗对医疗服务市场特殊性、运作方式及其满足社会各种不同需求的有效程度分析，这个分析框架为以后健康经济学提供了发展的空间。

二、健康经济学在我国发展的现实意义

21 世纪以来，追求更高的生活质量和更长的寿命以及医疗科学技术的发展等诸多因素都在促进人类对医疗卫生和健康需求的增长，进而推动了社会资源向这个领域的流动。纵观世界各国的医疗体制，都面临着如何分配社会资源、最大限度地满足人民多种需要的挑战，与欧美国家健康经济学发展的需求相一致，我国健康经济学的发展也是伴随我国经济发展阶段变化和相应的医疗体制改革应运而生的。

健康是人全面发展的基础。中华人民共和国成立以来，人民群众的健康水平得到极大提升，人均预期寿命从 1970 年的 58 岁上升至 2015 年的 76 岁，明显高于经济合作与发展组织（OECD）国家的平均水平（图 1-1）。在疾病谱改变、经济水平提升、技术日新月异等客观因素影响下，人民群众的健康需求日益增长且多样化，健康投入自 2000 年以来有了明显提升，2016 年我国卫生总费用占 GDP（国民生产总值）比例已经达到 5.5%（OECD 国家平均为 9.0%），但是人均年卫生支出不足（经过购买力平价换算后为 733 美元），明显低于 OECD 国家均值（经过购买力平价换算后为 4 003 美元）（图 1-2）。2015 年每千人执业医师人数为 1.8 人，与 2000 年的水平相比提高不大，和 OECD 国家每千人人均 3.4 人相比也相差甚远，人均健康资源总量和配置效率均呈现不足。

习近平总书记在十九大报告中指出，"我国社会主要矛盾已经转化为人民日益增长的美好生活需要和不平衡不充分发展之间的矛盾"。这一科学论断蕴含着丰富的内涵。目前中国已经进入上中等收入国家的行列，2019 年中国人均 GDP 接近 10 000 美元，居民收入不断提高、中等收入群体不断扩大，对服务需求正在产生一个大的变化。我国正迎来一个从过去的物质消费向服务消费转变，其中大健康服务是重要和主体构成。

传统的卫生经济学学科视角局限于医疗卫生领域，满足的是人的基本和一般医疗需求，因

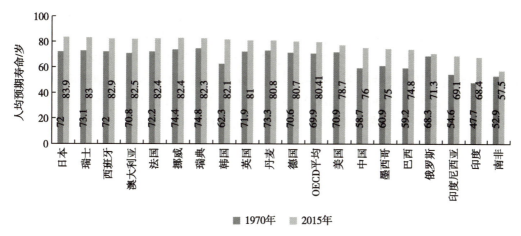

图 1-1　1970 年和 2015 年的人均预期寿命

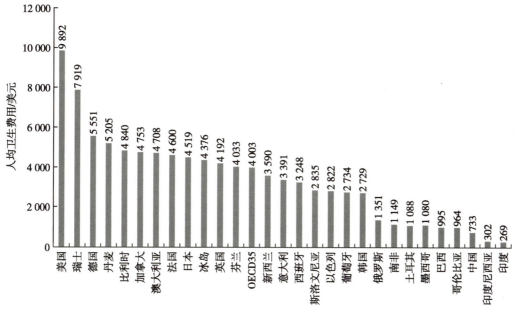

图 1-2　2016 年 OECD 国家人均卫生费用

此，长期以来所谓的"看病难、看病贵"一直是卫生经济学者研究的主体之一。然而，卫生经济学从早期的引入经济学规律提高医疗机构的管理效率，再到系统性研究卫生筹资和卫生服务体系的公平与效率问题，直至系统性地研究健康资源分配、健康领域的生产和消费行为，形成了反映健康领域经济关系和经济活动规律的学科。其间，随着我国生产力和生产关系的转变，人民群众对美好生活的追求逐步成为经济社会发展转型的最重要核心，促使健康的需要和需求已经从传统的医疗领域转向覆盖躯体、精神、心理、生理、社会、环境、道德等方面的生命周期全过程。

目前，我国经济发展已开始由高速增长阶段转向高质量发展阶段。经济结构面临转型升级，发展目标不唯 GDP。同时，社会更加注重人的全面和健康，人们视健康为既是消费品又是健康投资的理念在不断发生变化中释放出了新的健康需求。为了满足人民大众不断增长的健康需求，社会需要寻求一个以加快健康消费，促进健康投资，发展新型健康产业为重点的"生产—消费—投资"经济发展新模式。通过引导包括旅游、养生、养老、健康生活与行为消费为重点的健康消费，推动健康服务体系基础设施建设为重点的健康投资，发展医疗健康大数据、新型生物医药、智能适用的健康器材等新型健康产业。

所以健康经济学将紧密围绕实现人类美好生活这一时代主题，进行布局规划，服务顶层设计。健康经济学学科建设需要注重传统理论的创新和延伸。随着健康融入所有政策，需要在我国传统的卫生经济学基础上，融入经济学（例如产业经济学、劳动经济学、金融学等）、工商管理学、公共卫生管理学、药学和医学等学科深度融合，构建一个以大健康为核心的经济学体系架构，也是健康经济学学科建设的使命所在，在实践和应用中不断探索完善健康经济学学科建设。

　　尽管我国健康经济学的研究起步比较晚，但随着我国医疗体制改革的深入和国民经济发展模式的转型，健康经济学领域的研究也日益受到关注。党的十九大报告将"实施健康中国战略"作为国家基本发展方针和战略，满足了人民的健康需要，解决了群众对医疗服务、食品安全、养老生活、环境污染等方面后顾之忧的关切。在进入全面建设小康社会攻坚战的现阶段，更高的国民健康水平是美好生活需求的一部分，所以发展健康经济学具有十分重要的现实意义。

第二节　健康经济学界定

一、欧美健康经济学的研究范围和内容

　　1962 年，Mushkin 从经济学角度以人力资本的特殊形式界定健康概念，确定了健康经济学学科发展的初始单元，肯尼斯·阿罗在 1963 年发表《不确定性和医疗保健的福利经济学》，"讨论医疗保健产业的运作方式及其满足社会各种不同需求的有效程度"，从福利经济学角度，确立了健康经济学的核心分析框架。经过半个多世纪的发展，健康经济学已成为美、英等发达国家主流经济学的一个重要的应用分支，1987 年威廉姆斯用图 1-3 的方框图界定了健康经济学的范围和内容。

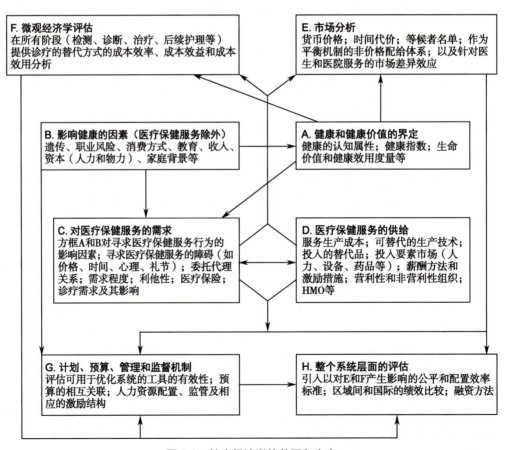

图 1-3　健康经济学的范围和内容

Anthony J. Culyer 和 Joseph P. Newhouse 在 2000 年出版的《健康经济学手册》中做了以下阐释：四个核心框 A、B、C 和 D 是健康经济学学科的主体内容，四个附属框 E、F、G 和 H 是以上主体内容的经验应用领域。

方框 A 是概念基础：健康的界定和度量。包括经济学、流行病学、运筹学、心理学和社会学等。核心问题涉及"健康"的含义，它与"福利"的关系，并由此制定各种具体或一般、有效可靠、有不同目的的度量方法。

方框 B 主要是健康的决定因素，包括生理遗传和外在环境等各种影响健康的因素。健康作为一种人力资本，不仅是包含在预期寿命范围内的持续损耗或消费过程，而且作为健康本身的独特方式，也是一个资本存量持续投资过程。它涉及健康生产功能和健康需求功能之间的相互作用，这一直是一项极具特色的健康经济学研究领域。

方框 C 是源于对健康的需求，是一种派生的需求。逻辑上是在方框 A 和 B 之后。这也是效用相互依存的地方（外部性），解决了"需要"和"需求"之间的紧密关系，并广泛讨论与揭示了需求的规范意义有关的重要问题。

方框 D 包含供应方的内容：医院生产功能，投入和替代，行为关系，劳动力市场，机构和卫生行业工作人员对其环境的变化反应、支付方式、行业监管。医疗保健行业不仅包括医疗保健组织，如医院、健康维护组织（HMO）和一般医疗机构医疗用品部门（药品、设备等），还包括其他公共和私人护理机构，例如经常与像老人、精神病患者和残疾人这样的特定客户打交道的团体。

方框 E 涉及所有这些部门的市场运作方式和均衡机制，是应用健康经济学的主要组成部分，特别是在那些在提供健康医疗保险和健康医疗服务方面严重依赖市场机构的国家。

方框 F 是利用成本效益和成本效用分析，对健康和医疗服务进行评价性和规范性研究。

方框 G 的内容源于对美国的研究，各种医疗保健服务机构、保险和报销机制，以及联邦和各州机构发挥的各种作用、有关健康和健康医疗新的组织形式，融资和监督/控制在美国蓬勃发展状况。

方框 H 的内容主要包括整体层面的卫生体系评价。国际上观察到的机制、支出率、目标和结果之间的差异是需要解释的现象，但它们也提出了如何最好地进行比较（以及为了什么）和如何最好地从一种制度中推断出另一种制度的"教训"。

总之，美国和欧盟国家健康经济学研究的内涵和外延已相对规范和成熟，主要包括八个方面的内容：第一，健康概念的经济学和非经济学界定；第二，影响健康的社会因素；第三，健康和健康医疗服务的需求；第四，健康和健康医疗服务的供给；第五，健康和健康医疗服务市场的特殊性和市场均衡分析；第六，评价健康和健康医疗服务资源的配置效率；第七，医疗服务市场的规制、预算和最优控制问题；第八，健康经济学研究的宏观部分，是在宏观层面研究健康体系，例如地区间与国家间的健康体系比较研究。以上八个部分比较狭义地概括了健康经济学的研究内涵和外延。广义上，经济学研究逐步应用到涉及健康的精神、心理、生理、营养、社会、环境等方面的范围之中。

综上所知，健康经济学实质上是经济学者利用经济学模型和分析方法研究健康和健康服务市场的独特属性，通过合理地修正常规的经济学分析方法，进而说明经济学理论和方法应用于健康领域是适用的也是有效的。因此，许多学者认为健康经济学是一门应用经济学。

此外，美国经济学会（AEA）对健康经济学做出了一个简要的定义：健康经济学覆盖了所有和健康相关的经济问题。研究必须符合经济学家的研究方向，而不是其他健康相关的学者。同时，AEA 对健康经济学做出了细致的分类，包括健康服务市场、健康的产出、健康保险、健康与不平等、健康对经济发展的影响、健康政策与公共卫生六大研究领域。

二、国外健康经济学发展

健康经济学的文献主要分为三类：一是医疗服务供给和需求视角下的健康经济学研究，二是发展经济学框架内的健康经济学研究,三是微观的经济学行为分析。国外的健康经济学发展基本遵从了上述的三条路径。国外的健康经济学从创立时起就与微观的经济学行为息息相关。健康一直被视为人力资本的重要内容,并对提升劳动生产率发挥着重要作用,对健康的投资可以有效地生产出健康时间。因此,健康既是一种投入品,也是一种产出品。除了上文提到的《不确定性和医疗保健的福利经济学》(肯尼斯·阿罗)、《人力资本》(盖瑞·贝克)、《一个关于健康资本和健康需求的观念》(Michael Grossman)、《健康经济学的未来》(Victor R.Fuchs),Joseph P.Newhouse、Mark Bowley、S.Rosen 等几位杰出的健康经济学家从该领域的各个方面提出了理论性、经验性和政策性的问题,涉及健康、医疗保险、家庭及社会等各个角度。例如,马丁·费尔德斯坦首先对医疗服务供给者的生产函数进行实证分析,运用包括两阶段最小二乘法、主成分分析、线性规划等计量方法对医疗生产函数等各方面研究,对卫生保健体系做出有价值的计量经济研究。Joseph P.Newhouse 认为医疗服务的质量与医院全体员工的声望有关,而声望在非营利性医院中可以被看作利润的替代品,因此他得出了非营利性医院质量与数量的生产可能边界。Pauly 则通过医疗服务中的时间序列数据,分析医疗服务提供者面临的信息不对称及激励机制,并且提出医院运营目标的不一致主要是由于医院所有制结构不同造成的。Bolin 对 Grossman 模型做了拓展,把家庭内部的博弈机制引入了家庭健康生产函数中,由此分析家庭内部不同的专业分工对家庭整体健康状况的影响。

在发展经济学框架内的健康经济学研究范畴中,美国经济学家 Irving Fisher 指出,健康是财富的一种重要形式,个体的健康水平除了会受生理、遗传因素的影响,还会受到经济状况的影响,所以以收入作为代表元素的经济影响因素会对个体健康水平的差异产生影响。围绕这一主题还有许多针对性研究,共同的目的就是希望能够通过缩小收入等经济差距来缩小个体间健康水平的差异。这里面有两个代表人物:1998 年诺贝尔经济学奖得主阿马蒂亚·森和 2015 年诺贝尔经济学奖得主安格斯·迪顿。1999 年阿马蒂亚·森出版的《以自由看待发展》是一部里程碑式的著作,旨在突破现有的严密理论框架,构造一种新的发展观。他用自由的视角看待发展,认为自由是发展的目的和手段,发展是涉及经济、政治、社会、价值观的综合过程。衡量发展的指标不是国民收入而是人的发展,是人的权力扩大以及自由扩大的过程。阿马蒂亚·森的发展理念对各国健康政策的制定起到了重要影响。他的学生安格斯·迪顿将经济学、历史学、人口学和心理学等诸多学科理论与方法融入其研究中,做到了理论与实践、定性与定量、历史与现实、微观与宏观的巧妙融合,在健康与贫穷的关系等健康经济学问题上给出耳目一新的结论。2010 年其发表《世界范围内收入、老龄化、健康和福利:来自盖洛普民调的证据》,该文利用来自 132 个国家的调查数据,从国民收入、年龄和预期寿命等方面分析这些国家居民生活满意度和健康满意度之间的关系。为了既能抑制医疗费用增长过快,又能找到有效的激励机制减少疾病预防和治疗之间的不公平,William Hsiao 等提出利用"以资源为基础的先对价值标准"(RBRVS)用于补偿医师或医院的服务。RBRVS 就是给每个医疗过程赋予一个(或多个)权重,用于反映每个医疗过程所用的时间以及复杂程度。除了改革医师的支付方式以外,William Hsiao 等的研究是控制医疗服务价格以及约束专科医师服务的经典之作。

另一方面,许多国际组织在政策导向型的健康经济学的发展中都发挥了重要作用,如世界银行、各大洲的发展银行、世界卫生组织、联合国儿童基金会,以及许多非政府组织,如国际卫生政策规划组织、国际流行病学临床网络、美国洛克菲勒基金会和福特基金会等。例如,1993 年 11 月在世界卫生组织总干事倡导下成立了卫生经济特别工作组,其目标是促进会员国在制定和执行卫生政策时更多地使用健康经济学。健康系统评论系列分析了各国卫生系统的运作以及正在进行或正在制定的改革和政策举措,有助于详细了解不同卫生服务的组织形式、筹资和卫生服务的实现过程,以及各主体在卫生系统中的作用;有助于描述医疗改革计划的体制框架、过程、内容和实施流程;有助于突出卫生服务中需要更深入分析的挑战和领域;为不同国家政策制定者和研究人员提供卫生系统改革战略经验分享和交流的平台。OECD 开展了对医疗保健政策的一系列研究分析,对象包括卫生系统的财务可持续性,由于 OECD 国家对医疗健康花费的增长和负担可持续性的担忧已经成为经合组织国家政策议程的首要问题,OECD 比较分析和评价了经合组织成员国和其他国际组织为政策分析制定的 25 种医疗保健支出预测模型,通过这种方式,可以整合具有不同优势的技术,并可以探索更广泛的政策问题。通过该研究,各国有机会从不同预测方法的比较中汲取经验教训,以制定和实施更好的决策。又如,OECD 监测和评估全民卫生医疗保障的关键领域,并评估全民卫生医疗保障系统的未来可持续性,使得 OECD 国家的经验可以为寻求实现全民卫生医疗保障的其他国家提供经验教训。

健康经济学自诞生以来取得了长足的进步和发展,但是也面临一些挑战。从 1970 年 Grossman 的研究以来,健康经济学的研究重点一直是在医疗卫生服务方面,而不是在健康水平方面,例如患者尊严、影响健康的社会因素等内容被长期忽视。和衡量卫生体系效率的指标相比,卫生体系的公平性仍然是一个较大的问题,1990 年早期 Alan Williams 指出了公平性研究的重要性和紧迫性,因为衡量公平性的指标较少。另一个需要考虑的问题是社会福利功能的实现,因为至少就质量调整生命年(quality-adjusted life years, QALYs)指标而言不满足帕累托最优,同时传统的方法仅仅是个体最大化效用的累加,但是缺乏对医疗服务提供者的研究,所以社会福利最大化将不仅仅是患者个体效用的最大化,而应当是整体性的效用。另外,如今的健康经济学应当超越不确定性和信息不对称,更加关注价值导向,不应当仅满足个体偏好的最大化,应当关注偏好是不是最优的。过去健康经济学不关注经济增长和人口健康。阿蒂玛亚•森在他的著作中阐述了促进增长不单单依靠经济驱动,也依靠一个完善的社会支持体系,事实上斯里兰卡、哥斯达黎加等国家由于社会环境的强化使人口死亡率大幅下降,与此同时经济并没有增长。传统的健康经济学对制度经济学和政治经济学的研究不够,没有突破新古典经济学理论框架,对市场这只看不见的手研究不足,同时在政府决策过程中贡献不足,经济性评价对优化健康医疗资源配置发挥的作用有限。

从学科角度来看,健康经济学已成为经济学非常成功和蓬勃发展的分支学科。它对主流经济学学科有实质性的贡献(人力资本、成果衡量和估值、成本效益的方法论分析、计量经济学方法、福利经济学的基础、保险经济学、委托 - 代理理论、信息不对称、理论不完整的市场、供应商引发的需求等)。它产生了几个专业电子文献(系统评论)数据库(例如,有效性评论摘要数据库、NHS 经济学评估数据库、健康技术评估数据库),健康经济评估数据库有大量专门著作文本,以及无数的专门会议材料。健康经济学家开展了在经济学史上最大规模的经济实验[纽豪斯和保险实验小组(1993)]。卫生经济学有两个专门致力于其主题的国际期刊(卫生经济学和卫生经济学杂志),大多数发达国家现在都有专业的健康经济学协会,还有一个国际组织(国际卫生经济学会)。健康经济学也是大学中常见的专业。公共和私人领域的研究资金充足,在世界各地建立许多专业研究中心。所有这些都是健康经济学蓬勃发展的有力证据。一些重量级的国际机构和研究机构都设有健康经济学相关研究中心,大部分高等院校的经济系和商学院都开设健康经济学专业,进行相关人才的培养。

第三节　我国健康经济学发展

一、我国卫生经济学与健康经济学发展

与发达国家相比,虽然我国健康经济学研究起步相对较晚,但随着我国社会经济的发展,国家和公众对健康的日益关注,健康经济学受到学术界以及高校人才培养的逐渐重视。

在我国,对健康问题的经济学研究传统领域是卫生经济学。我国卫生经济领域研究起源于

20世纪的70—80年代。当时，这样一个主题还没有引起经济学界的广泛注意，产生的研究更多是从医学的角度来考虑，已有的研究成果也多是发表在与医学相关的期刊。1979年元旦，时任卫生部部长的钱信忠根据党的十一届三中全会精神，提出卫生部门也要按经济规律办事的讲话，提出了运用经济手段管理卫生事业的课题，是中国卫生经济学的发端。1980年年初，我国开展了对医疗成本和收费标准的研究与测算，发现在医院各领域中价值规律的作用不可忽视，医院的经济管理孕育了中国卫生经济学的诞生。1981年在黑龙江省牡丹江市召开"全国卫生经济学和医院经济管理学术研讨会"。1982年《卫生经济》（现名为《中国卫生经济》）杂志创刊，中国卫生经济研究会成立大会和第一届学术年会召开，成立了中国卫生经济研究会（后改为中国卫生经济学会），牡丹江会议是我国卫生经济学发展史上的一个重要里程碑。我国部分医学高等院校先后开设了卫生经济学课程，成立了卫生经济学研究机构和卫生管理人才培训基地。从此，卫生经济学在中国开始了自己的发展，在卫生事业发展与卫生改革进程中发挥着重要作用。从20世纪90年代以来，在国际组织和学术机构的支持下，我国卫生经济学研究网络逐步建立，学术研究系统日渐完善，取得了一系列研究成果，为政府部门决策发挥着越来越重要的作用。各级卫生行政部门牵头，就市场经济与卫生改革进行了全方位的多学科协作的课题研究。世界银行经济发展学院与中国卫生部共同培训我国高层次卫生管理干部和中层计划财务管理干部。近年来，随着健康中国建设逐步推进和我国医药卫生体制改革深化，我国的卫生经济学研究网络的研究重点也从过去医疗卫生领域的经济财务管理这一较为狭窄的研究领域，向健康事业发展和医改的重大理论实践问题转变。

我国对卫生经济学的界定范围早期局限于医疗卫生事业管理领域，带有明显的部门经济学色彩。1985年，哈尔滨医科大学等单位编著的《卫生经济学原理与方法》中指出卫生经济学是卫生部门的经济学，它研究提供卫生服务发生的经济关系和经济活动；何鸿明、杜乐勋在《卫生经济学原理与方法》一书中认为卫生经济学是一门新兴的部门经济学；胡善联在《卫生经济学基本理论与方法》中认为卫生经济学是一门研究卫生保健和医疗保健的经济学，它运用经济学的基本原理与方法来研究卫生资源的筹措、配置和利用，研究卫生服务的需求、定价和供给中的经济学问题及卫生经济的政策和策略。

从20世纪开始，我国传统的卫生经济学从带有部门经济学色彩逐渐向内涵更丰富、涉及更广阔的健康领域拓展，逐渐与欧美已成熟的健康经济学接轨。1997年，孟庆跃、徐凌中、陈宁珊等主编的《卫生经济学》指出卫生经济学是最新和最具争议性的分支、卫生经济学是一门充满活力的学科；2004年，江启成、李绍华在《卫生经济学教程》中指出卫生经济学不仅是研究卫生服务的经济学，还是研究健康与疾病的经济学；不仅只局限于卫生部门内部的经济问题，还要运用系统方法研究社会与经济生活的宏观环境对卫生服务和人民健康的影响，进而研究卫生服务系统对人民健康的影响；2004年，黄晓光、周绿林、王悦在《卫生经济学》提出我国的卫生经济学是以经济学（包括政治经济学）为理论基础，研究卫生服务的生产、消费、交换和分配中的客观经济规律，以便调整卫生领域的生产关系和经济体制，优化筹集、分配和使用卫生资源。

二、"大健康"理念下的健康经济学

随着经济水平提高、人均寿命延长、医疗技术发展，人们对医疗卫生和健康服务的需求快速增长，从而推动资源向该领域流动，无论是发达国家还是发展中国家，都面临着如何分配社会资源、最大限度地满足人民健康服务需求的挑战。

2016年8月中共中央政治局召开会议，审议通过《"健康中国2030"规划纲要》，10月中共中央、国务院印发了该纲要。规划纲要强调健康优先、改革创新、科学发展、公平公正的原则，以提高人民健康水平为核心，从广泛的健康影响因素入手，以普及健康生活、优化健康服务、完善健康保障、建设健康环境、发展健康产业为重点，把健康融入所有政策，我国正在进入一个以社会总健康价值最大化为目标的经济发展模式，急需一个新的学科对应新的经济发展模式，将健康因素融入所有政策的理论支持体系。学科发展融入国家发展战略也是我们面临的紧迫任务。在这样的背景下，一个以我国传统卫生经济学为起点、吸收欧美成熟健康的经济发展成果，同时与我国健康中国发展战略相适应的"大健康"概念下的健康经济学呼之欲出。

"大健康"概念下的健康经济学分为以下几个层次。第一个层次，医疗卫生保健需求为对象的狭义健康经济学层次，包含了我国传统卫生经济学主要内容和欧美医疗保健经济学（the economics of health care）的主要内容。第二个层次是影响决定健康所有因素，包括健康医疗、卫生保健、教育、收入、生活方式和环境等在内的广义健康经济学。第三个层次是与"健康中国2030"规划提出的健康中国发展战略相匹配的大健康经济学。以上三个层次不是逐个替代，而是内涵半径依次延长的关系。

"健康中国2030"战略按照从内部到外部、从主体到环境的顺序，依次针对个人生活与行为方式、医疗卫生服务与保障、生产与生活环境等健康影响因素，提出普及健康生活、优化健康服务、完善健康保障、建设健康环境、发展健康产业等五个方面的战略任务，从而也提出了"大健康"概念。也就是说，目前我国健康经济学发展界定，既有别于我国传统的卫生经济学，也不完全符合欧美的健康经济学，而是与我国经济发展阶段和国情适应的大健康经济学。

因此我国的健康经济学有以下五项任务：一是普及健康生活。从健康促进的源头入手，以行为经济学研究范式，研究影响健康的健康行为和健康生活方式。二是优化健康服务。以妇女儿童、老年人、贫困人口、残疾人等人群为重点，从疾病的预防和治疗两个层面采取措施，强化覆盖全民的公共卫生服务，加大慢性病和重大传染病防控力度，实施健康扶贫工程，创新医疗卫生服务供给模式，发挥中医治未病的独特优势，为民众提供更优质的健康服务。这部分是涉及传统公共卫生及卫生经济学研究的领域。三是完善健康保障。通过健全全民医疗保障体系，深化公立医院、药品、医疗器械流通体制改革，加强各类医疗保险制度整合衔接，改进医保管理服务体系，实现保障能力长期可持续。四是建设健康环境。开展大气、水、土壤等污染防治，加强食品药品安全监管，强化安全生产和职业病防治，建设健康城市和健康村镇，最大限度地减少外界因素对健康的影响。五是发展健康产业。区分基本和非基本，优化多元办医格局，推动非公立医疗机构向高水平、规模化方向发展。加强供给侧结构性改革，支持发展健康医疗旅游等健康服务新业态，积极发展健身休闲运动产业，提升医药产业发展水平，不断满足群众日益增长的多层次多样化健康需求。

和传统对卫生经济学的界定相比，大健康理念下的健康经济学把范围从医疗卫生政策延伸至所有健康相关政策，从准公共服务领域延伸至包括自由竞争产业的全链条、全周期领域，从以改善医疗卫生领域资源配置为主的微观范畴延伸至促进国家整体经济和社会高质量发展的宏观范畴。

总之，应对卫生费用增长过快与努力提高健康服务的可及性和质量已经成为各个国家非常重要的经济和政治问题，健康经济学在国内外也得到了快速的发展和广泛的认可，跨学科交叉特点愈发明显，许多研究已经跳出新古典经济学研究的基本假设条件的框框，诸如行为经济学的实验方法、哲学、传媒学、心理学甚至基础医学的基因和神经系统等理论工具体系要素越来越多地应用于健康经济学的各个领域，产生了许多新的发展方向。例如，从资源的角度来看，与临床医学出身的医师、患者和健康政策制定者的深度融合，对医院、医师、患者以及健康政策制定者的行为带来了新的研究视角，研究结果在一定程度上影响着健康政策的制定。作为经济学的一门特殊学科的出现已是大势所趋，但是其未来不仅取决于能否为健康政策制定者提供以证据为基础的政策建议，而且能否具有影响政策制定者的能力。

（郭   敏）

思考题

1. 简述健康的概念界定。
2. 简述我国发展健康经济学的意义。
3. 简述国外对健康经济学的界定和发展历程。
4. 简述我国卫生和健康经济学的发展。
5. 健康经济学和卫生经济学有哪些异同？
6. 健康中国战略下健康经济学应该如何发展？

第二章 | 健康需求

第一节　适用于健康需求的微观经济学理论

一、需求曲线与需求变化因素

健康经济学区别于新古典经济学观点之处固然在于其特殊性，但在理论模型上也有部分的相似性。一方面，正是由于差异性的存在，健康经济学才能以一门独立的学科体系的姿态蓬勃发展；另一方面，正是由于相似性的存在，使得健康领域的稀缺资源配置问题可以通过经济学理论加以解决。因此，在深入探讨健康经济学的特殊性之前，我们有必要先掌握其与传统经济学的一般性理论。

（一）需求曲线

微观经济学对需求（demand）的定义是：需求是指消费者在某一特定时期内，在每一个价格水平下愿意购买并且能够购买的商品数量。需求是购买愿望和支付能力的统一，两个条件缺一不可。如果消费者对一种商品虽然有购买的愿望或者需要，但是没有支付能力，就不能算作需求；反之，有支付能力，但是没有购买的愿望或者需要，也不能形成需求。因此，微观经济学研究的需求是一种有效需求。

消费者愿意并且能够购买的商品的数量，称为需求量（quantity demand）。许多因素决定着需求量，价格是决定需求的关键因素之一，在其他条件不变的情况下，不同的价格对应着不同的需求量，因而消费者在某一特定时间内对某一商品的需求量同商品的价格之间存在着一一对应的关系。例如表2-1中，假设做一次体检套餐的价格是500元时需求量是10次；1 000元时，需求量是8次；1 500元时，需求量是6次；依次类推，直到价格为3 000元时，需求量为0。把价格和需求量联系在一起的向右下方倾斜的曲线被称为需求曲线（demand curve）（图2-1）。

不难看出，需求量随着价格的上升而减少，随着价格的下降而增加，需求量与价格之间呈现出负相关。价格与需求量之间的这种关系，对于大部分商品都是适用的。因为这种关系的普遍存在，经济学家称之为需求定理（law of demand）。其他因素不变时，一种商品的价格上升，该商品需求量减少；价格下降，该商品的需求量增加。

需求定理也有例外。英国经济学家吉芬发现，1845年爱尔兰大灾荒时，土豆价格上升，需求量反而上升。经济学家把这种价格上升，需求量上升的情况，称为"吉芬效应"（Giffen effect），具有这种特点的商品称为吉芬商品（Giffen goods）。在证券市场或者是期货市场也有这种买涨不买跌的情况，即价格上涨时反而抢购，价格下降时反而抛售。

表2-1　体检套餐的价格与需求量

体检套餐的价格 / 元	体检套餐的需求量 / 次
0	12
500	10
1 000	8
1 500	6
2 000	4
2 500	2
3 000	0

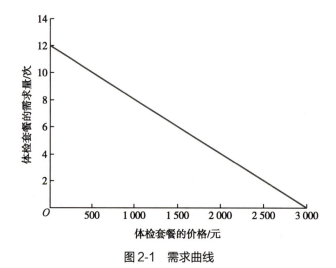

图2-1　需求曲线

（二）市场需求

图 2-1 的需求曲线表示的是一个人对一种产品的需求。市场需求（market demand）是所有人对某种商品或劳务需求的总和。市场需求曲线（market demand curve）给出了在每一个价格水平下对这种商品的总需求。表 2-2、图 2-2 和图 2-3 分别表示小明和小佳两人的体检套餐需求量，图 2-4 就是两人个人需求的总和，表示市场需求。

表2-2　体检套餐的价格与需求量

体检套餐的价格 / 元	小明需求量 / 次	小佳需求量 / 次	市场需求量 / 次
0	12	8	20
500	10	7	17
1 000	8	6	14
1 500	6	5	11
2 000	4	4	8
2 500	2	3	5
3 000	0	2	2

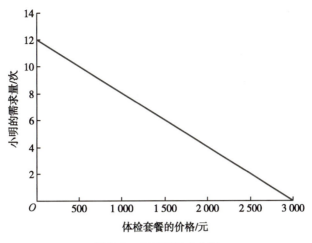

图 2-2　小明的需求曲线

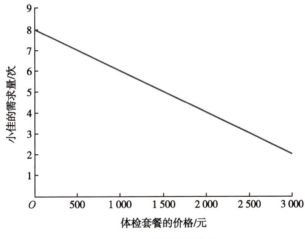

图 2-3　小佳的需求曲线

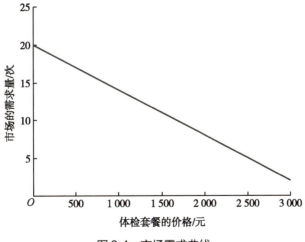

图 2-4　市场需求曲线

　　市场需求曲线也是从左向右下方倾斜的。需求定理在市场需求中同样成立，即因为每条个人需求曲线是向下倾斜的，也因为随着价格的上升，有些消费者将决定完全不购买商品了。如图 2-1 和图 2-2 所示，在价格为 3 000 元时，小明退出市场（exit the market），消费的数量为零。当价格上升时，越来越多的消费者会退出市场。

（三）影响需求变化的因素

商品自身的价格、消费者的收入、消费者偏好、相关物品的价格与预期等，这些因素既是影响需求的因素，同时也会影响需求量。为了便于分析，需要区分需求的变动和需求量的变动。需求量的变动是指商品自身价格发生变化带来的需求量的变化，表现为需求曲线上点的移动。如图 2-5 所示，价格降低，需求量增加，从 A 点移动到 B 点。需求的变动指商品自身价格不变，其他影响需求量的因素发生变化所带来的需求量的变化，表现为曲线的平移。如果需求曲线是向右移动，称为需求增加；如果需求曲线向左移动，称为需求减少。图 2-5，D'' 曲线即为需求减少，D' 曲线即为需求增加。

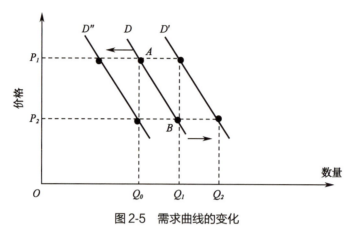

图 2-5　需求曲线的变化

由此可见，需求量是一个多元函数，表示为：

$$Q = f(p, M, u, p_1, p_2, \ldots)$$

其中：p——商品自身的价格；M——消费者的收入；u——消费者的偏好；p_1——其他物品的价格；p_2——预期的价格。

1. 收入　如果消费者失去了工作，他对体检套餐的需求会发生什么变化？很可能的情况是需求量下降。当收入降低时，不得不在某些商品上，而且很有可能是大多数商品上少支出一些。当收入减少时，商品的需求量减少，这类商品称为正常物品（normal goods）。当收入减少时，商品的需求量增加，这类商品称为低档物品（inferior goods）。比如长途汽车相对于飞机，随着收入的增加，人们会减少采用长途汽车出行，而选择飞机这类更快捷的交通工具。

2. 消费者偏好　决定需求最明显的因素是个人的偏好，虽然它属于非经济因素。比如消费者的偏好从烈性酒到葡萄酒，从膨化食品到低脂低盐食物的变化，都带来了相应商品的需求曲线的移动。

3. 相关物品的价格　当其他商品，特别是相近的商品价格发生变动的时候，也会引起商品的需求曲线移动。例如，新鲜牛奶的价格上涨了，奶粉的需求就会增加。如果一种商品价格上升使得另一种商品的需求增加，那么这两种商品就称为替代品（substitutes）。但是在健康领域，由于不同药品之间不可完全替代，以及在你做出购买决定之前需向医师问诊（即医师作为代理人参与你的购买决策），因此，很难在健康领域找到像牛奶和奶粉一样可以完全替代的商品。有时候，另一种物品价格上升的作用与替代品作用相反。比如腰椎穿刺导丝的价格上升，腰椎穿刺针的需求量就会下降。如果一种商品的价格上升使另一种商品的需求量下降，这两种商品就称为互补品（complements）。

4. 消费者的预期　消费者对未来的预期会影响当期物品的消费。比如，新闻报道当归的最大产地甘肃省在当归收获季节突遇虫灾，致使当归大量减产，则中药收购商作为消费者预期未来当归价格会上涨，当期的当归需求就会增加；反之则会下降。另外，如果消费者预期未来的收入会增加，那么可能会愿意用现在的储蓄来进行消费。

二、消费者行为理论：需求曲线的理论依据

消费者行为理论是用于分析消费者个人在有限的资源条件下如何进行理性的消费。消费者行为的目标是在预算约束下，选择不同的商品组合以实现效用最大化。影响决策的因素有三个：偏好、价格和收入。

（一）效用

效用（utility）是用来测量消费者消费的各种商品组合所带来的主观满足程度。对不同的人，同样的商品带来的效用是不同的。例如，同样是癌症晚期的临终患者，一些希望进行临终关怀（hospice care），认为这是一种既能减轻痛苦又能在弥留之际保持尊严与体面的方式；另一些患者则坚持积极治疗，认为不到最后一刻决不放弃生的希望。因此，临终关怀服务对于不同患者来说，其主观满足程度是不同的。同样的商品，在不同的时间和空间，效用也是会发生变化的，同样一杯水，在沙漠地区和干旱地区的效用是其他时间或地点无法相比的。

1. 效用可以度量　效用既可以用基数度量，也可以用序数进行排序。基数效用意味着效用是可以计量的，如同身高、体重。比如吃一个梨的效用是 10，吃一个苹果的效用是 8，吃一个橘子的效用是 5。计量效用大小的单位叫作效用单位，效用单位和其他计量单位一样可以被加总求和。基数效用理论认为，效用量随消费者所消费的商品量的变化而变化。效用函数表示效用量是商品消费量的函数。效用函数为：$U=f(Q)$。基数效用论采用的是边际效用分析法，把效用分为总效用和边际效用。总效用（total utility，TU）指消费者在一定时间内消费一定数量的商品或劳务所得到的效用总量。边际效用（marginal utility，MU）指在一定时间内消费者每增加 1 个单位或劳务的消费所带来的效用量的增加值。

$$边际效用（MU）=\frac{总效用的改变量}{商品消费品的改变量}=\frac{\mathrm{d}TU}{\mathrm{d}Q}\approx\frac{\Delta TU}{\Delta Q}$$

也有理论认为，效用是主观感受，消费者无法知道具体的效用的数值，但可以根据自己的偏好说出顺序，因而用序数衡量消费者效用更有益。比如消费者最喜欢吃梨，其次是苹果，最后是橘子。

2. 边际效用递减　随着消费者对某种物品消费量的增加，从该物品连续增加的消费单位中获得的边际效用是递减的，这种情况存在于一切物品的消费中，被称为边际效用递减规律。一个非常简单的例子，当一个人患流感的时候，经过第一天治疗后症状会有所缓解，感到身体相对舒适一些，随后经过每一天的治疗，症状越来越轻。但是，到快要痊愈时，治疗带来的改善效果越来越不明显，这就是边际效用递减。如果不听从医嘱超量用药，甚至会有剂量过度带来的不良反应，也就是边际效用出现负值。在边际效用逐渐减少的过程中，总效用是怎样变化的呢？边际效用虽然在减少，但是在为正值的时候，仍然表明每增加消费一个单位的治疗，效用是增加的，于是对应于总效用也是增加的，只是递减的增加；当边际效用为零的时候，总效用达到最大；边际效用为负值的时候，每增加一个单位的治疗，效用减少，总效用下降。总效用的变化规律可以用效用曲线反映，见图 2-6。曲线上给定点的切线的斜率即为边际效用。

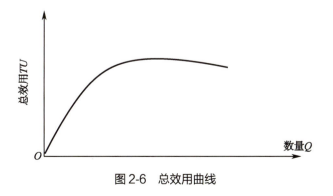

图 2-6　总效用曲线

（二）无差异曲线

通常，我们需要描述消费者对两个或多个商品的偏好。最简单的方法是假设只有两个商品，一个商品是我们感兴趣的商品，另一个商品是代表其他所有商品的组合。无差异曲线（indifference curve）是用来表示两种商品不同数量的组合给消费者所带来的效用完全相同的一条曲线。假设现有 X 和 Y 两种商品，他们可能是 A、B、C、D、E 5 种商品组合，这 5 种商品组合给消费者带来完全相同的效用（表 2-3）。

表 2-3 X 和 Y 商品消费组合

组合方式	X 商品 / 单位数	Y 商品 / 单位数
A	5	25
B	10	18
C	15	13
D	20	10
E	25	7

以横轴代表 X 商品，纵轴代表 Y 商品，绘制无差异曲线（图 2-7）。

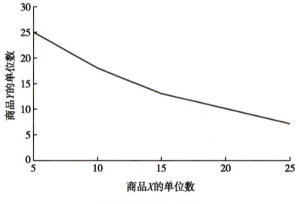

图 2-7   无差异曲线

无差异曲线具有如下特征：

第一，无差异曲线是一条向右下方倾斜的曲线，斜率为负值。在商品 X 和 Y 的组合中，当商品 X 增加时，商品 Y 必须减少，两种商品不能同时增加或减少。

第二，在同一个平面上有无数条无差异曲线，离原点越远，代表商品数量越多，表明效用越大；离原点越近，代表商品数量越少，效用越小。消费者总是追求越多的商品数量。

第三，在同一个平面上，任意两条无差异曲线不能相交。如图 2-8 所示，图中两条无差异曲线 I 和 I'，相交于 A 点。A 点和 B 点在同一条无差异曲线 I 上，说明 A 点和 B 点的效用相同；A 点和 C 点也在同一条无差异曲线 I' 上，说明 A 点和 C 点的效用相同；那么 B 点和 C 点的效用相等。但是很显然 B 点和 C 点距离原点的距离不同，效用是不相同的。

第四，无差异曲线凸向原点，斜率递减。这无差异曲线凸向原点，斜率递减，是由边际替代率（marginal rate of substitution）决定的。例如远程医疗就可以在一定程度上替代医院就诊服务，成为医院就诊服务的替代品。边际替代率是指在保持效用不变的情况下，减少一种商品数量与增加的另一种商品数量之间的比率，即：

$$\text{边际替代率}(MRS_{XY}) = \frac{Y \text{商品的改变量}}{X \text{商品的改变量}} = \frac{MU_X}{MU_Y} = \frac{\mathrm{d}Y}{\mathrm{d}X} \approx \frac{\Delta Y}{\Delta X}$$

公式中，MRS_{XY}——以 X 商品代替 Y 商品的边际替代率，ΔY——Y 商品的改变量，ΔX——X 商品的改变量。在保持效用不变的前提下，增加一种商品就必须要减少另一种商品的消费，故而替代率为负值。边际替代率实际上是无差异曲线上点的切线的斜率。

边际替代率也是递减的，这是因为当消费者拥有商品 Y 较多，而商品 X 较少时，会觉得 1 个单位的 X 能给他带来较高的效用，因而愿意用较多的 Y 来增加一个单位的 X。随着商品 X 的逐渐增多，商品 Y 逐渐减少，愿意放弃的商品 Y 的数量就会越来越少。（图 2-9）

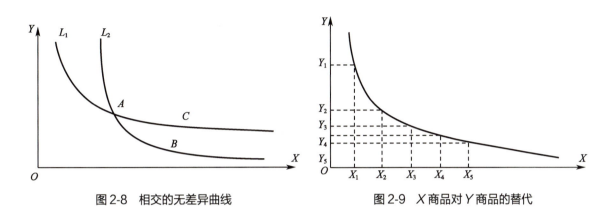

图 2-8　相交的无差异曲线　　　　　　　　图 2-9　X 商品对 Y 商品的替代

（三）预算约束线

因为消费者用来支出的货币是有限的，所以消费者面临着一个约束，这个约束称为预算约束（budget constraint）。商品是有价格的，消费者只能在自己收入约束下，选择最优的商品 X 和商品 Y 的组合。假定消费者既不储蓄，也不负债，最优的商品组合就是消费者把所有的收入都用来购买商品时，在该商品数量组合下，消费者实现了效用最大化。预算约束条件就是：

$$M = P_X Q_X + P_Y Q_Y$$

公式中，M——收入，P_X——X 商品的价格，Q_X——X 商品的数量，P_Y——Y 商品的价格，Q_Y——Y 商品的数量。

图 2-10 是两种组合的预算约束线。预算约束线的斜率为 X 商品的价格和 Y 商品价格的比值，斜率为负值，即 $-P_X/P_Y$。与 X 轴和 Y 轴的交点，分别代表所有的收入都用来购买 X 商品和 Y 商品的数量，即 M/P_X 和 M/P_Y。预算约束线上所有的商品组合都是可行的。

如图 2-10 所示，当消费者的收入增加时，能够购买的商品 X 和 Y 的组合会增加，那么预算约束线会向右平移；如果商品 X 的价格上涨了，同样的收入能够购买的 X 的数量会下降，预算约束线会以与 Y 轴的交点为轴顺时针方向旋转。

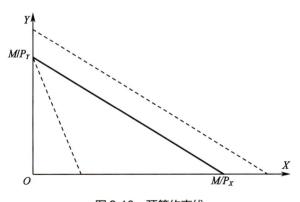

图 2-10　预算约束线

（四）消费者均衡

1. **最优消费组合**　在消费者偏好不变、收入固定、商品价格不变的前提下，消费者需要做出选择，如何购买商品组合，才能实现最大的效用水平。图2-11绘出了预算约束线和三条无差异曲线。无差异曲线 I_1 代表较高的效用水平，但是超过了预算约束线，无法实现；无差异曲线 I_2 代表较低的效用水平，虽然是可行的，但是没有实现最大的效用水平。只有当无差异曲线与预算约束线相切时，即 E 点，既实现了最大的效用，又是可行的。

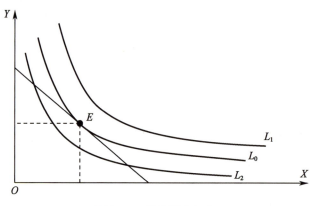

图2-11　最优消费组合

E 点是两条曲线相切的点，表示预算约束线的斜率与无差异曲线切线的斜率相等，由下面的公式可以推导出：

$$\frac{MU_X}{MU_Y} = \frac{P_Y}{P_X}$$

可以推导出：

$$\frac{MU_X}{P_X} = \frac{MU_Y}{P_Y}$$

这意味着，最优的情况下，最后1分钱花在商品 X 和花在商品 Y 上的边际效用是相等的。如果这个等式不成立，那么说明消费者可以在相同的预算下，通过变换消费结构，降低单位边际效用低的商品的消费，增加单位边际效用高的商品消费，从而让效用进一步提高。

2. **比较静态分析**

（1）消费者偏好发生变化：由于某种原因，消费者的偏好发生变化，消费者变得更喜欢商品 Y。在收入和价格不变的情况下，消费者会更倾向于购买更多的 Y 商品。因为在新的偏好下，原来的最优选择已不是最优的了，最后1分钱花在 X 商品上的边际效用会小于花在 Y 商品上，消费者会减少对 X 商品的消费，直到新的均衡 B 出现，即两种商品的边际效用相等。（图2-12）

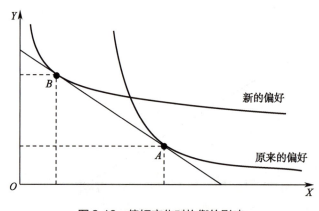

图2-12　偏好变化对均衡的影响

（2）消费者收入发生变化：接着考察消费者收入变化对消费者均衡的影响。收入的变化表现为预算约束线的平移。随着收入的增加，预算约束线向右平移，会与更高效用的无差异曲线相切，最优消费组合从 E 点移动到 E_1 点；随着收入的减少，预算约束线向左平移，只能与更低效用的无差异曲线相切，最优消费组合从 E 点移动到 E_2 点。（图2-13）

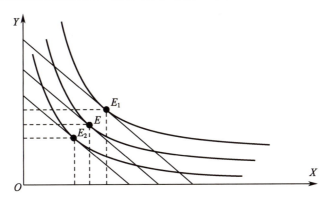

图2-13　收入变化对均衡的影响

（3）商品价格发生变化：接下来假定偏好和收入不变，商品价格变化下的消费者均衡的变化。我国基本医疗保险制度即是对保险范围内的医疗服务进行不同程度的降价，可改变卫生服务需求的弹性及消费者均衡。假定 X 商品价格没有发生变化，Y 商品价格上升了。价格上升，在收入不变的情况下，只能购买更少的 Y 商品，预算约束线会逆时针方向旋转。最优的商品组合从 E_1 点移动到 E_2 点，即 Y 商品的消费量从 Y_1 减少到 Y_2，见图2-14。Y 商品不同价格水平下有两条预算约束线，最优组合也有 E_1 点和 E_2 两点，对应消费者的效用水平分别为 I_1 和 I_2。当 Y 商品连续变化时，最优组合 E 点可以连接成一条曲线。即图2-15中，用纵坐标代表 Y 商品的价格，横坐标代表 Y 商品的需求量的一条向右下方倾斜的曲线——价格和需求量的对应关系。

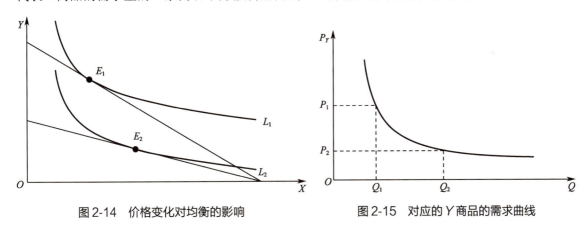

图2-14　价格变化对均衡的影响　　　　图2-15　对应的 Y 商品的需求曲线

微观经济学中的需求理论同样适用于健康需求分析。基于这些基本理论，研究者可以建立健康需求模型，优化资源配置，降低社会疾病经济负担，提高社会生产力。

第二节　健康需求的弹性及模型

一、健康需求及弹性

WHO 将健康定义为身体上、精神上和社会适应上的完好状态，而不仅仅是没有疾病或者身体不虚弱。1972 年，美国纽约市立大学教授 Grossman 发表《一个关于健康资本和健康需求的观念》，首创了健康资本需求模型。健康需求是指对于健康资本的需求，而健康资本也是一种人力资源资本。因此健康需求（demand for health）可以被定义为人们在实现效用最大化过程中对包括身体、精神和社会适应上完好状态的需求。

Becker 在 1965 年所提出的家庭生产函数中，消费者从市场上购买各种物品，并结合自己的时间，生产可获得效用的消费品。身体健康相关的消费品包括医疗服务消费、药品消费、康复理疗、体检、医疗保险、保健品、营养品消费、健身、美容护肤、可穿戴健康相关设备或家用医疗器械消费等多方面。而精神健康和社会适应健康需求则包含心理咨询和为维护良好的家庭社会人际关系而付出的时间和费用。因此健康需求内涵广泛，而且随着社会经济水平提升，健康需求也相应提高。传统国内卫生经济学的相关研究主要集中于卫生服务需求，研究对象主要是身体及精神健康相关的消费品。消费者购买卫生服务的目的，并不是需要卫生服务本身，而是需要健康。因此，卫生服务需求是消费者对健康需求的引申需求。

此外，由于健康医疗的特殊性，在健康需求中还存在着一种特殊的需求，即健康医疗引致需求——信息不对称以及医师与患者的委托 - 代理关系，医师有能力利用信息优势诱导患者的需求，这种诱导被称为医师引致需求（physician induced demand）。引致需求是由于供给方行为主体充当了患者不完全代理人，即存在被迫代理问题，在医疗保健需求中，实际上除了患者的真实需求外还有一部分引致需求，而引致需求通常造成医疗需求曲线的向外移动。

各类健康相关消费品具有不同的需求弹性，其核心是价格弹性。以单个消费者以及医疗市场对价格反应的测量从总体上代表了对健康的需求。国内外学者从消费者个人（需求方）和医师等卫生服务提供者（供给方）进行分析，得出了健康需求价格弹性系数范围。如以消费者个人为观察单位，医师出诊、医疗服务费用等不同指标作为自变量，得出了医疗服务价格的弹性系数范围。由于所在地区卫生政策和研究人群的差异，不同的研究结果之间存在差别，但总体而言，价格弹性系数为 −2.40～−0.06，且大多数研究的弹性值为 −1～0，说明健康需求的价格相对缺乏弹性。而对处于供给方的医师进行需求弹性分析后发现，其价格弹性系数分布范围为 −5.1～−0.7，且多数研究发现该需求价格弹性大于消费者角度的价格弹性。美国一家公司于 1974—1982 年耗资 8 000 万美元开展的一项健康保险试验具体测了健康保险对卫生服务利用弹性的影响，试验发现当健康保险共付比例达到 25% 以上时，卫生服务需求缺乏弹性；儿童住院等医疗服务缺乏弹性；牙科医师及心理咨询等医疗服务弹性较大。作为健康需求的主要构成部分，以下将详细阐述卫生服务需求。

二、卫生服务需求

卫生服务需求（demand of health services）是指消费者在一定时期内、一定价格条件下，愿意并且购买的卫生服务及其数量。从类型学角度，卫生服务需求可以从结构性和根源性两个层面进行分类：

1. 从结构性角度分类　可以分为：个人需求和市场需求。

（1）个人需求：指一个人在一定时间内、一定价格条件下，购买的卫生服务、数量、实现类型取决于消费者相对于价格、保障状况和收入水平（预算约束）、卫生服务效果等个人或家庭的消费目标和偏好。

（2）市场需求：在某一特定市场、在一定时间内、一定价格水平下所有消费者购买的卫生服务及其数量，是个人卫生服务需求的总和。由于市场行为是消费者个人行为的总和，影响个人需求的因素都会影响到市场需求，个人需求也会大致与价格呈现反比的变化趋势。但也有例外，例如个体并不会因为某一项手术价格降低而反复做同样的手术。但过去因某项医疗服务价格较高而无力支付的患者可能会因为价格降低而利用该服务，此时消费者数量的增加会带来市场的增加。

2. 从根源性角度分类 可以分为：由需要转化而来的需求和没有需要的需求。

（1）由需要转化而来的需求：卫生服务需要只有通过利用卫生服务，才能转化为需求。而现实生活中并非所有的卫生服务需要都可以转化为需求。需要是否能转化为需求，除了与居民本身是否察觉到有某种或某些卫生服务需要外，还与其收入水平、社会地位、享有的健康保障制度、交通便利程度（卫生服务的地理可及性）、风俗习惯、卫生机构提供的服务类型和质量有关。

（2）没有需要的需求：通常是由不良就医行为和行医行为所致。不良就医行为是指经医疗卫生专家按服务规范判定后认为是不必要的或是过分的需求：享受医疗保险者，重复就诊——求非所需。不良行医行为是指由于信息不对称以及经济利益的驱动，医疗卫生人员诱导产生的需求——供非所需。

由以上分析可以看出，卫生服务需要是卫生服务需求的前提，卫生服务需要、需求与利用之间的关系可以用图2-16来表示。

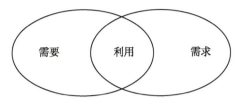

图2-16 需要与需求的关系示意图

三、健康需求的研究模型

自经济学理论被应用于健康领域相关问题的研究以来，健康需求相关理论也得到了较多研究。其主要研究方向包括健康需求与其他需求的关系、应用经济学原理研究健康需求中存在的问题，以及新的健康需求理论和模型的研究与发展。例如，医疗服务作为一种派生的需求，是否能用一般的经济学模型进行分析；健康医疗行为中存在较多非理性行为，能否用弹性模型分析研究；其他领域需求理论如马斯洛需求层次理论能否适用于健康需求分析；Becker健康需求模型和Grossman健康需求模型的发展与应用等。经济学家大多认为，研究健康需求的经济学模型与消费者对其他商品的需求模型并无本质的区别，但由于健康市场存在的不确定性、道德风险、逆向选择等特殊现象，研究的主要困难在于能否正确估计模型。在上述研究热点中，其中研究最多的是应用Grossman模型进行医疗服务市场的实证分析、影响因素研究以及医疗卫生投入研究。健康需求理论和模型的发展反映了这一研究主题越来越受到重视，也表明健康需求在健康经济学中占据的重要地位。

对健康需求的研究，国际上通用的方法是1972年Grossman提出的基于合成人力资本理论的Grossman健康需求模型。Grossman将个人健康视为随着年龄增长而折旧的资本存量，初始存量的质量一部分是先天的，另一部分则是后天的。并将健康视为能提高消费和满足程度的资本存量。Grossman指出，健康资本是通过延长工作时间来提高效用，和具有互补作用的教育资本构成两大人力资本，并在此基础上讨论了教育资本变化、健康资本折旧率及工资率对健康需求的影响以及作用机制。

（一）Grossman理论模型简介

Grossman（1972年）模型的特色是个人可以选择生命的期限（长度），而对健康资本的投资就是通过家庭生产函数来进行的。与Becker的家庭生产函数模型不同的是，Grossman考虑到了消费者一生的效用。因此，消费者在某一时点（如t期）所作的选择，不只会影响到现期的效用，也会影响到未来各期（$t+1$，$t+2$，……）的效用。在这种多期的模型架构下，就有必要区分流量（flow）与存量（stock）的概念。流量是指在单一期间内所进行的经济活动（如投资或消费）的结果，而存量则是指过去各期所累积的成果。如消费者每年在劳动市场所赚取的薪资收入，是一种流量的概念；而将过去薪水存起来所累积的财富，则是一种存量的概念。

Grossman模型的基本架构是消费者一生的效用函数（utility function），表示如下：$U=U(\phi_0H_0,....,\phi_nH_n,Z_0,...Z_N)$。上式中，$H_0$表示消费者出生时的健康存量，$H_i$为第$i$期的健康存量，$\phi_i$为每个单位健康存量所产生的健康天数（number of healthy days），$h_i=\phi_iH_i$则表示消费者在第i期可消费的健康总天数，Z_i 表示第 i 期所消费的其他消费品，n 则代表生命的年数。

图 2-17 曲线所表示 Grossman 模型中健康天数的生产函数（production function of healthy day），这一生产函数描述健康资本存量（投入）与健康时间（产出）的关系。在这一关系下，图 2-17 的曲线斜率即代表健康资本的边际生产率。由于健康天数有一定的上限（1 年最多 365 天），健康资本存量也存在下限（H_{min}），健康资本投资也符合边际效益递减规律。

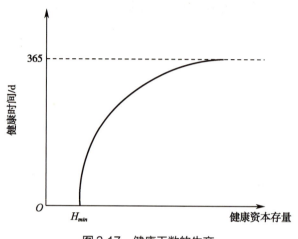

图 2-17   健康天数的生产

（二）Grossman 理论模型实证及发展

更多的学者不断完善 Grossman 模型，使对健康需求和医疗卫生服务需求的研究日益完善。从 Grossman 开创性的研究开始，经济学家对健康需求进行了大量的实证研究。例如运用面板数据，Van Doorslaer（1987）估计了荷兰的健康需求函数，Leigh & Dhir（1997）研究了美国健康和教育的关系；运用截面数据，Wagstaff（1986）估计了丹麦的健康需求函数，Erbsland 等（1995）估计了德国的健康需求函数。Grossman（2000）对 Grossman 模型近 30 年来的发展和相关研究做了全面的总结。许多学者对 Grossman 模型进行实证研究，试图找出影响人们健康需求的因素，这些因素包括：行为习惯，如饮食、锻炼身体等；经济学因素，如收入、总资产等；社会性因素，如性别、年龄、婚姻状况等；还有获得医疗服务资源的便捷可行性等。通过大量的实证分析可知，这些因素都显著影响着健康需求，但同时健康对某些因素有反向的影响作用。国内早期研究健康需求的文献，也是以 Grossman 模型为基础，采用中国健康与营养调查数据（CHNS）来研究我国中老年人的健康水平，例如刘国恩等（2004）、解垩（2009）、赵忠、候振刚（2005）等。同时，Grossman 模型是建立在医疗卫生服务效果的稳定性和医疗卫生服务供需均衡的假设条件下的，而这些条件在一些国家和地区不能满足，所以部分研究模型估计的结果不符合 Grossman 模型的预测。

第三节　健康需求与利用分析的相关模型

图 2-16 展示了关于卫生服务需要、卫生服务需求与卫生服务利用的关系，可以看出卫生服务利用是由卫生服务需要与需求共同决定的。因此本节主要介绍卫生服务利用的经典模型——安德森模型。

一、安德森模型及应用

（一）安德森卫生服务利用行为模型简介

安德森模型（the Andersen model）全称为医疗服务利用模型或医疗保健服务利用行为模式

(the behavioral model of health services use)，由美国学者罗纳德·安德森（Ronald Max Andersen）于 1968 年创建，故简称为"安德森模型"，最初用于分析家庭医疗服务利用的影响因素。模型自创立以来，在大量实证研究检验下，逐渐被国际医学社会学和卫生服务研究领域公认为是适用于医疗卫生服务研究的主流模型，成为该领域研究者的首选。

Andersen 模型是一个概念模型，旨在阐释为什么家庭利用卫生服务，界定和衡量卫生服务的公平可及性。模型表明，个人在决定是否利用卫生服务（包括住院治疗、医师就诊、牙科护理等）时主要受倾向性特征、能力资源和需要因素三方面的影响。倾向性特征包括社会结构（教育、职业、种族、社会网络、社会交往和文化）、健康信念（态度、价值观和人们对卫生系统的了解）和人口学特征（年龄、性别等）。能力资源包括家庭收入、医疗保险以及医疗服务的可及性、个人所在的社区资源等；需要是卫生服务利用最直接的原因，认知需要是指个人能更好地理解求医和治疗方案，而评估需要（也称临床需要或客观需要）则与卫生服务利用的种类和数量密切相关。

（二）安德森模型的修正

安德森模型自提出以来，经历了多次修正、调整、延伸和扩展，逐渐趋于成熟和完善。首先，有研究者认识到不同国家或地区的医疗服务体系会对个人的卫生服务利用行为产生影响。随后安德森认识到卫生政策的决策与实施、外部环境（自然、经济与政治环境）应当成为安德森模型的首要前提要素。因此，医疗服务体系、卫生政策和外部环境成为影响个人卫生服务利用行为的因素，统称为"环境因素"。由此，安德森模型确立了外界环境层面的影响因素。

其次，与外界环境层面影响因素呈并列关系的个人层面的影响因素，其结构框架源于初始安德森模型的结构"倾向特征—能力资源—需要"。其中，倾向性特征（包括人口学特征、社会结构、健康信念）和需要（认知与评价）内涵不变，而能力资源则按职能要素划归为"资源"和"组织"。资源指劳动力与资金的数量及其分配、医疗服务人员的教育、培养和基础设施。组织指卫生系统如何管理资源，最终将影响卫生服务结构与可及性。一个组织是否拥有足够的人力，以及该组织分配资源的方式方法，将决定个人能否利用卫生服务及服务利用的程度。

再次，对"医疗行为"进行了内涵界定，除了医疗服务利用行为之外，还加入了个人自我医疗行为。除了这两种卫生服务利用形式之外，安德森修正模型将"医疗服务过程"（处方、患者咨询与医患沟通）纳入医疗行为维度，将卫生服务提供者与接受者在卫生服务过程中的互动同样视为一种医疗行为。因此，医疗行为维度包括"个人自我保健""医疗服务过程"和"医疗服务利用"三种不同的卫生服务利用方式。最后，安德森修正模型表达了医疗行为决定医疗结果的观点。

医疗结果的评价开始仅包括认知健康状况和评估健康状况两个方面，分别指"自我认知的病症变化"和"专业评估病症的变化"。其后又扩展了患者满意度这一要素，主要通过卫生服务的可及性进行定义与评价。因此，医疗结果包括"认知健康状况""评估健康状况"和"患者满意度"三个评价指标。个人的卫生利用行为（饮食、运动和自我医疗）与卫生服务利用及卫生服务过程互相作用，从而影响医疗结果。

最近一次的安德森模型更新，在倾向特征中加入了遗传基因。至此，安德森模型包括四大板块，即情景特征、个人特质、医疗行为、医疗结果。其中情景特征内，倾向特征（包括情景的人口学、社会、健康信念）影响能力资源（包括卫生政策、资金、组织）进而影响到需求（环境、人口健康指数）。个人特征内，个人倾向特征（包括个人人口学、遗传基因、社会结构、健康信念）影响到个人的能力资源（支付能力及组织），进而影响到个人需求（包括感知需求和评估需求）。医疗行为则包含个人自我保健、医疗服务过程和医疗服务利用。医疗结果是由感知健康状况、评估健康状况、患者满意度、生活质量构成的。模型内各个板块逐步影响下一板块，同时它们也相互影响，例如个人特征和医疗行为会影响情景特征，反过来情景特征也会影响医疗行为和医疗结果。医疗结果则影响医疗行为、个人特征和情景特征，个人特征也会反作用于医疗行为和医疗结果。模型内正向逆行的多重影响也造就了基于安德森模型的研究路径的多样性。

在倾向性特征中，人口学因素如年龄和性别等具有生物必然性，社会结构代表个人的社会地位，患者社会人口学特征的差异会导致卫生服务利用的差异，例如女性对门诊卫生保健服务的利用率高于男性。健康信念是指人们对健康和卫生服务的态度、价值观和知识等可能影响对卫生服务需求与利用的理解。

二、安德森模型的应用与局限

安德森卫生服务利用行为模型自创建以来，广泛应用于全人群和特定亚人群的卫生服务利用研究，目前国际上侧重的亚人群卫生服务利用研究主要是低收入人群、失业者、老年人、慢性病患者、少数民族、艾滋病病毒感染者，尤其在慢性病患者和老年人群的长期护理研究方面，安德森模型做出了突出贡献，被认为是研究卫生服务利用行为最权威的理论模型和研究范式。许多研究应用 Andersen 模型作为理论框架，通过人群特征中的倾向性特征、能力资源和需要因素，分析卫生服务利用、患者满意度与健康结果差异的原因。目前国内主要是利用安德森初始模型分析慢性病患者、老年人、流动人口、孕产妇的护理服务、自我医疗或就诊行为，并没有发现使用安德森修正模型的应用研究。

在不同国家、不同领域和不同学科的学者利用实证数据验证时，安德森模型也面临挑战和质疑：有学者质疑安德森模型难以有效控制细微的行为因素，导致模型结果存在重大差异；有学者提出模型结构和模型维度间对应性与现实世界存在较大差别。在一定程度上，安德森模型通过扩增指标、修正模型变量、结构和增加反馈回路，也是面对质疑和问题的一种反应。在此过程中，安德森模型不断得到修正和完善，模型解释力越来越充分，使得该模型越来越成为分析、预测和解读患者卫生服务利用行为的经典模型。随着安德森模型的不断演变，研究者可以通过路径分析和结构方程等分析方法，更加全面地分析患者的卫生服务利用行为。

第四节　健康需求研究现状及展望

随着健康需求理论的发展和模型的研究与完善，关于健康需求的研究也不断增多。本节主要介绍当前国内外学者在健康需求方面的主要研究，以及对我国未来健康需求相关的研究进行展望。

一、健康需求研究热点与现状

（一）健康需求影响因素

根据健康的社会决定因素与健康社会影响因素的分层模型，健康社会决定因素主要由社会环境因素和社会结构因素构成，而上述因素也是影响人们健康需求的重要方面。不同特征人群的健康需求不同，其需求影响因素也存在差异。已有研究从需求的主次、个人与社会经济状况、认知水平、传统行为模式与价值观念等角度对健康需求影响因素进行研究，发现决定和影响健康需求的因素以及作用机制和路径，对制定提高或满足研究对象健康需求的政策、为个人和家庭的健康投资决策提供参考。

（二）特殊人群的健康需求分析

关于特定人群的健康需求的研究，学者主要关注老年人、农村居民、某种大病或慢性病患者等社会弱势人群的健康需求，采取实地调查、访谈和大数据分析等方法，研究特殊人群健康需求现状。如以往研究中发现，老年人的心理健康需求较高，健康教育需求迫切，而农村居民健康需求主要与该群体经济水平相对较低以及医疗服务可及性差相关。关注特殊人群的健康需求及各因素作用机制，有利于政府在制定卫生政策和进行卫生资源分配时向特殊人群倾斜，结合特定人群的特点，针对其健康需求的主要类型采取不同干预措施，促进社会健康公平性和全民健康水平提升。

（三）健康需求评估

当前,建设健康城市与健康社区已经成为城市规划的潮流,其中健康需求评估在城市和社区发展评价中已成为重要指标。以往研究通过对城市或社区的居民健康水平、公共卫生均等化水平、医疗体系建设、健康危险因素、老龄化水平和疾病发病率(患病率)等各方面进行研究和分析,建立了健康需求评价指标体系,从供给侧进行整体健康需求评价分析,促进社会整体健康水平的提高。

二、健康需求研究展望

随着健康经济学逐渐成为健康领域重要的子学科之一,关于健康需求的研究必将越来越多。其不仅对于促进消费者了解健康市场规律、助推个人健康行为理性化有重要作用,也能够帮助政策制定者准确定位人民健康需求,提高政策效果。基于当前社会发展现状和健康需求研究进展,笔者认为未来健康需求在新兴健康技术、老龄化背景下老年人健康需求、提高生命质量面临的需求阻碍等方面仍有较大探索空间。从政策制定者的角度,还需要知道影响健康需求的主要经济和社会因素、与国家经济发展的关系、基本需求包含的范围、不同类型健康需求的弹性等,从而为卫生政策制定提供理论与经验上的依据。

以往研究将健康需求限制为卫生服务需求,已不能满足人民日益增长的健康需求。随着我国经济及社会发展,医疗卫生体制改革进入深水区,尤其是"大健康"概念提出后,满足人民日益增长的健康需求成为了新的发展目标。近年来,在国家相关政策推动下,各地及各部门纷纷试点,例如部分地区将健身项目纳入个人医保账户支付范围;非接触式及可穿戴健康监测产品的研发推广;医养结合等。这些创新之举都顺应了逐渐扩大的健康需求。因此研究者也应将研究对象的范围扩展到健康相关的各领域,探索各类新兴健康需求的规律,指导今后健康相关资源配置。

（王 健 杨 练）

思考题

1. 分别描述为什么卫生既是一种消费品,又是一种投资品?

2. 假设一位年轻女士就读于一所医学院校并成了一名医师。你预期她为了她自己的健康,在保健物品方面的支出会比非医师高还是低呢?为什么?

3. 定义需求价格弹性,共付保险率的增加是如何影响消费者的价格弹性?

4. 对于下列几对服务来说,你认为每组中哪一个的需求弹性更大?

    A. 外科手术服务和过敏症治疗

    B. 心脏手术和美容手术

    C. 胃肠手术和心理咨询

5. 在很多情况下,用卫生医疗的频率衡量服务需求量。但是许多人不赞成这样使用这一变量,使用这一变量的优点和缺点各是什么?

6. 解释或证明:为什么共付保险率的变化对需求的影响取决于需求弹性。哪些类别的卫生保险商品或服务对共付保险率的变化敏感?哪些相对不敏感?

第三章 健康生产和供给理论

 本章要点

1. **掌握** 健康生产；健康供给中的相关概念。
2. **熟悉** 适用于健康生产的微观经济学原理及工具。健康供给理论和成本函数。医师行为经济学与健康生产的关系。
3. **了解** 未来技术进步带来的影响；健康管理组织的新模式。

第一节 经济学供给理论

本节主要介绍与健康经济学相关的经济学理论及工具，并梳理市场与供给的关系。

曾经有新闻报道，某地的一位老奶奶因为消化不良，想去药店买点干酵母片，不仅周边的药店没有，省会城市也买不到。最后老奶奶只好买了价格高得多的其他药品。近年来，一些常见的廉价药，例如干酵母片、硝酸甘油、复方氢氧化铝片（胃舒平）、马来酸氯苯那敏（扑尔敏）等已经很难买到，而替代的药品无一例外价格都要高得多。廉价药的消失虽然原因很多，但在一定程度上也反映出产量和价格之间的关系。产量，在经济学中的标准叫法是供给。供给是指在一定时期内在一定的价格条件下，生产者愿意并可能为市场提供某种商品或服务数量。在介绍健康经济学生产与供给理论之前，先简要介绍一下经济学中的供给理论。

一、供给理论的基本概念

经济学理论的前提之一是资源的稀缺性。资源的稀缺性是指，在一定时期内生产要素本身是有限的，利用生产要素进行生产的条件也是有限的。同时，个人期望得到更多商品或厂商期望获得更多利润。也就是说，稀缺性是这样一种经济事实，相对人类的欲望而言，其可用的资源是有限的，所以生产出来的商品不足以满足人类的需求。

资源的稀缺性也可以称为经济学的第一原则，所有经济学的理论都是基于此原则建立起来的。因为资源有稀缺性，所以人类的一切经济活动都需要面临选择，经济学理论也就是为围绕着这一问题提出观点并进行论证的。在微观经济学中，几乎所有个体的行为模式在形式上均可以归纳为确定各种限制条件的最优解，也就是通过确定选择主体、可行范围和目标后，在选择变量受约束的前提下，求解目标函数的极大值。

事实上，某人如果想获得某物，就必须放弃某物，比如时间或其他事物。阐述这一观点的经济学理论是生产可能性边界（production possibilities frontier，PPF）。生产可能性边界是指在技术和可投入品数量一定的前提下，一个经济体所能达到的最大产量。如图 3-1 所示，沿着生产可能性边界，在边界内的点表示尚未达到最大产量；边界外的点表示已经超出最大产量，是不可能达到的。

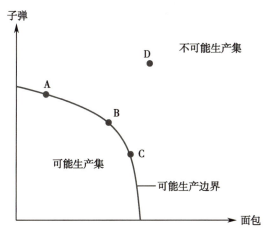

图 3-1 生产可能性边界曲线

生产可能性边界可用曲线图阐述了两类商品之间的取舍关系,换言之,生产可能性边界也说明了"替代"这一经济学概念。基于人类无法获得全部想要的事物,该曲线形象显示了个体的选择是如何被约束的。不同类别商品的取舍和资源约束是生产可能性边界的重要核心观点,该观点同时适用于厂商个体或个体消费者。

在经济学中,一般来说,只要两个经济变量之间存在函数关系,就可以用弹性(elastic)来表示因变量引起自变量变动的敏感程度。具体来说,弹性指的是,当一个经济变量发生 1% 的变动时,由它引起的另一个经济变量变动的百分比。

在经济学中,弹性的一般公式可表现为:

$$弹性系数 = \frac{因变量的变动比例}{自变量的变动比例}$$

二、生产与市场供给

如果市场需求是决定商品价格的一个核心,则个体厂商的市场供给则是另一个核心。两者共同结合,才能确定市场最终的成交价格和成交数量。就供给方而言,厂商必须决定生产水平、价格、生产方法、广告策略及生产要素的购买,厂商追求的目标是利润最大化。

(一)生产函数

从微观经济学理论出发,厂商开展生产的过程就是从投入生产要素开始到产出产品结束的过程。经济学中的生产要素,通常被分为土地、劳动、资本、企业家才能这 4 种。生产要素的投入量和产出量之间的关系,可以用生产函数来阐述。生产函数是指在一定时期内,在技术水平恒定不变的前提下,生产中所使用的各种生产要素的数量与所能生产的最大产量之间的关系。

在已知生产方法和技术的前提下,生产函数揭示了厂商如何利用劳动、材料等可能的组合,来取得最大可持续产出。为了方便理解,我们假设只有一种投入与一种产出的生产函数。例如,在某药厂只产生药品。我们用图 3-2 表示该药厂的生产函数。生产函数是上升函数揭示了劳动的多产性,即更多的劳动带来更多的药品产出。生产函数斜率下降则解释了另一概念,即边际收益递减(diminishing marginal product)。

图 3-3 描述的是生产发生在某个特定的时间阶段。用 Y 轴表示每时间单位的产量流量。X 轴表示的是在某个特定时间内消耗的劳动服务量。边际产出(marginal product,MP)是指假设其他的一切投入要素不变情况下,额外增加 1 小时的劳动所能生产的额外产出量。边际收益递减是指,1 单位投入的边际产出随着投入量增加而减少。如图 3-2 所示,增加第一个 1 小时劳动时,药品产出量便会从 0 增加到 10,也就是说第一个 1 小时的边际产品是 10 单位药品;增加第二个 1 小

时劳动时，药品产出量便从 10 增加到 16，即额外产出量是 6 个药品单位，第二个 1 小时劳动的边际产出是 6 单位药品。图 3-3 想表示的是每个劳动单位时间的边际产出。需要注意的是，即使收益是递减的，但其总产量并不会下降。换而言之，虽然边际产出的曲线呈向下倾斜的特性，但边际产出却永远不会是 0。

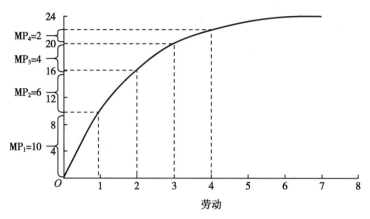

图 3-2　某药厂的生产函数

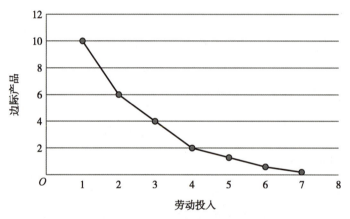

图 3-3　边际生产曲线

（二）生产函数方程

假定 $X_1, X_2, ..., X_n$ 分别表示某产品生产过程中所需的 n 种生产要素投入数量，Q 则表示可以生产的最大产量，生产函数就可以用以下方程表示：

$$Q = f(X_1, X_2, ..., X_n)$$

为了简化分析，通常意义下，假定生产中只是用了劳动和资本这两种生产要素。假设以 L 表示劳动投入数量，以 K 表示资本投入数量，那么生产 B 函数方程可以简化为：

$$Q = f(L, K)$$

生产函数具体表示的是投入量与产出量之间的依存关系，这种关系普遍存在于各种生产过程中。例如，一家药厂必定具有一个生产函数，一家医院也必定具有一个生产函数。通过研究和估算生产函数，对于研究达到生产目标所需多少生产时间具有积极意义。

除了生产要素外，边际成本也是需要重点考虑的另一核心问题。有 3 个成本对于生产者来说是至关重要的，为了更好地理解边际成本，现将 3 个成本一起讨论，分别是总成本、平均成本、边际成本。

此处假设某药厂的总产量是 Q 单位，则：

总成本（total cost，TC）：生产所有 Q 单位产品的成本，用 C 表示；

平均总成本（average total cost，ATC）：平均生产 1 单位产品的成本，用 C/Q 表示；

边际成本（marginal cost，MC）：每增加 1 单位产品所带来的成本的增加就是边际成本，也就是说在某个生产总量的基础上，总成本随着 1 单位产量变化而发生变化的增量，可以用 $\Delta C/\Delta Q$ 表示。

综上所述，边际成本在数学上可以体现为总成本的导数。而在经济学中，一般对于生产过程而言，边际成本是递增的，如图 3-4 所示。

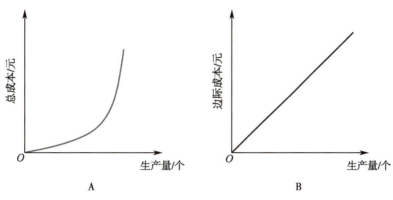

图 3-4　总成本与边际成本
A. 总成本；B. 边际成本

生产者的边际成本递增是经济学中的假设，在实践中可能会有更复杂的情况。例如：假设有一家医院，里面有 3 个诊室，每名医师一天可以进行 20 次门诊服务，且每名医师的薪酬是一样的。那么，当雇用 1 名医师时，每天可以生产 20 次门诊服务；当雇用 2 名医师时，每天可以生产 40 次门诊服务；当雇用 3 名医师时，每天可以生产 60 次门诊服务。但是，当雇用 4 名医师时，因为医院只有 3 个诊室，医师就要轮班工作了，所以一天最大生产门诊服务量是 75 次。第 4 名医师的边际产出为 15 次门诊服务，而后面如果继续雇佣医师，则第 5、第 6 名医师的边际产出会越来越少。从第 4 名医师开始，边际产出在递减，当日门诊接待量超过 60 次时，边际成本就上升了。

这个例子说明，边际成本的递增是因为恒定不变的生产规模下，各要素间存在一个合适的资源配置比例，当某一要素的投入超过这个配置比例时，生产过程中的边际产出就下降了，导致边际成本的上升。应用到医院，意味着无限的投入并不能生产无限的健康，只有合理的配置，才能实现利润最大化。

（三）供给函数和供给曲线

通常来说，商品的供给指的是生产者在一定时期内，在各个可能的价格下愿意出售该商品的数量。根据上述概念，假设生产者对某种商品只有出售的意愿，而缺少出售的能力，则不能形成有效供给，也就是不能算作供给。

商品的供给数量受很多因素影响，但主要的影响因素有几个：生产成本、生产技术水平、相关商品价格以及生产者对未来的期望。在经济学中，一般把商品价格当作影响供给的自变量，技术等因素当作外生变量。通常来说，一种商品的价格越高，那么生产者供给量就越大。反之，若一种商品的价格越低，那么生产者提供量就越小。

通过供给函数可以表示一种商品的供给量和该种商品价格之间存在着一一对应的关系。供给函数假定其他因素保持不变，仅考虑一种商品的价格发生变化时对供给量的影响，也就是把一种商品的供给量只当成是这种商品价格的函数，可以表现为：

$$Q_s = f(P)$$

此时，供给曲线是描述价格与产量之间关系的曲线。图 3-5 中的纵轴 *OP* 表示商品价格，横轴 *OQ*$_s$ 表示商品供给量。

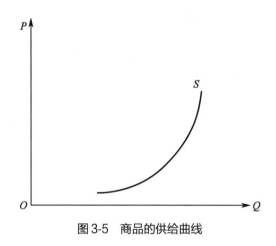

图 3-5　商品的供给曲线

通常供给曲线向右上方倾斜，其斜率为正值，也表示了一种商品的供给量和价格呈同方向变动的规律。

第二节　健康生产函数

本节主要分析影响健康的因素和健康生产函数曲线。健康领域的供给，主要是描述健康服务提供者的产品和服务与居民健康状况之间的关系，这里需要注意四点：

第一，本部分主要是在微观领域对健康供给进行分析，运用微观经济学原理，分析健康生产函数和健康供给函数。

第二，从生产函数的角度看，本部分研究的是健康要素投入与居民健康状况之间的关系，健康要素投入方包括居民个人（同时也是健康需求主体）和政府卫生管理部门，健康生产函数的因变量是个体健康状况或健康水平的变化，而不是实际的商品产量。

第三，从健康供给函数的角度看，本部分主要研究影响健康服务提供者（例如医院、诊所等）所提供的健康产品与服务数量和质量的各种因素以及它们之间的关系。

第四，虽然本章主要研究微观领域，但可以把部分结论应用至宏观领域，借以研究宏观健康管理部门健康要素投入与国民健康状况之间的关系。

需要注意的是，本章所研究的健康要素投入，既包括有益的医疗和保健措施，也包括所有改善生命质量、提高生活质量的方方面面。这与医师临床实践和干预的研究方法不同，不仅是狭义的在医院里研究某种药物对单个患者的治疗作用。

一、影响健康的因素

传统医学观点认为，各种卫生医疗保健的投入，都是遵循医学和生物规律来改善健康状况的，卫生医疗保健是保证个人健康最重要的因素。由此，可以将卫生医疗投入和健康状况作为健康生产函数的自变量与因变量。

随着健康经济实证研究的深入，结果发现，卫生医疗投入虽然是影响健康状况的重要因素，但并不是唯一重要因素，人群的疾病健康关系是由环境、行为方式、生活方式、生物遗传因素和医疗卫生服务等多重因素决定的。世界卫生组织的调查显示：人类死亡原因中的 60% 与生活方式和行为有关、17% 与环境有关、15% 与生物遗传因素有关，让人意想不到的是，只有 8% 与卫生服务相关。

1. **生活方式**　健康状况与个人的生活方式是紧密相关的。科学、规律的生活方式会带来较好的健康状况。Fuchs（1974）阐述了生活方式对人类健康水平的重要性，认为对健康影响最大的就是个人的生活方式和行为，例如饮食习惯、睡眠习惯等，是影响个人健康状况的重要生活变量。

2. **财富水平**　健康和个人财富水平也息息相关。高收入水平往往伴随着良好的健康状况。但是，究竟由于高收入产生了健康，还是良好的健康带来了高收入仍然存在很大争议。除此之外，还有一些相反的研究观点认为，高收入带来了例如不良生活习惯、高压力等问题，反而导致健康状况下降。由此，健康和收入间的关系究竟是正向还是反向，在不同的实证研究中会产生差异。

3. **对公共物品的消费状况**　健康与个人对公共物品的消费数量和质量也有很大关系。例如，公共卫生就是一种排除疾病外部性的最好公共物品。与此同时，如果民众可以较为便利地获得休闲和健身场地及公共设施等供应，也会有利于改善个人的健康状况。公共物品的提供与财政支出直接相关，也就是说，公共支出规模，特别是在公共物品方面的支出，也在一定程度上影响个人健康状况。像中国这样的社会主义市场经济国家，财政提供公共物品的规模与质量正在不断改善，必将对民众个人的健康产生较强的推动力。

二、健康生产函数理论

（一）健康生产函数的构建

健康生产函数（health production function）是描述健康投入要素与健康状况之间关系的函数，可以分成3个层面的意思来理解健康生产函数。

第一个层面，影响健康的因素很多，通过测量单个投入要素对健康状况的影响，找到两者之间的数量关系，可以相应画出一条单因素健康生产函数，以 $H=f(x)$ 表示。其中，H 表示健康状况，x 表示各个健康投入要素。由于单个要素与健康状况的关系可能为正向相关，也可能为负向相关，单因素健康生产函数可以为一条向上倾斜的曲线，也有可能是一条向下倾斜的曲线（图3-6）。

第二个层面，综合考虑多种因素构建健康生产函数。暂不考虑测量人群健康状态的各种困难，并假设存在一个学界一致认同的健康状况（health status，HS）的衡量方法。健康投入要素均选择影响健康状况的正相关因素，例如睡眠水平，选择"睡眠好"这一正向影响健康状况的指标，而不是"睡眠差"这个负向影响健康状况的指标，以保证所有指标与健康状况都是正相关的关系，由此得到的健康生产曲线是一条向上倾斜的曲线。根据前面所分析的影响健康状况的因素，可以用 $H=f(m)+B$ 来表示健康生产函数，其中，m 表示各类医疗保健、医疗服务的总和，B 包括影响健康状况的生活方式、遗传、环境等因素。在绘制健康生产函数时，先以健康保健作为自变量，描述它与健康状况之间的关系，会得到一条向上方倾斜的曲线。再把后3个变量作为外生变量，如果后面3个因素中的任何一个提高了，都会使曲线向上平行移动（图3-7）。

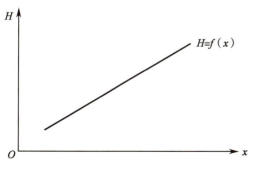

图3-6　单一因素影响的健康生产函数曲线

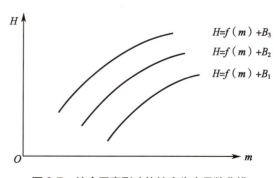

图3-7　综合因素影响的健康生产函数曲线

第三个层面,由于医疗保健维护需要花钱,为了简化描述,把医疗保健维护的费用支出设定为自变量,把其他因素设定成外生变量,可以把健康生产函数转换成费用支出与健康状况之间的关系,健康生产函数变为 $H=f(c)+B$,其中 c 为医疗健康保健所支付的费用,B 为其他对健康状况有影响的因素。由此,健康生产曲线可以变成医疗保健维护费用与健康状况之间的关系,见图3-8。

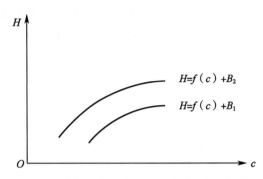

图 3-8   医疗保健维护费用与健康状况之间的关系

需要指明的是,因为健康生产函数阐述的是在特定时期内投入流及产出流之间的关系,投入和产出都是在一定时期内衡量的,如一年。在实际应用中,还可能考虑每个人所经历的健康天数,或例如生病天数或死亡率等代表健康状况的反向指标。

(二)健康边际产出

健康边际产出(marginal product of health)是指在所有其他投入固定不变的条件下,增加一个额外单位的医疗保健投入所带来的健康状态的提升。如图 3-9A 所示,医疗保健投入由 0 个单位增加为 1 个单位,表示实际的健康状况增加了 ΔHS_1,可视为第 1 个单位医疗保健的边际产出。从数字上说,第 1 个单位的医疗保健支出会引起健康状况指数从 32 增加到 43,即 $\Delta HS_1=11$ 健康状况单位。第 2 个单位的医疗保健产生的边际产出为 $\Delta HS_2=7$。这些边际产出在规模上的递减也印证了第一节所说的经济学中的边际收益递减定律。假设一个社会一共使用了 n 个单位的健康保健,那么健康保健的总产出就是这 n 个单位中每个单位的边际产出之和。如图 3-9 所示,总产出 AB 数值很大,但第 n 个单位的医疗保健的边际产出 ΔHS_n 却很小。

因为边际产出递减规律,使得健康生产曲线不是一条斜率恒定的直线,而是一条向右上方倾斜的凸函数曲线,且随着医疗保健支出的增加,它会在更高的卫生保健水平处逐渐更加平缓,但永远不会向下弯曲,如图 3-9 所示。

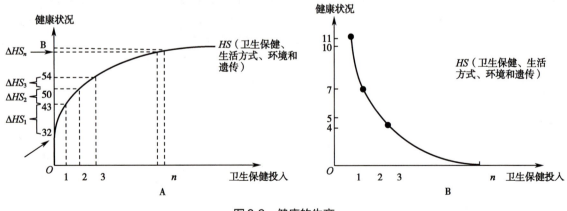

图 3-9   健康的生产

在实际生活中,政府有关健康医疗的政策建议通常和健康总产出不直接相关,而是和边际产出直接相关。比如,没有人会主张削减一个社会所有的卫生保健开支。但一些国家可能会削弱一部分卫生保健开支,并将这些资金投入别的生产领域,例如教育、交通、国防或其他领域。

第三节　健康供给与成本

本节主要从健康提供者的角度分析健康供给函数和健康成本函数。如前所述,健康状况从微观来说是个体的最终产出,从宏观来说是一个国家或卫生健康部门的最终产出,健康生产函数描述的是健康投入要素与健康状况这一产出之间的关系。而当视角转向健康的供给方时,研究则变成以健康提供者为中心,分析他们在不同的成本环境下如何提供最符合他们利益的健康产品与服务。

从健康的生产过程中可以发现,为了实现一定的健康状况,无论是卫生健康部门还是个体,都会关注健康投入各个因素的生产和成本问题。本节将研究这些健康投入因素的生产、成本和技术进步。重点关注在生产过程中,政府部门或个体等管理者或决策者拥有多大程度的动力来寻求改进健康状况的方法。

虽然在一些行业中,生产者使用的是大量可供选择的技术,但在健康领域中,医疗健康从业者常常会认为,治疗一种特定的病症基本上只有一种正确的方法。而这种认为只有一种技术是可能的观点就是 Victor R. Fuchs 所说的单一技术观点(monotechnic view)。对健康生产过程的这种单一技术观点意味着,如果不降低产量或质量,通过节约成本进行替代几乎是无法实现的。健康经济学则使用多种分析方法来解释在治疗疾病和进行健康护理时,如何选取更灵活的生产过程,为健康主体节约成本提供了可能,这在健康经济学中被称为替代。

具体而言,涉及健康状况的某些因素需要认真考虑:在卫生保健中的某些工作是否必须由医师承担?是否可以由护士或其他成本更低的人员替代?这些因素可以归纳为一个问题,即医疗保健投入的要素有多大可能被替代。

同时,达到相同健康状况所投入的因素(例如商品和服务)可以使用不同的技术。拥有越多可供使用的技术,意味着当一种要素相对便宜时,政府部门或个体等健康主体有选择此类技术的优势;这也意味着,用更便宜的某种健康投入要素代替更昂贵的另一种健康投入要素的能力得到增强。

通过某些不断进步的技术,医疗保健投入的总成本和单个因素的成本也会不断降低,从而导致生产过程发生变化,健康产出总量增加。各个要素的搭配比例也发生变化,表现在健康生产函数中,有可能是外生变量 B 发生变化,生产函数曲线水平平移;更多的变化在于医疗保健因素(C)中各成分发生的结构性改变,也即医疗因素之间的替代。

一、健康等产量线和边际技术替代率

(一)健康等产量线

健康生产中的灵活性,意味着在确保健康产品和服务的数量与质量不变(也可以表述为保持个人健康状况不变)的前提下,用一种投入要素代替另一种投入要素,例如用护士的照顾来代替医师的开药,用家庭护理代替住院治疗等。健康经济学用健康等产量线来表示两种投入要素的相互替代情况。健康等产量线(isoquant curve of health)是指,在提供同等健康产品和服务下两个投入要素不同的组合所形成的轨迹。

替代并不意味两种健康投入是等同的,而是意味着两种要素的某些组合是可行的。图 3-10A 显示的是一种不可能进行投入要素替代的情况,图 3-10B 显示的是一种存在无限种可供使用的技术的情况。

图 3-10A 中,健康等产量线表示健康提供者(例如医院)治疗一位患者时,所需医师和护士工作时间的特殊组合,这条健康等产量线用 $Q=1$ 来标注,表示在这种情况下,只有一种合理的健康生产技术来组合这两种投入要素。医师和护士必须按照 OP/ON 的比例进行组合,即拐角点

M 处所使用的投入比例。如果不采用这个比例则无法实现相应的健康状况，这就是如上所述的单一技术观点。值得注意的是，线段 OM 的斜率是 OP/ON 的数值。

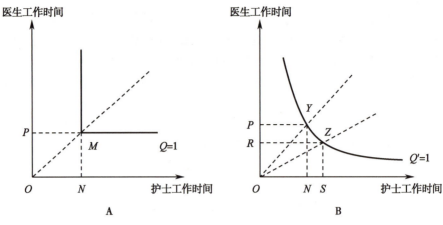

图 3-10   医师与护士间的替代
A. 无替代的情况；B. 相当多的替代

这意味着，在图 3-10A 中，一个病例的治疗需要 OP 数量的医师工作时间，如果护士工作时间超过 ON 数量，也不能提高健康状况，除非医师的工作时间也同样增加。从点 M 向右移动得到的等产量线是水平的，这意味着超过组合所需的护士工作时间并不会带来更多的产出。这种情况变相反映的是个体的健康状况维护需要专业医师的工作，也就是说这种工作只有接受过专业培训的医师才可以担当。如果用护士去完成这些工作的话，会使保健服务减少或保健服务质量降低。

同时，如果治疗一个患者所需要的护士工作时间是 ON 数量，增加医师的工作时间同样不能代替这些护士的必需工作时间。同样的，从点 M 向上移动所得到的健康等产量线是竖直的，表明超过组合比例的医师工作时间也纯粹资源浪费。

图 3-10B 则是另外一种情况，假设替代是可能的，健康等产量线可以随着两种要素组合的不同而发生变化。

图 3-10B 给出了 $Q'=1$ 单位产出的健康等产量线，在这条向右下方倾斜并凸向原点的曲线上的每一点，代表医师工作时间和护士工作时间的不同组合，这些不同组合所提供的健康服务能实现患者健康状况不发生改变。换句话说，要达到相同健康状况，可供选择的不同要素投入组合，且不一定会产生浪费。例如，治疗一个患者可以使用点 $Y(OP, ON)$ 所表示的投入组合，也可以使用点 Z 处的组合（OR, OS），当医师工作时间从 OP 减少到 OR，为了替代 RP 这段医师减少的工作时间，需要增加 NS 这段时间的护士护理。健康等产量线上的每一点都代表相同健康状况下能够实现的组合。

（二）健康边际技术替代率

在图 3-10B 中显示的健康等产量线是一条向右下方倾斜的凸曲线，向右下方倾斜很容易理解，因为实现同等健康水平所需的健康投入要素是此消彼长，相互替代的。但为什么健康等产量线不是一条直线，或者为什么不是一条凹曲线呢？这里涉及健康经济学中的一条经济规律：健康边际技术替代率递减规律。

健康边际技术替代率（marginal rate of technical substitution of health）可以用健康等产量线的斜率表示，它表示在保持健康状况不变的情况下，两种投入要素之间进行替代的比率。尽管医师和护士之间的工作时间存在一定的替代，但替代比例并不是一成不变的，随着护士工作时间的加大，它对维护个体同等健康状况所起的作用在逐渐减少，因而对医师作用的替代也在逐渐减弱。

反之，医师对护士工作的替代也是如此。如图 3-10B 所示，在点 Y 处，为了替代 1 小时的医师工作时间，需要一定数量护士的工作时间。但是，在所投入的医师工作时间更少的点 Z 处，1 小时医师的工作时间需要更多的护士工作时间去替代。事实上，对比护士工作时间，医师工作时间越是显得稀缺，就越难以被替代。这说明：虽然替代是可能的，但如果要让护士去完成某些医师的工作仍是非常困难、不安全的。当健康等产量线在某个点上趋近水平，表明此时已经达到了必需的最短医师工作时间。

这里就显示了边际技术替代率递减规律，即在两种健康投入要素相互替代的过程中，普遍地存在这样一种现象：在维持健康状况不变的前提下，当一种健康投入要素的投入量不断增加时，每一单位的这种健康投入要素所能替代的另一种健康投入要素的数量是递减的。这一现象被称为健康边际技术替代率递减规律。

（三）替代的现实可能性：助理医师的可行性

图 3-10 的健康等产量线描述了理论上两种健康投入要素的替代关系，但在现实的健康维护中，是否这种替代是可行的？健康经济学家在 20 世纪 70 年代开始通过实证方法研究医师助理在多大程度上可以代替医师。助理医师可以指受过特殊培训并从事特定工作的医师助理或护士助理，他们从事一些以前由医师来完成的工作。

如同前面列举的图 3-10，实证研究所得的估计结果相当于对健康等产量线上若干个点的测量，通过若干点来描画健康等产量线。研究表明，在很大程度上，医师助理是可以代替医师的。根据参加调查医师工作时间的不同，一个医师助理所能代替一个医师的程度为 20%～50%，因为医师助理的培训成本较低，替代可以节约巨额成本。然而据报道，为获得更多利润，医师通常不会雇佣足够数量的助理。

二、健康替代弹性

作为提供健康管理服务的供给部门，健康生产提供商需要研究多种投入要素之间的替代性，以实现同等健康产出水平下的成本最小化。健康生产提供商进行投入要素之间的替代与选择的依据，和估计不同投入要素之间可能的替代程度的方法，就是健康替代弹性。健康替代弹性（elasticity of substitution，ES）表示寻求成本最小化的健康生产提供商对投入要素相对价格变化的敏感程度。

$$ES = 健康投入要素比例的变化 / 健康投入要素价格的变化$$

健康替代弹性的意思是，假设一个健康生产提供商（以医院为例）是一个成本最小化者，它会对投入要素的价格变化很敏感。只要投入要素间存在有替代的可能性，那么它对投入要素价格变化的反应通常是由目前较为昂贵的投入要素转向目前相对便宜的要素。例如，假设有一个医院目前处于图 3-10B 中 Y 点组合，其分别使用了 OP 的医师工作时间和 ON 的护士工作时间来治愈一个患者。在这个医院里，医师的年薪为 200 000 元，护士的年薪为 40 000 元。假设该医院雇佣了 100 位医师和 100 位护士，而医师的相对工资率上升 10%，即上升到 220 000 元，会迫使寻求成本最小化的医院将生产组合移动到 Z 点，实际意义是用 NS 的护士工作时间来替代 PR 的医师工作时间。所以医师要素投入的相对比重将从 OY 斜率的比率下降到 OZ 斜率代表的比率。

健康替代弹性是判断替代程度的一种标准，若 ES = 0.6，说明要素的相对价格每发生 1% 的变化，会导致相对要素投入变化 0.6%。假设健康等产量线斜率下降了 6%，若医师和护士的比率开始是 1，医师的相对工资增长 10%，则会使投入比率变为 0.94（减少 6%）。这意味着完全可以用 5 名护士（年薪共计 200 000 元）替代一名医师（220 000 元），使成本降低了 20 000 元。因为健康生产者对一种相对价格上涨的投入要素的反应通常是减少这种投入要素的数量，ES 大多数情况下为正数。

若 *ES* 的最小值为 "0"，这就是图 3-11A 所示的健康等产量线，也即两种要素的替代弹性为零，此时健康供给方总是会用固定的投入要素组合生产一个给定健康水平的产出，而不会去考虑相对要素的价格或价格变化。*ES* 的数值越大，表示潜在的可替代性就越大。

三、健康成本函数

对健康成本函数的深入研究可以提高健康医疗保健的效率。经济学理论中，如果厂商选择其单位成本最小的生产规模，社会福利将得以改善。长期来看，完全竞争行业在没有外力干预的情况下是可以达到这种状态的。而健康生产提供商一般是管理不完善且不完全竞争的，所以健康经济学家需要探索所有的额外成本。研究生产函数、健康等产量线和替代弹性，主要在于它们能影响成本。下文将主要描述成本函数并研究应该如何推导成本函数。

（一）健康成本函数的推导

健康生产函数描述的是健康投入与产出之间的关系，而健康成本函数描述的则是成本和产出之间的关系。在健康生产过程中，健康生产函数和健康成本函数是紧密相关的，且在一定条件下这两个函数可以相互推导。图 3-11 可以解释这种关系。

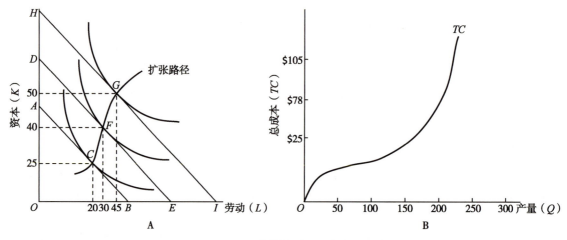

图 3-11   一个虚拟的医师开业生产函数

如图 3-11A 所示，图中的几条健康等产量线，共同说明了一个虚拟的医师开业生产函数。事实上存在着无数条不同的健康等产量线，图中只是选择性地画了 3 条。其中，最低的那条健康等产量线，代表了能够提供 100 次医师门诊服务的许多不同劳动和资本的组合点。另外两条更高的健康等产量线代表的是更高的产量，分别是 150 次和 200 次门诊。

设想图 3-11A 中不存在那些倾斜的直线（例如直线 *AB* 等）的情形。这些设想不存在的直线，代表的是健康服务提供者投入决策带来的成本。如果没有这些直线，图 3-11A 中的健康等产量线描述的是只知道部分事实的健康生产提供商，它们只关注其投入决策带来的产出结果。也就是说，这些健康生产提供商完全忽视成本，他们不计成本提供社会需要的健康服务，而并不考虑经济性。而在现实中，上述这种情况极为少见，健康生产提供商必须考虑服务的经济性并需要偿还债务人的资金，否则便无法可持续经营，最起码要实现盈亏平衡。

（二）等成本线和成本最小化

健康等产量线阐述的是多种可行的投入与产出组合，而这些等产量曲线并没有阐述生产所需的最低投入。如果厂商在给定的产出水平上要实现其成本最小化的目标，就必须要使用另一个重要工具，即等成本线，在图 3-11A 中用向下倾斜的直线来表示。

从概念上说，等成本线表示的是：总成本相同的所有不同投入的组合形成的轨迹。如图 3-12A 所示的等成本线是医师开业总成本不变情况下资本和劳动的不同组合。某个给定的总成本（total cost，TC)，可以购买许多可能的资本和劳动组合 K、L，其总成本为 $TC=rK+wL$。其中，r 是资本的回报率，w 是劳动的工资率。资本回报率指的是医师在一段时间内使用资本所需要支付的成本，无论这些资本是借款还是医师自有资本。上述等成本线公式，可通过代数变换得到 K 在等式左边而其他项在等式右边的形式，可得等式 $K=TC/r-(w/r)L$，这就是等成本函数。

计划生产某一给定产出数量（假设 100 次门诊服务）的健康生产提供商会通过选择与描述 100 次门诊的健康等产量线相切的最低成本线来实现成本最小化。如图 3-11A 所示，若提供 100 次医疗门诊服务的最小成本会出现在等成本线 AB 上的点 C，投入要素组合是 $(L=20，K=25)$。给定投入要素的价格，就能计算出所产出的成本。

如果令 $r=1\,200$ 元，$w=1\,000$ 元，则提供 100 次门诊的最小成本为 50 000 元。若健康生产提供商计划提供 150 次门诊，最小成本将会发生在点 F，就需要 30 单位的劳动与 40 单位的资本，故总成本是 78 000 元。把健康等产量线代表的健康生产函数、等成本线所示的成本要求结合一起，加上成本最小化的假设，便会产生一组结果，得到点 C、F、G。把所有可能的切点连接起来，所构成的集合即为健康生产提供商扩张产量的路径。

（三）成本函数

扩张路径上的每一点，显示的是某一给定产出水平及其最小成本的相关信息。用 X 轴表示健康服务产出，Y 轴表示每一产出水平下对应的最小成本，就可以得出一条总成本线，如图 3-11B 所示，总成本线描述的就是健康生产提供商的成本函数 $TC=f(Q)$。

从图形可以看出，成本函数呈现为不完整的 S 形，这种情况被认为是现实中很多健康生产提供商的成本函数的典型形式。它经过原点，表明若健康生产提供商不生产，则没有成本，即没有固定成本。这种情况通常是描述长期状况，因而固定成本在足够长的时期内被分摊的足以忽略不计。

四、技术进步在健康供给中的作用

本部分将论述健康生产提供商面临的技术问题，探究先进的技术如何推动产业变革。从研究中还可以发现，在新技术改变健康状况的同时，也有可能使健康维护变得更加昂贵。而保险就在对健康的需求转换中发挥了重要作用，使得技术创新更加具有意义。

健康保健行业快速的技术变革，经常会引发经济问题。如果技术变革提高了资源生产率，则可降低健康维护的成本；如果技术变革提高了保健质量，或引进更昂贵的医疗设备，则会提高成本。由于技术变革常会增加医院成本，这也是健康生产提供商价格上涨的主要原因。技术变革对成本的影响及健康服务质量的提高，取决于新技术的推广程度。下面我们将详细讨论这个问题。

（一）技术变革，提高还是降低成本？

一般而言，技术变革必然会带来改进，要么降低了旧产品生产成本，要么改进了旧产品，要么提供了可替代的新产品。无论何种情况，技术变革都会在保持质量不变的情况下降低成本，也就是既定产出的最小成本降低，这会导致成本曲线的平移。与此同时，商品与服务的组合也可能发生一定变化，反而使健康服务成本上升，因而增加健康行业的人均支出。

图 3-12 对此做了解释。假设健康服务质量不变，图 3-12A 显示了产量 Q 为 100 时，技术变革前后的健康等产量线，技术进步会使得健康等产量线内移。技术变革后，健康服务提供者选择的有效组合将从 E 移动到 E'，实现了在更低的成本曲线上达到 100 的产量。

图 3-12B 显示了新技术提高服务质量，使得 100 例病例得到改善的情形。技术进步使健康服务质量提高对患者是有利的，但却会使成本增加，健康服务提供者选择的有效组合从 F 移动到 F'。通常，患者会支付更多的健康维护费用。在一些已经深入治疗的病例中，评价技术进步是否能够带来社会福利的改进，必须考虑成本的提高是否值得。

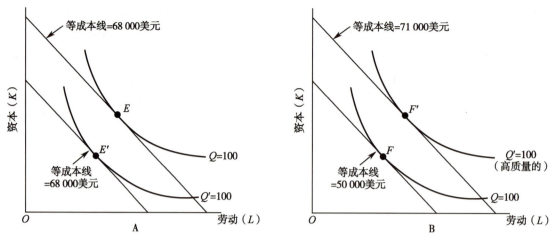

图 3-12   成本递减和成本递减的技术变迁

（二）技术变革对成本的影响：案例分析

如果治疗方法在 10～20 年发生彻底变化，应如何衡量成本变化？例如 1975—1995 年，心肌梗死的治疗方法发生了显著变化，这需要追溯到阿司匹林这种廉价药带来的奇迹。阿司匹林被发明于 19 世纪后期的德国，用于减轻疼痛和退热。但医师们逐渐又发现了它对心脏病的益处，在一些控制血压、降低胆固醇的非急性药物中，阿司匹林是一种非常有效的血液稀释剂，直至 2001 年都是预防心脏病及其复发的通用药。治疗方法的改变，使患者缩短了平均住院时间，治疗结果也更为有效，投入也可能不再那么昂贵。

然而，很多情况下，新发明往往会比替代品更为昂贵。1985 年健康经济学家 Scitovsky 在加利福尼亚的 Palo Alto 诊所，搜集了涵盖 1951 年起 30 年间的大量特定病例数据。这些数据显示了非常复杂的分析结果：儿童耳病的费用降低了，盲肠炎的手术费却上升了，心脏病的治疗费用在 1964—1971 年急剧上升，但在之后 10 年有了一定程度的下降。

Scitovsky 的研究方法没有涉及对健康质量的衡量，而健康质量在这几十年中有了很大的发展。大多数的健康经济学研究文献是以患者的健康来定义质量的。例如一个心脏病患者通过现代的治疗可以延长更长的生命，且生活质量得到显著提升，那么这些变化就成为评价健康质量的标准。

Cutler（1999）从事的一项研究做了这样的调整。他们提出了两种治疗心肌梗死的价格指数，按患者的生存时间和质量，在生命周期中对照收益对价格进行调整。考虑到对生命周期估价时的各种误差，他们还提供了一系列对价格通货膨胀的估计。研究结果显示：技术变革提高了心脏病的治疗质量，与此同时患者支出也在提高。但是如果把质量提高这一因素扣除的话，实际上心脏病治疗价格是下降的。

（三）新技术推广路径

一项新技术得到普遍采用需要时间，一些健康服务提供者会很快采用，一些较慢，一些则不会采用。在健康保健领域，新技术的采用有两个原则：利润原则和信息渠道。①利润原则：以医师为例，如果一项新技术不仅可以提高自己声誉和收入，还可改善患者健康状况，医师将更愿意采用新技术。②信息渠道原则：强调的是朋友、同事以及其他信息传播渠道对采用新技术决策方面的影响。

Escarce（1996）提出，第一位医师采用新技术的行为必然会带来"信息的外部性"。所谓"外部性"是一种给第三方带来利益，然而得不到补偿收益的市场行为。率先采用某种新技术后，该医师会与其朋友、同事就该技术的治疗方案及预期进行讨论和交流，为该项技术的继续实施铺垫了道路，并降低了后来医师的采用成本。这个过程不断加强并以递增的速度发展，直到所有医师最大限度地采纳新技术为止。

如图 3-13 所示，数据资料证实了这一点。在很多行业中，新技术在开始阶段被采用的速度是缓慢的，然后会速度递增，最后以递减的速度慢慢达到最大限度。本节列举出一个描述新技术推广路径的对数方程：

$$P = \frac{K}{1 + e^{-(a+bt)}}$$

其中，P 为采用新技术的厂商所占比重，潜在采用者最大比重为 K，a 与 b 为需估计的参数，t 为时间参数。

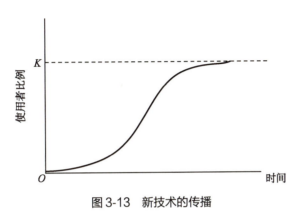

图 3-13　新技术的传播

Escarce 研究了 1989 年引进的腹腔镜胆囊切除手术新程序。这是一种创伤很小的技术，对患者影响达到最低限度，因此很有吸引力。这种技术的推广曲线与对数方程十分吻合。

（四）新技术的推广和健康监管

健康监管的目的是防止医师因为经济动机而过度用药、过度治疗等行为。但另一方面，过度的监管消除了医师的经济动机，同时也会减弱医师接受新技术的积极性。

就"健康监管是否会进一步降低新技术推广的可行性"这一问题，对于某些技术来说，答案是肯定的，但对某些则相反。Baker（2001）对比了磁共振（MRI）新技术的采用情况，发现它的采用速度是趋减的。Hill、Wolfe（1997）考察了美国威斯康星州，发现几项新技术的推广趋势，某些被延缓了，另一些却得到了持续的推广和发展。Friedman、Steiner（1999）在美国的两个州调查重症监护室（ICU）服务发现，严格监管健康服务和按服务项目收费对 ICU 收治率并没有显著影响。

第四节　医师行为经济学

本节主要研究在健康经济供给中，作为个体的医师行为对健康供给的影响与作用。医师为健康保健产出提供了重要的劳动力资源，同时也在健康维护体系中扮演着至关重要的角色。健康生产提供商实现产量，在很大程度上是医师这个"代理"来实现的，医师在很大程度上能控制并引导着健康投入的使用，甚至医师的决策对健康保健制度的数量、质量和成本都会产生极大的影响。

经济学对医师行为进行了一定的研究，甚至作为另一个独立于健康服务提供者的供给者的角色而存在。医师的行为在健康供给函数中并没有得到直接的体现，而且医患之间存在着高度的信息不对称，医师并非只是健康供给函数中的透明通道，甚至医师还会通过种种方法诱导患者的需求，以增加其收入。基于这一原因，单独研究医师行为的经济学原理具有很重要的意义。

一、医师行为经济学的基准模型

本节中所涉及的基准模型是由 McGuire 和 Pauly（1991）提出的，它的创新之处在于将大多数医师行为作为独立决策的,且假设医师追求效用最大化为前提。之所以将医师描述成效用最大化者,也意味着医师除了获得利润外,还存在有其他利益。医师追求效用最大化,一定程度上能够等同于经济学中厂商追求利润最大化的目的。

在基准模型中,医师可以从 3 方面获得效用:①净收入;②空闲时间;③无效用的诱导(医师会诱导患者购买比实际需要更多的医疗保健)。在最后的这个方面,模型也把供给诱导需求的争论考虑进来。简而言之,关于供给诱导需求的核心关键是医师是否会利用他们的信息优势滥用中介权利,从而获取货币利益。

医师的效用函数可以表示为:$U = U(\pi, L, I)$。其中,π 表示为从业的净收入;L 表示为医师的空闲时间;I 表示为诱导的程度。在效用一定的情况下,医师可以选择任何与利润水平相同的劳动力和诱导的数量。

根据 3 个变量可知,医师必须考虑这 3 个目标的交互关系形成的不同组合:即净收入和空闲时间;空闲时间和诱导的程度;净收入和诱导的程度。

(一)收入对医师行为的影响

首先,考虑净收入和医师空闲的关系。如图 3-14A 所示,X 轴代表医师的空闲时间,Y 轴代表医师收入,收入与空闲时间是一种反向变动关系。假设每 1 小时的工作时间可以获取恒定不变的收入 w,则医师的收入 - 空闲线是一条直线,"工资"w 的绝对值是这条直线的斜率。而收入→空闲线也可以表示为劳动→空闲线,因为劳动才能带来收入。

收入 - 空闲线与 X 轴的交点是最多的医师空闲时间,此时收入为 0,每增加 1 小时的工作时间,意味着减少了 1 小时的空闲时间。而与此相对应的,每小时的工作净付出将使收入增加 w。在更高的工资水平上,收入 - 空闲线的斜率会增大。

与此同时,图 3-14A 中还有一条收入 - 空闲无差异曲线,这条线表示是对医师来说能够达到相同效用的收入 - 空闲所形成的不同组合,较高的收入 - 较少的空闲与较低的收入 - 较多的空闲的不同组合在这条收入 - 空闲无差异曲线上给医师带来的效用是一样的。

作为经济人,医师的最优选择是每一条收入 - 空闲线与无差异曲线切点处的收入 - 空闲组合。连接每个切点形成一条曲线,这条曲线的移动轨迹 A→B→C,开始指向左上方向,后来折回,最后向右上方移动。

把图 3-14A 上每一个切点所代表的工资率和工作时间绘制到图 3-14B 中,可以得到一条医师劳动需求曲线。如图 3-14B 所示,纵、横轴分别代表了工资率(w_1,w_2 和 w_3)和工作时间,医师的劳动需求曲线成为一条先向右上方倾斜然后反折向左上方倾斜的弯曲。对此的解释是,在 A' 到 B' 间的区域中医师会受到更高工资的驱动,以工作代替空闲;但是,在 B' 到 C' 间的区域中,医师的收入效应会主导这种替代作用。本质原因在于,当医师变得足够富有,他们就会希望有更多时间来享受他们的工资收入。

图 3-14 阐述了医师的收入特别是收入效应,对他们是否愿意工作起到了至关重要的作用。在图 3-14B 中,假设医师初在 C' 点,此时工资率下降,则医师的选择会沿着曲线移动到 B' 点。这种变化带来的影响是,医师愿意花费更多的时间来工作以弥补工资收入的损失。从某种意义上讲,收入的增加或减少会影响医师重新选择工作的程度。

(二)收入与诱导之间的关系

接下来分析收入 π 和诱导 I 之间的关系。通过分析模型表明,医师并不愿意诱导患者的需求。每 1 单位的诱导患者质量都会降低医师的效用,致使医师必须从诱导所获得的额外收入所带来的额外效用中获得补偿。图 3-15 阐述了选择净收入 π 与诱导 I 的水平过程。其中,收入 - 诱导无差异曲线代表了医师的偏好,与前述收入 - 空闲无差异曲线不同,收入 - 诱导无差异曲线向右上方倾斜,是因为两个变量中的 I 是消极因素。如果想要保持在同一无差别曲线上,则医师必须获得额外的净收入来抵消更高水平 I 上的无效用投入。

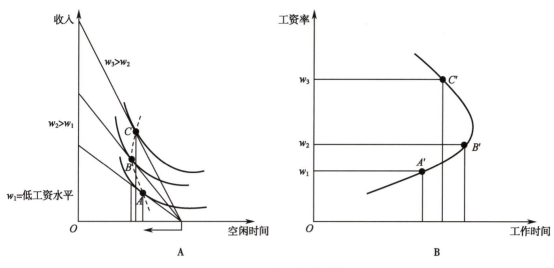

图 3-14　医师工作的供给

在图 3-15 中，如果没有诱导需求则得到净收入 π 在与 Y 轴相交的 A 点。这个点可以用 mQ_0 表示，其中 m 是每 1 单位患者保健所假设实现的利润率；Q_0 是没有诱导需求的患者保健数量。医师每增加一单位诱导 I，所得的收入以 m 的比率增长，净收入 π 会沿收入 - 诱导线 mQ_0+mI 变动。医师最初阶段的平衡是由净收入曲线和收入 - 诱导无差异曲线的切点 E_1 来决定的，在这里医师就会诱导 OI_{E_1} 数量的额外患者保健。

假设 m' 代表了较低的利润率，净收入曲线或 $m'Q_0+m'I$ 线变得平坦且变低。此时，医师则会选择平衡点 E_2。这种情况就会导致出现 OI_{E_2}，其比 OI_{E_1} 具有更高的诱导水平，医师更有动力对患者进行诱导。

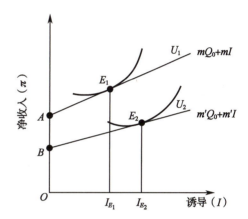

图 3-15　医师对利润率降低的反应

我们之所以选用这个模型来解释医师行为本质的经济学原理，是因为这个模型的创新之处在于得出"医师是可以诱导需求，但是医师并不愿意这样做"的论断。

二、医师供给的诱导需求分析

在通常情况下，患者会在生病时雇用健康保健的专业人员作为他们获得治疗的载体。但是，医师不仅是一个载体，更是健康保健服务的提供者和销售者。在这种前提下，一些医师会潜在滥用他们的职权以获得利润。

从图 3-15 中可知，在均衡点 E_1，医师会选择诱导需求 OI_{E_1}。当这种诱导变得非常普遍时，是否诱导就很难分辨。这是因为当每人都有诱导需求时，诱导就变成了常见现象，因为几乎所有的医师都在诱导，产生了激烈的竞争，导致医师利润率降低。而医师为了弥补这部分损伤的利润，又会不断对患者进行诱导。

如图 3-15 所示，假设新的竞争使得开始阶段的利润率从 m 降低到了 m'。而医师的反应是，将诱导从 OI_{E_1} 增加到 OI_{E_2}。由此，可以推断医师会增加对患者的诱导需求以应对激烈的竞争。

前面分析了单个医师的行为，假设所有市场中的医师行为与个体医师一样，则医师供给的增加会使保健总数量增加。我们还可以发现，可以不通过供给诱导需求的增加，仅通过保健总数量的增加来应对激烈的竞争。从图 3-16 中可知，供给从 S_1 到 S_2 的增加意味着消费总量从 Q_1 增长到 Q_2，而价格由 P_1 降低到 P_2。

Uwe Reinhardt 提出了通过使用"价格实验"来解决这个问题。他的观点认为医师的收费价格在供给增加前会上升到较高的水平,可能只是由于诱导所导致的。这个观点解释了价格由 P_1 增长到 P_3,需求随之增长到 D_3。但是,Feldman 和 Sloan(1988)提出,在需求决定因素中加入质量变量的模型也能解释这种现象。如果医师提高质量对抗竞争,并且如果以更高的质量获取了更高的价格,则就没必要存在供给诱导需求。

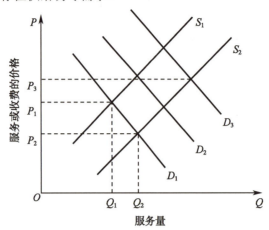

图 3-16　供给诱导需求的供给和需求模型

三、医师定价和价格歧视

随着社会保险、商业保险的发展,以及保健监管范围的扩大,医师的定价机制也在不断进步。所以,医师在价格、社会保险患者、提供健康管理服务上的决策变得更加复杂。患者也普遍认为,医师的个人行为至少带有一定程度的垄断,也就是说医师一般不是价格接受者,并不直接面对需求曲线。医师在提高价格的过程中会失去一部分患者。而对那些已经取得医师资格的医师而言,进入区域市场的门槛相对较低。所以,可以按照经济学的研究方法,把医师定义为高弹性需求曲线下的垄断竞争者,直接把垄断利润最大化模型应用到医师市场。

按照经济学观点,处于垄断地位的生产者,所提供的能够实现其利润最大化的产品数量为边际收益等于边际成本。边际收益是指,每增加一单位产品的销售所增加的收益,即最后一单位产品的售出所取得的收益。它可以是正值或负值。边际成本指的是每一单位新增生产的产品(或者购买的产品)带来的总成本的增量。当每增加一单位产出得到的收益与带来的成本相等时,利润的增量为零,此时的利润就是生产者的最大利润。

如图 3-17 所示的简单垄断模型中,边际成本曲线 MC 与边际收益曲线 MR 相交于点 F,此刻医师所提供的服务数量为 C,C 是实现医师利润最大化的服务数量。当服务数量为 C 时,对应的市场需求曲线表示可以索取价格 A,总收入是区域 $OABC$。医师可以获得的利润为总收入减总成本,总成本等于平均成本与服务数量 C 的乘积,是区域 $OCDE$。由此可得,医师此时可以获得的利润是 $ABDE$。

在医学专业定价策略中的一个重要特征是,医师会歧视患者。用经济学的术语解释,歧视意味区别对待不同的消费者。与穷人相比,假设有一个富人要做手术,医师有可能会对二者采取不同质量的方案,以获取不同的价格。

由图 3-17 所示,医师选择对服务收取费用 A 之后,还存在收取不同价格带来的价格歧视利润空间。如果有另一个患者原来是以 A 价格来支付,现在想用 $A-1$ 的价格支付。尽管提供患者保健的边际成本高于点 F,但低于价格 $A-1$。所以,医师可以通过斜线区域定价来增加收入。原则上来说,医师可以继续收取低于 $A-1$ 的价格来吸引更多患者。只要患者支付的价格超过了边际成本,医师就能增加利润。

Note

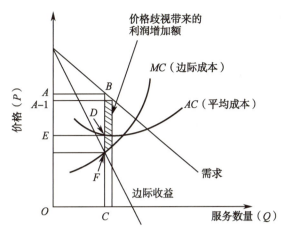

图 3-17　垄断下的利润最大化和价格歧视

四、按服务量付费、按效果付费与按价值付费

（一）按服务量付费与按效果付费的基本区别

当消费者修理手机时，技师通常会保证修好，即使消费者不满意的话，也可以让技师重新返工修理。但在医疗行业，Dranove 和 White（1987）的观点认为，医师通常很难评价再次就诊患者的健康情况，也难以通过观察患者的行为来判定治疗效果。因为不能判定患者的依从性，是否按照医嘱遵守治疗方案。

Leonard 和 Zivin（2005）发现，只有当医师和患者的位置进行互补时，治疗效果更好。也就是说医师和患者必须共同处理与治疗疾病，医师对病情做出准确判断，患者遵从治疗方案。他们在研究过程中发现，在喀麦隆有两种医疗付费方式：一是按服务量计费；二是按治疗结果付费。以医师的治疗结果付费的方式在发达国家很罕见，但在很多非洲国家却很常见。而研究得出的结论是，当某种疾病需要医师和患者共同努力时，患者普遍会选择按治疗结果付费的医师；而当某种疾病不再需要医师的努力治疗或者是患者的努力配合时，患者普遍会选择以服务数量计费的医师。

（二）按价值支付的优势：健康管理组织的探索

从我国目前医疗支付制度来分析，现有支付方式是基于医疗服务和产品的使用量来付费的。这种模式简单地将医疗行业和其他普通行业的商品和服务等同起来。简单来说，看病就像流水线加工，单位时间内看的患者越多、患者做的检查越多、药品用得越多，则医师与医院获得的收益也就越高。而患者是否痊愈、是否得到有效干预、是否可以获得健康，与医师及医院所获得的收益是无关的。但是医疗服务确实有其特殊性，患者病情各不相同、体质也各不相同、治疗的难易程度也各不相同，故花费医师的经历和时间也不一样。所以，如果只是简单地采用批量标准化流程治疗，无论从患者治疗角度还是医师的价值衡量都有失公平，也不一定能为患者带来好的治疗效果和治疗体验。

理想的医疗支付制度必然是一种能够使医师和患者利益一致的制度，即在实现相同健康状况下患者成本最小化，患者治疗疾病和保健的成本越低，医师获得的收益越高，这样医患之间才能真正成为利益共同体。或者，患者越短时间康复，医师获得的收益越高。这些与现行的"以药养医""以械养医"的现状是矛盾的。

美国对此曾经做过一定的探索。美国正在进行的医疗改革中，重点强调的一个方向就是基于医疗服务与产品为患者和社会创造价值，而不是根据使用量付费。在美国主要有 3 类医疗组织是基于这种理念来运营的，分别是：责任制医疗组织（accountable care organization，ACO）、一体化医疗服务网络（integrated delivery network）和直接基础医疗（direct primary care）。

以 ACO 为例,其重新定义了美国通行的健康维护组织(HMO)与医保报销的关系,将医疗服务者、支付方(如政府医保、商业保险公司等)和患者等医疗环节各参与者联结起来,以医保节约项目为切入点,给予激励,让医疗服务者能提供卓越服务,同时控制成本。这类组织对于受制于按服务量服务的大众患者群体意义重大,按价值付费,医师的价值得到体现,而医师会主动以患者为中心,减少不必要的医疗检查等收费项目,更好地告知病情及治疗方式,聆听和尊重患者的选择,患者也会更加积极主动地参与治疗,医师的工作自然受到患者的尊重,医患关系同样会自然回归和谐。在提高医疗质量的同时降低支付费用,我们不仅期待医疗行业生产力的进步,也同样期待生产关系的创新。

（杨　继）

 思考题

1. 假设 $E=10$, $LS=5$, $HB=7$。以 HS 和 HC 为轴,画出健康的生产函数 $HS=10HC^{0.5}E^{0.3}LS^{0.4}HB^{0.2}$ 的图形,并画出健康投入的边际产出。它是递增还是递减的?当 E 增加到 15 时,该曲线会如何变化?

2. 现实中医师是否存在过度医疗现象?请结合医师的诱导供给进行分析。

3. 影响商品供给数量的主要因素有哪些?请写出供给函数,解释一种商品的供给量和该种商品价格之间存在的关系。

4. 影响健康的主要因素有哪些?请举出 2 例,并说明其给健康带来的影响。

第四章 | 医疗卫生市场

本章要点

1. **掌握** 医疗卫生市场的特征；医疗卫生市场政府干预形式。
2. **熟悉** 医疗卫生市场失灵的表现；医疗卫生市场外部性对资源配置的影响。
3. **了解** 医疗卫生服务产品划分；医疗卫生市场政府失灵。

在任何社会中，都存在着生产资源的相对稀缺性与人类需要的无限性之间的矛盾。这种矛盾同样存在于医疗卫生领域，如何合理、有效地分配使用有限的医疗卫生资源是健康经济的核心问题。资源配置方式包括市场方式和计划方式。本章从市场分析入手，探讨医疗卫生市场的特征及市场机制在医疗卫生领域的作用和市场失灵问题。

第一节 医疗卫生市场概述

一、市场与市场机制

（一）市场

市场是社会分工和商品生产的产物，哪里有社会分工和商品交换，哪里就有市场。市场的涵义具有狭义和广义之分。狭义的市场是指商品交换的场所。随着交易手段的日益更新，交易无须在一定的场所进行。市场的含义也就有了新的变化，被解释为商品交换关系的总和，即广义的市场。市场是由各种基本要素组成的有机结构体，正是这些要素之间的相互联系和相互作用，决定了市场的形成，推动着市场的现实运动。包括：商品交换的场所；商品交换的媒介；市场需求和供给；以价格为核心的各种市场信号；以及作为市场活动主体的商品提供者和消费者。

市场的运行需要包括三大基本条件。一是市场选择和分散化决策。资源配置主要不是通过自上而下的指令，而是通过市场，以市场需求为导向，这是市场的选择。市场的选择是由不同的市场主体根据各自的利益分散地做出的，即分散化的决策。二是自愿交换和自愿合作。市场中供求主体的自由选择和分散化决策是建立在自愿交换和自愿合作的基础上的。自愿交换和自愿合作的动力是互利，它一旦遭到破坏，市场选择和自由选择就会成为一句空话。三是自利与互利的兼容。市场中，每个人，每个企业都会在给定的约束条件下争取自身的最大利益。企业和个人对自身利益的追求最终导致互利或社会利益的实现。

（二）市场机制

1. **市场机制概念及构成要素** 市场机制是商品经济的基本规律——价值规律发生作用的形式，它通过市场"机体"内的竞争、价格、供求等要素之间互为因果、互为制约的联系与作用而发挥其功能，是市场经济运行的基本调剂者。市场机制是市场经济的总体功能，是经济成长过程中最重要的驱动因素，是经济社会化乃至经济全球化发展不可缺少的重要方面。市场机制作为一个有机的整体,其构成要素主要有市场价格机制、供求机制、竞争机制和风险机制等。

(1)价格机制:指在市场竞争过程中,市场上某种商品市场价格的变动与市场上该商品供求关系变动之间的有机联系的运动。它通过市场价格信息来反映供求关系,并通过这种市场价格信息来调节生产和流通,从而实现资源配置。另外,价格机制还可以促进竞争和激励,决定和调节收入分配等。

(2)供求机制:指通过商品、劳务和各种社会资源的供给和需求的矛盾运动来影响各种生产要素组合的一种机制。它通过供给与需求之间在不平衡状态时形成的各种商品的市场价格,并通过价格、市场供给量和需求量等市场信号来调节社会生产和需求,最终实现供求之间的基本平衡。供求机制在竞争性市场和垄断性市场中发挥作用的方式是不同的。

(3)竞争机制:指在市场经济中,各个经济行为主体之间为着自身的利益而相互展开竞争,由此形成的经济内部的必然联系和影响。它通过价格竞争或非价格竞争,按照优胜劣汰法则来调节市场运行。它能够形成企业的活力和发展的动力,促进生产,使消费者获得更大的实惠。

(4)风险机制:市场活动同企业盈利、亏损和破产之间相互联系和作用的机制,在产权清晰的条件下,风险机制对经济发展发挥着至关重要的作用。

2. 市场机制功能　市场机制的功能是指各种机制所具有的调节、引导经济活动和运行,以实现经济运行目标的整体功能。如果在一定资源配置状态下,任何一方当事人的经济福利的再增进必然使其他当事人的经济福利减少,这种状态的资源配置就实现了帕累托最优(Pareto optimal)或经济效率。而如果经济上可以在不减少某个人效用的情况下,通过改变资源的配置可以提高其他人的效用,则这种资源配置状态称为"帕累托无效率"(Pareto inefficiency),这种改变称为帕累托改进(Pareto improvement)。从理论上而言,市场机制是实现帕累托最优的最好办法。

(1)组织协调功能:市场内部各种要素是自发地组合起来,自行运转的。独立的市场主体在生产消费上的分散决策,是通过价格机制和竞争机制的作用相互联成一体,并形成了复杂的商品交换关系。市场内部商品交换关系的协调,不是通过外部,而是通过内部自动解决的。

(2)信息传导功能:市场经济是一种信息经济。市场机制使市场信息在市场主体间得以迅速传递和及时反馈,对有价值的创造、利润的实现起着越来越大的作用。灵敏、畅通的信息传导体系是市场机制有效运转的关键。通过价格反映市场供求变化,自发引导生产和消费,对社会供求关系进行双向调节。

(3)利益分配功能:商品价格及基础价值的高低,包含着生产该种商品的生产经营者利益的大小。在竞争性市场上的初次收入分配遵循效率原则。这样才能推动生产经营者不断改进产品质量,调整产品结构,适应市场需求的变化。利益分配功能客观上又对竞争者参与竞争形成制约,阻止非效率收入的形成。

(4)开拓创新功能:市场机制驱动市场主体为实现自身利益最大化进行相互竞争,竞争的压力迫使生产经营者不断开拓新市场、开发新产品,规范生产经营管理,增加其商品的市场占有率,从而获得高额利润。特别是技术含量高的商品获取优先利润的巨大刺激,激发了商品生产者进行技术创新的强烈欲望。因此,开拓创新功能具体表现为提高经济效率和技术进步。

3. 市场机制作用条件　市场机制充分发挥作用的条件假设以下6个。

(1)经济信息完全对称:买卖双方对交易的内容、商品的质量和衡量标准有完全充分的了解和对称的知识。

(2)完全竞争市场:每个经济当事人只能被动地接受市场价格,按价格信号决定自己的生产与消费,而不能以任何手段操纵价格。

(3)规模报酬不变或递减:随着生产规模的增加,单位产品成本只会不变或只会减少,不会增加。

(4)企业与个人经济活动没有任何外部经济效应:也就是说,经济当事人的生产与消费行为不会对其他人的福利造成任何有利或不利的影响。

（5）交易成本可以忽略不计：即人们可能相互达成自愿交易协议，增进彼此的福利。

（6）经济当事人完全理性：即个人在做出经济决策时，总是能符合最大限度增进自己福利的目的。

二、医疗卫生市场界定

（一）医疗卫生市场概念

医疗卫生市场是指医疗卫生产品按照商品交换的原则，由医疗卫生的生产者提供给卫生服务消费者的一种商品交换关系的总和。首先，医疗卫生市场是医疗卫生服务商品生产和交换的场所，即发生卫生服务的地点和区域；其次，医疗卫生服务供给是提供者以货币为媒介，把医疗卫生服务作为特定的商品，提供给消费者的商品买卖交易活动；最后，医疗卫生市场是全社会经济体系的一部分，同整个市场体系的运行有着密不可分的联系。所以，医疗卫生市场是客观存在的。

（二）医疗卫生市场构成

医疗卫生市场的供给方包括为患者提供疾病治疗服务的医疗卫生机构；提供健康检查、疾病预防、健康教育等公共卫生服务的基层医疗机构；提供药品、医疗器械、耗材等的药械供应商；以及提供医学研究培训、医疗卫生监管等服务的其他机构。

医疗卫生的需求是从更基础的对身体健康的需求衍生出来的，从这个方向来讲，医疗卫生市场中的需求方即对改善身体健康有需求的一方。利用 Grossman 的经典经济学框架对医疗需求进行分析：在健康生产函数中，医疗卫生服务是一项投入指标，是改善人口健康的重要要素之一；供给方的各种投入结合在一起生产出的最终产品——健康是人们所需要的。个体的患病因素包括健康状况、年龄、性别等对医疗需求起到关键影响作用。

三、医疗卫生市场经济运行

医疗卫生市场的经济运行是指在医疗卫生市场和健康政策制度环境中，在价值规律、竞争规律、供求规律支配下的医疗卫生市场经济的现实运作过程，即通过医疗卫生市场体系中的价格信号来传递医疗卫生供求信息，引导健康需求者和卫生服务提供者调整其消费与生产行为，实现健康供求与需求在数量与结构上的平衡的过程。医疗卫生市场的经济运行效率、卫生资源的配置以及卫生服务的供给受到诸多因素的影响。

（一）医疗卫生筹资市场

医疗卫生的筹资市场主要是指健康保险市场，一般的商品市场中的经济主体包括生产者和消费者，而在医疗卫生市场中增加了一个新的主体——医疗保险机构。医疗保险的第三方付费机制，降低了患者实际支付的医疗价格，一定程度上减少医疗服务价格对医疗需求的冲击，客观上加大了对医疗服务的需求水平，增强了居民个人的健康投资意愿。同样，医疗保险的不同支付方案和措施也会影响医疗服务提供者的行为。如按项目付费，在调动供方积极性的同时也缺乏约束力，在利益驱动下易产生诱导需求，不利于医疗费用控制，如总额预付则会在一定程度上约束医疗服务提供者的供给行为。

（二）医疗卫生要素市场

医疗卫生要素市场主要包括卫生人力、资金、药品、材料、仪器设备、技术和信息市场等。卫生服务的供给取决于其他各个要素市场供给的可得性和成本。目前，我国的卫生服务要素供给部门基本成为了以市场调节为主的经济部门，卫生部门与这些相关市场的经济联系由以往的计划关系转变为以市场交换为主的市场经济关系。要素供给部门按市场经济运行，要素需求部门按市场价格购入要素，导致医疗服务成本大幅度上升。另外，由于政府对卫生服务价格严格控制，卫生部门按计划提供价格，形成了医院的"双轨"价格。结果往往导致医院入不敷出，迫使其变相涨价或分解收费，进而增加居民就医负担。

（三）医疗卫生市场与经济、政治和社会状况

经济体制的转变、经济水平的提高会直接影响医疗卫生市场。在 20 世纪 80 年代以前，中国是计划经济体制，包括卫生部门在内的所有经济部门的运行都在国家的集中统一领导下，几乎不存在市场机制的作用；20 世纪 80 年代开始，逐步引入市场机制，从开始的市场在资源配置中起基础性作用到现在的市场在资源配置中起决定性作用，社会主义市场经济逐步完善起来。在医疗卫生领域引入市场机制，发挥市场配置资源的效率作用也越来越得到体现。同样，随着经济水平的提高，居民收入增加，生活得到改善，对健康服务有了更强的支付意愿和支付能力，即医疗卫生市场的需求增加，从而促使医疗市场的供方生产更多的医疗服务以及改善医疗服务，满足市场需求。社会环境的变化，如健康水平、人口年龄结构、疾病谱、饮食结构、生活习惯等方面的改变，将影响社会人群卫生服务需要和需求的变化，从而对医疗卫生市场产生影响。

政党的变迁、政府意识形态的变化也会直接影响医疗卫生市场。英国的国家医疗保障制度、美国的商业保险制度正是不同的政府政党对医疗卫生理念意识不同的产物。在英国，工党是政治上的激进派，他们将医疗卫生服务视为"公共物品"，认为社会有责任组织和提供，反对卫生部门的私有制，在其执政期间建立了以公共筹资和公有制为基础的、中央集权型的国家卫生服务体制，向全部居民提供免费医疗。但英国保守党强调市场机制的优越性，反对政府过多的干预，自撒切尔夫人执政以后，英国在卫生服务领域开始了以引入市场机制、卫生部门放权管理和鼓励私立卫生部门发展为导向的卫生改革。美国在民主党交替执政的过程中，不断强化政府的干预措施，其中 1965 年建立了老年人、残疾人和低收入者的社会健康保险计划，卡特时期建立了医院成本控制法以控制卫生费用，提高经济效率，奥巴马政府进行了以增加健康保险覆盖面和控制费用上涨为目标的卫生改革，不断增加政府干预的力度。

第二节　医疗卫生市场特征

一、医疗卫生服务产品

按照医疗卫生服务的内容，可将卫生服务分为 4 类：预防服务、保健服务、康复服务和医疗服务。按照医疗卫生服务的经济学特征，可将医疗卫生服务产品分为公共产品与个人产品。公共产品（public good）是私人产品的对称，是指具有消费或使用上的非竞争性和收益上的非排他性的产品，亦称"公共物品"。通常分为纯公共产品和准公共产品；个人物品可分为必需消费品和特需消费品。

（一）纯公共产品

纯公共产品是指能为整个社会共同消费的产品。在消费过程不具有竞争性和排他性，关系社会人群健康，任何一个人对该产品的消费都不会减少别人对它进行同样的消费。非竞争性即一部分人对某一产品的消费不会影响另一些人对该产品的消费，一些人从这一产品中受益不会影响其他人从这一产品中受益，受益对象之间不存在利益冲突；非排他性指产品或服务在消费过程中所产生的利益不能为某个人或某些人所专有，要将一些人排斥在消费过程之外，不让他们享受这一产品的利益是不可能的；不可分割性即人们在消费纯公共产品时，只能共享纯公共产品带来的利益，不能分割给某个个人或商家。

纯公共产品具有较高的社会效益和经济效益，在卫生领域的纯公共产品有大卫生监督、健康教育、疾病监测、儿童保健等，但在经济生活中这种纯公共物品并不占多数。由于纯公共产品存在非竞争性和非排他性，使得市场机制无法对这类服务的供给和消费施加影响，即发生所谓的

"市场失灵"。这是因为,如果无论付费与否都可以享受到公共产品的好处,人们通常不会成为自愿付费者,而倾向于当"搭便车者"。这种情况下,私人通常不会愿意生产这类产品,从而导致公共产品的供给不足。

(二)准公共产品

准公共产品是指既具有公共产品特征又具有私人产品特征的产品或服务。满足非竞争性和非排他性两个条件之一,或两个条件都不完全具备,但却有较大的外部性。如戒烟的干预措施使吸烟者减少了患慢性病的风险,也减少了周围人群被动吸烟的机会,从而有利于人群的健康。有利于预防疾病流行,保护弱势人群,提高人口素质,而且涉及国家、社会长远利益和国际影响。包括计划免疫和免疫接种,传染性疾病、地方病防治与管理,妇幼保健与计划生育,从业人员健康检查,一些基本的医疗服务。这类产品具有消费上的竞争性,即当消费者的数目达到一定程度时便产生消费上的竞争,使用的边际成本提高,有的学者称为拥挤型公共卫生产品,这部分产品随着消费者的增多,容量会满载而出现拥挤,消费者的效用将出现递减。人们通过消费公共卫生服务,不仅自身的健康状况获得改善,而且还有利于生产力的提高,促进经济增长,这一点对低收入阶层尤为显著。

(三)个人产品

个人产品属于私人产品,具有竞争性和排他性,缺乏外部效应。即一旦产品被人消费,则其他人将无法再消费该产品。

1. 必需消费品　必需消费品是指那些被社会认为是人人应该得到的卫生服务。这类服务具有以下两个特点。

(1)需求价格弹性较小:从经济学角度,这类服务的价格弹性比较小,也就是说,提高这类服务的价格,需求不显著减少;降低这类服务的价格,需求不显著增加。

(2)成本效益好:必需性卫生服务一般有显著的疗效,如急症就诊、接生、阑尾炎手术等。

2. 特需消费品　特需消费品是指那些被大多数人认为可有可无的卫生服务,根据人们的消费能力和偏好可自由选择的服务。这类服务具有以下两个特点。

(1)需求价格弹性较大:卫生服务的价格变化会导致需求的明显变化。

(2)成本效益差:没有确切的治疗和防病效果,如美容手术。

二、医疗卫生服务产品特性

(一)产品的无形性与可变性

医疗卫生服务是以服务形态存在的劳动产品,相对于有形的产品来讲,医疗服务是以无形的服务形式存在的产品,看不见摸不着,只有在医疗卫生服务提供者提供服务时才能感受到,即医疗服务的生产和消费具有同一性。医疗卫生服务产品的可变性主要表现为:一是同病不同反应,即患者间虽然同属一种疾病范畴,但个体反应存在一定的差异;二是受卫生服务提供者技术经验的影响,同种治疗方案也会有不同的治疗效果。这些情况导致医疗服务产品的可变性极大。

(二)大量的公共产品和准公共产品

医疗卫生服务产品中有大量的产品为公共产品和准公共产品,而这类产品具有非竞争性和非排他性,由于不能获得理想的利润,私人部门往往不愿意提供。从这个意义上讲,市场机制在医疗卫生领域中不能完全实现卫生资源的有效配置。但这些产品具有较显著的社会效益和经济效益,为保障居民权益,这些医疗服务产品应该由政府提供。

(三)最终产品是人们健康状况的改善

医疗卫生服务关系到人的健康,因而在卫生服务领域,不仅要追求效率的提高,而且必须追求获得基本卫生服务的公平性、健康的公平性。许多卫生服务需求具有紧迫性,如危重疾病、急性伤害必须获得及时的处理和治疗,因而消费者的基本卫生服务需求对价格的敏感性较低。医疗价格过高将影响居民对卫生服务的利用,过低将影响卫生服务提供者的积极性。因而,医疗卫生市场既不能完全靠市场机制调节供求关系,也不能全靠行政指令,需要市场手段与政府宏观调控相结合。

三、医疗卫生服务成本与效益的外部性

许多医疗卫生服务产品生产与消费的成本和效益存在外部性特征。在卫生服务消费和生产过程中,除了对交易双方产生成本和效益外,对未直接参与交易的其他方也产生了负面或正面的影响,交易产生了外部的成本和效益,从全社会的观点看,这类产品通常表现为生产或消费的不足或过度,妨碍市场资源的最优配置。

(一)需方外部性

当某医疗服务的边际社会收益偏离其边际个人收益时,就产生了医疗服务需方的外部性。医疗服务需方外部性的体现有传染病防治、免疫接种等。治愈一个传染病患者,不仅恢复了患者的健康和工作能力,同时也降低了其他人患病的概率;同样,对易感人群接种疫苗,不仅降低了本人患病的概率,同时也降低了因本人患病而传染给其他人患病的概率。下面以接种乙肝疫苗为例来说明医疗服务需方的外部性(图4-1)。

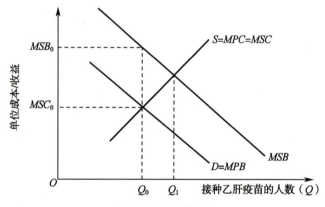

图4-1　需方外部性

图4-1中,MPB为接种疫苗者的边际个人收益曲线,MSB为边际社会收益曲线。边际社会收益为边际个人收益与所有外部收益之和。图4-1的外部收益包括当某人接种乙肝疫苗并因而预防了其对他人的传染时,他人所获得的货币收益。供给曲线S反映了接种乙肝疫苗的资源成本。在自由市场中,当消费者决定是否接种乙肝疫苗时,会将其边际个人收益和价格相比较,其结果是,需求和供给交点所对应的Q_0就代表了自由市场中的疫苗接种数量。但图4-1显示,在Q_0处,由于没有考虑到接种乙肝疫苗的外部收益,使得边际社会收益(MSB_0)大于提供乙肝疫苗的边际社会成本(MSC_0),因而出现无效率的结果,无法实现资源的帕累托最优配置。因而从全社会角度看,有效率的资源配置应该出现于Q_1点,此时$MSB=MSC$。

上述分析表明,医疗服务属于一种具有正外部性的私人产品,即医疗服务所带来的收益不能被患者或其家庭完全内在化,社会也能从中得到一部分好处。由于家庭的最优决策是按照边际个人收益等于边际(个人)成本做出的,而社会的最优决策要求边际社会收益等于边际(社会)成本。因此,在私人安排下,以医疗服务的边际社会收益衡量,患者购买的医疗服务数量将低于社会最优水平。医疗服务消费的正外部性通常使医疗服务市场出现生产不足的情形,导致卫生资源无法实现最优配置。

(二)供方外部性

当市场参与者影响了他人并且不予补偿时,则外部性导致了无效率的资源配置。与医疗服务需方的外部性情况类似,医疗服务供方外部性的存在常常会扭曲市场经济中的资源配置,最终

导致医疗服务市场失灵。当医疗机构的服务生产过程使其他机构（他人）遭受损失并且未进行补偿时，则产生了医疗服务供方的负外部性，此时，生产的边际社会成本和边际个人成本之间出现了偏离。下面以医疗机构有害垃圾的处理为例，来说明医疗机构的负外部性影响（图4-2）。

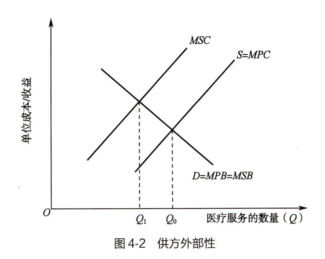

图4-2　供方外部性

图4-2显示，从医疗机构角度看，Q_0为其均衡点，此时边际个人成本等于边际社会收益。但注意到，医疗机构在Q_0生产的边际社会成本超过了边际社会收益，因而从全社会角度看，有效的资源配置点应该为Q_1，此时生产的边际社会成本等于边际社会收益，并且总社会剩余达到最大化。上述分析表明，由于市场未能将医疗机构有害垃圾处理的总社会成本分配给其他机构（或个人），使医疗服务市场出现了产品的过度生产以及资源配置的无效率。

综上所述，外部性实质上是一种经济力量对另一种经济力量的"非市场性"的附带影响，是经济力量相互作用的结果，外部性的影响或作用不是通过市场的价格机制反映出来的，它妨碍市场机制的有效作用，有时则完全排斥市场，或者歪曲市场价格，这是外部性的重要特征。这种非市场性的附带影响使市场机制不能有效地配置资源，即使在完全竞争条件下，即在没有垄断的完全市场下也使资源配置不能达到帕累托最优，因此，外部性是市场失灵的重要原因。但是，外部性引发的市场失灵并不意味着一定要用政府来取代市场，如果政府对医疗机构的成本或家庭的医疗支出给予相应补贴，私人市场在理论上同样可以实现社会最优的医疗服务数量。

四、医疗卫生市场特点

医疗卫生市场具有一般市场的特点，但医疗服务区别于一般的商品，具有特殊性，这就决定医疗卫生市场的特殊性。医疗卫生市场是一个不完全竞争的市场，市场上存在供需双方信息不对称，供需双方的竞争不完全，而医疗卫生服务供方之间的竞争也经常存在垄断性。

（一）信息不对称

由于医疗卫生服务专业性强，患者缺乏相关医学知识，由此造成了医疗卫生服务的提供者与患者之间对医疗检查、治疗方案、处方配药等专业信息掌握的严重信息不对称。处于信息优势的医疗卫生服务供给者可能为了自身经济利益，做出损害处于信息劣势的患者权益的行为，从而降低医疗卫生服务质量，造成医患关系的紧张。由于供需双方信息的不对称，使得医疗卫生服务需求者处在一种被支配地位，被动需求，医疗卫生服务产品的交换双方不是处在平等的地位。

（二）供需双方的特殊性

医疗卫生服务市场与完全竞争市场的偏离之处首先就在于疾病发生的不确定性和治疗效果的不确定性。既有供给方又有需求方的不确定性使充满各种风险的保险市场不能形成，因此，需要政府介入以克服这些不确定性。

医疗卫生服务的对象，在身体和精神心理方面存在一定的问题，往往是主动求医而被动接受服务，对医疗机构有较高的期望值和一定的依赖性。医疗机构和医务人员所提供的医疗服务具有一定程度的垄断性，在医疗服务中处于主导地位。

（三）行业垄断性

在医疗卫生服务市场中，由于消费者缺乏相关医学知识而使消费者主权不充分，医患之间不存在平等的商品交换关系，医疗卫生服务市场被具有行医资格的个人或机构所垄断。在垄断市场上，均衡价格等于平均成本，但供方通过控制其服务量使市场价格大于均衡价格，从而造成资源利用的低效率。

在行政审批方面亦存在着向公立医院倾斜的倾向。我国现行的定点医院资格管理，是一种医疗保险管理机构对医疗服务供方实行的一种进入规制。定点医院一经资格认定，便可享受到终身制待遇。然而，在政府规制部门对医院进行规制的过程中虽无明确把民营医院排除在外，但在审批时存在着过高的进入门槛及严格的程序，使其难以获得审批资格。

（四）价格机制的局限性

一般商品市场价格是通过市场经济主体的充分竞争而形成的。而在卫生服务市场上，由于卫生服务产品的特殊性与消费者的个体差异，使医疗服务价格只能通过有限的竞争形成，即在卖方竞争的基础上同行议价，或由医疗保险机构作为消费者的代理人与医疗机构谈判定价，或由政府领导下的各类专业人员组成的机构协商定价。医疗卫生服务除了一定的市场属性外，还具有保障消费者生命和健康安全的公益性，所以医疗卫生服务价格应当受到政府监管，不能完全由市场自主调节。

第三节　医疗卫生市场失灵

市场失灵是指因为市场机制本身的缺陷或者因为外部环境的某种限制，而使得市场机制难以或不能够实现资源最优配置的情形。根据经济学理论，在完全竞争市场中，由于价格和竞争等市场机制的作用，厂商和消费者在追求自身利益最大化的过程中，商品的价格达到了均衡，市场自动达到了"帕累托最优"。市场调节及价格机制发生作用的前提条件是竞争充分、信息完备的市场，但是很显然，医疗卫生市场并不具备上述前提条件，所以在医疗服务领域，市场机制无法实现卫生资源的最优配置，此时就会出现"市场失灵"。

一、医疗卫生市场失灵原因

（一）市场机制功能具有局限性

在满足一切理想条件，市场机制能够充分发挥作用的情况下，市场对一些经济活动仍然无能为力。由市场局限性引起的市场失灵是市场机制所固有的、无法克服的。纯粹的市场化解决方案产生的高额治疗费用将要摊在患者身上，使其不堪重负；更重要的是，由于政府对带有公共产品性质的医疗服务支持不足，在纯市场条件下很难激励对基础医学和疾病防控技术上的创新，也会造成传染病防治等公共产品的短缺。

（二）不完全竞争市场

只有保持充分的竞争，市场机制才能有效地发挥作用，但激烈的市场竞争所导致的优胜劣汰过程，必定引起生产要素的集中，而生产集中达到一定程度必然会走向垄断。现实的市场不是完全竞争的市场，使市场的作用离开最优状态，因此发生市场失灵。市场化改革本来是让患者有更多的选择，又能降低医疗费用，但目前带来的只是医疗费用的上涨。

（三）市场自身不完善

市场在运行过程中发生功能障碍，如信息不对称、垄断、不正当竞争和通货膨胀等。国家控制医疗价格和医疗供给的情形，又会推动非价格配给制出现，届时医疗问题就转化为排队问题，全民免费医疗服务不仅会造成医疗资源的过度消耗，也可能造成"有病要排队等死"的怪现象。

二、医疗卫生市场失灵表现

（一）道德风险的产生

医疗卫生市场中，医疗机构和患者之间、患者和保险机构之间都会出现道德风险（moral hazard）。医患双方的信息不对称将导致医疗机构的过度供给和诱导需求。医疗卫生服务中的诱导需求是指医疗机构从自身利益出发，为了实现收益的最大化而故意为患者提供更多的医疗卫生服务，比如增加不必要的检查项目、过度使用进口的医疗器材等；而患者作为缺乏信息的一方，完全处于被动的地位，只能把自己的权利全部让渡给医师，依靠医师为自己做出决定。因此，医疗供给的道德风险无限大，患者因道德风险受到的损失同样无限大。患者和保险机构之间的信息不对称导致患者在保险机构投保后，对医疗卫生服务有过度的需求，从而引发患者的道德风险，一方面保险机构的担保改变了投保人的行为，特别是近些年商业健康保险盛行，人们可能不再特别关注自身的健康状况，在医疗卫生服务上大多有过度消费的倾向；另一方面患者在医疗机构接受治疗时，由于有保险机构付费，就不再考虑个人健康收益最大化和健康成本最小化，反而倾向于与医疗机构合谋，进行过度消费，甚至出现"一人保险、全家受益"。

（二）市场垄断的形成

垄断的存在会大大降低市场配置资源的效率，使整个经济处于低效率之中。如前所述，在医疗卫生领域由于供需双方信息的不对称、医疗卫生服务关系人的健康甚至生命，因而医疗卫生服务的需求者总是处于被动地位，供方处于主导地位，造成供需双方的不平等竞争，形成垄断；另外，医疗卫生领域的法律限制、技术权威都导致医疗卫生领域垄断的存在。具体来说，从技术上，医疗行业的技术复杂并具有高度的专业性；在从事医疗行业的准入门槛上，政府对从事该行业有严格的要求和规制；从医疗机构上，公立医院占据主体，其中一些医院在政府的扶持下形成了持久和强大的垄断优势。

（三）公共产品供给不足

医疗卫生服务大部分是公共产品或准公共产品，更注重社会效益，不以营利为目的。因此，如果完全让经济利益去驱动卫生服务的发展，在不可能获得平均利润和存在投资风险的情况下，就会趋于萎缩，难以为继。在医疗卫生服务市场中，医师是消费者的代理人，而医院常常具有地方垄断性，那么就可能利用这种垄断的市场支配力量来获取超额利润，这时的医疗卫生服务市场失去了解决健康问题的作用。同时在医疗卫生服务领域，许多产品和服务[如严重急性呼吸综合征（SARS）的防治、免疫接种、健康教育等]都是公共物品或半公共物品，大量的产品和服务都有明显的外部性。然而除政府以外不会有私人厂商提供公共产品，即自由竞争市场体系将导致医疗卫生资源的无效配置；处于医疗卫生市场中的患者，疾病的发生是不确定的，诊断和治疗过程也是不确定的，治疗后的结果也不确定，导致医疗卫生市场与完全竞争市场偏离。

（四）市场调节带来的不公平问题

市场运行机制不能解决贫富悬殊、不能兼顾公平和效率。在资源配置与收入分配上，公平与效率是一个两难的选择。市场竞争的必然结果是两极分化，带来收入分配的不公平。

在1978年阿拉木图宣言提出了"人人享有健康的权利"的全球战略目标，每个人都有获得基本医疗卫生服务的权利。然而，没有管制的医疗卫生市场是以支付能力和支付意愿为基础来配置资源的。由于人们的收入水平、支付能力的差异，导致医疗卫生服务的利用、健康水平等方面的不公平性，尤其是贫困人口、脆弱人群的基本医疗卫生服务的需要难以得到保障；在医疗保险市场，则会出现医疗保险机构的"风险选择"和"撇奶油"现象，将一些支付能力弱、健康水平差的居民排斥在保险体系外。

三、医疗卫生市场失灵影响

（一）市场机制不能解决宏观总量的平衡问题

自从凯恩斯的理论提出之后，现代经济学家普遍认为，仅仅通过自由市场机制的自动反应不能实现市场总需求与总供给的均衡。在医疗卫生领域，不能指望依靠市场机制就能够实现医疗资源的拥有量与医疗卫生服务总需求之间的总体平衡。这个总体平衡只有依靠政府制订区域卫生规划、由政府业务主管部门实行全行业系统管理来加以实现。

（二）市场机制不能解决长期发展问题

市场机制不能解决国民经济长期发展问题，卫生服务领域也是如此。医疗卫生领域的许多问题属于科学研究，如果单纯依靠市场机制，医学科学的进步和技术的使用就会受到很大的限制。所以政府必须承担中长期卫生规划的任务。这个计划可以通过信息预报、项目预算、行业管理、立法控制、价格引导、实现区域性卫生规划等方式来实现。

（三）市场机制很难进行产业结构的调整

市场机制不利于产业结构的调整，特别是不利于社会基础设施建设，不利于公共部门的发展，不利于文化教育卫生事业的发展，不利于产业结构的高级化。因此，现代市场经济国家都是依靠政府部门促进有关行业的发展，其中包括健康保障与卫生保健事业的发展。

（四）市场调节会使收入分配不公平

市场调节会使收入分配不公平，这是市场机制作用的必然结果。因为在市场经济条件下，分配就是以不公平为前提的，市场竞争会导致享受医疗卫生服务的机会不平等，进而产生收入不平等的恶性循环。医疗卫生服务市场是以支付意愿和能力为基础配置卫生资源的，医疗卫生服务的分配取决于消费者的收入水平，高收入者具有高购买力且对医疗服务质量有较高要求。然而卫生保健是以公平原则占主导地位的保障服务，对于一些贫困人口、低收入者或是老年人、丧失劳动能力的患者等这些脆弱人群的基本医疗卫生服务需要，市场机制是无法调节的。

（五）市场机制难以调节公共资源的有效利用

市场机制不能正确调节公共商品与劳务的生产和公共资源的有效利用。市场经济学认为，市场机制不适用于公共产品的生产，不可能使社会的公共产品达到最佳状态。公共产品不具有排他性和竞争性，造成人们倾向于对公共产品免费享受的"搭便车"效应，导致公共产品的"需求不足"，在医疗卫生市场上，表现为个人不愿购买健康教育等公共产品。

市场机制无法调节自然垄断部门的发展，在医疗卫生领域也是如此。目前在我国的医疗卫生市场上大部分医院属于公立性质，享受国家财政补贴及政策优惠，在一定程度上来说处于垄断地位，使得私立医院很难进入市场，即使进入也很难生存。

综上所述，医疗卫生领域存在大量、普遍、严重的市场失灵，在许多情况下是无法克服的，因此，无法完全依靠市场机制实现医疗资源的最优配置，政府的有效干预和积极介入是任何一个国家的医疗卫生服务事业有效发展运行的重要前提。学界将医疗卫生服务分为3个层次：一是公共卫生服务，属于典型的公共产品；二是基本医疗服务，包括各种常见病、多发病的诊断和治疗；三是特需医疗服务，即超出基本医疗范围的更高层次的医疗服务。对于公共卫生服务市场，不宜实行市场化、商品化，可以开展部分有偿服务，在服务内容、收费标准、组织形式、收入的使用与分配等方面，政府要严格进行管理。对于基本医疗服务市场，要求政府在正确认识市场运行调节的基础上，搞好对医疗卫生市场的计划、规划、调控、监督和管理。对于特需医疗服务市场，原则上是放开价格，由市场调节，但在特需医疗服务市场的界定和实施范围、收费标准、质量控制等方面，要实行政府管理，使之有章可循。总之，对整个医疗服务部门而言，运行机制应该是以政府调控为主，市场调节为辅，两者之间具有互补性，但不存在替代性。

第四节　医疗卫生市场政府作用

一、医疗卫生市场政府干预理论

当医疗卫生市场出现失灵时,医疗卫生领域不能单独依靠市场机制的作用,必须加强政府的干预,政府应该发挥作用来填补那些由于市场机制无法发挥作用所导致的空白,纠正那些由于市场失灵所导致的失误,以达到通过合理配置医疗卫生资源为社会提供公平有效的卫生服务的目的。

政府干预可以纠正卫生服务产品外部性所导致的市场失灵。医疗卫生服务的重要特征之一就是它的外部性,外部性是生产或消费一种产品或服务时对第三方产生的影响。如果这种影响是不利的,称为外部成本;如果这种影响是有利的,则称为外部收益。当存在外部性时,价格机制往往难以实现资源的有效配置。由于个人收益小于社会收益,导致市场提供的服务数量偏低,因而我们会想到通过政府对提供者进行补贴干预。此外,也可以由政府直接组织生产,相当于政府收购或兼并私人提供者,从而实现社会最优资源配置。

在供方垄断的医疗服务市场中,医疗费用的迅速上涨是必然结果,大大超过了经济发展水平,这相对于中国的社会经济发展水平来说,同样是一个沉重的负担。医疗卫生服务市场中垄断因素的存在赋予了医疗卫生服务供给者决定价格和质量的能力,市场机制自发决定的医疗卫生服务价格会处于相对较高的水平,或医疗卫生服务质量处于较低的水平。政府部门应从保护患者的权益免受垄断性医疗卫生服务供给者侵害的角度出发,对医疗卫生服务的价格质量实施一定程度的规制,保证消费者以相对合理的价格得到相应数量和质量的医疗卫生服务。

政府对医疗卫生服务市场行为的基本作用就是调控,是一种以市场调节为基础的宏观调控。这种调控是通过卫生机构的设置、卫生政策的制定、卫生体制的改革、卫生监督执法和评价等方面来保护和利用医疗卫生资源,改善经济环境,规划治理医疗卫生服务市场,促进卫生事业发展。

政府干预的目标是兼顾公平与效率。政府首先要保证公平,实现医疗卫生服务在贫困群体与富裕群体之间的平衡;在维护公平的前提下,应采取措施克服市场失灵,提高医疗卫生市场的运行效率。提高效率必然要引入市场竞争,而引入市场竞争必然会使一部分人群的利益受损,影响到卫生服务的公平性。那么,如何引入以及在多大程度上引入市场竞争,才能最大程度地维护公平性便成为关键问题。因此,政府干预要与市场机制有机结合,以期实现兼顾公平与效率的目标。

二、医疗卫生市场政府作用形式

政府对医疗卫生市场失灵的具体作用形式主要包括医疗规制、供给能力控制、政府购买卫生服务、转移支付等。

(一)医疗规制

政府为维护和达到特定的公共利益所进行的管理和制约,在医疗卫生市场通过制定规则和实施管制,影响医疗资源的分配、服务质量和评估、药品器械质量和定价等。其内容主要包括准入规制、价格规制、质量规制和信息规制等。

1. **准入规制**　准入规制是政府对医疗提供方和医疗机构是否具备进入医疗卫生行业所拥有的资质进行审核的一种规制,是指医疗提供方和医疗机构进入医疗卫生市场需要达到的条件或标准以及进入市场后需要遵守的相关规范,以确保医疗卫生服务的稳定供应,避免出现重复建设、浪费资源或垄断状况。进入标准由政府相关规制部门按照行业标准设定。

2. **价格规制**　价格规制是政府从资源有效配置和服务的公平供给出发,运用非市场的方法,确定医疗服务机构的产品或服务价格标准,并对个人或保险机构支付给医疗机构的费用进行调节与控制。具体包含两方面的内涵：一是指对价格形成及其运行的管制；二是指对价格行为主体的价格行为的管制。

3. 质量规制　质量规制是政府通过规定医疗卫生行业硬件设施、医务人员受教育程度或技术水平掌握程度、医疗卫生服务质量以及监督管理的方式，保障并改进医疗卫生服务市场中医疗卫生服务及其供给者质量的规制内容。如为防止不必要的医疗服务供给以及大型设备过度投资而建立医院投资审核制度，为提升最低服务质量标准实行医疗机构执业管理条例。

4. 信息规制　信息规制是政府利用公共权力，采取各种政策措施以缓解医疗卫生市场中的信息不对称问题，使市场主体处在平等的地位上，以维护公平。政府可以建立卫生服务信息发布制度，定期向社会公布医院的医疗质量、费用水平和医疗缺陷指标，提高医疗透明度，使价格弹性发挥导医作用，降低患者择医的边际成本，并形成医院降低服务成本的社会倒逼机制。

政府应加强卫生监管和执法职能。市场经济也是法制经济，执法主体必须由政府来承担。在医疗服务领域，政府要依法保护人群所享有的各项正当健康权益，监督监控医疗服务质量和价格，披露有关服务信息，纠正医患双方的信息不对称，制止垄断、倾销和价格欺诈等不正当竞争行为，维护居民的健康权利。对于不符合质量要求的医疗服务提供者要坚决予以取缔，对造成健康危害的情况要进行处罚。

（二）供给能力控制

在公共卫生产品的供求失衡时，即有限的公共卫生资源没有得到有效合理的配置，公共卫生产品的供给与需求之间失去平衡的情况下，政府通过法律、行政或市场调节的手段，对公共卫生资源的供方进行调控，使得公共卫生产品的供求达到平衡的状态，称之为供给能力控制（supply capacity regulation）。对公共卫生和基本医疗的产品供给，政府一般通过"直接或间接提供""补贴"以及"规制"等手段进行干预，使基本医疗卫生的规模和质量达到预定目标。

（三）政府购买卫生服务

政府购买卫生服务（government purchasing of health services）是指政府将原来由政府直接举办的、生产的服务交给有资质的市场、社会组织来完成，并根据其提供服务的数量和质量，按照一定的标准进行绩效考核后支付费用的公共服务提供模式。其主要有 3 种形式：一是政府对医疗机构的补贴或全额买单来购买基本医疗服务；二是保险补贴或保险帮付来购买基本医疗保险；三是通过对基本医疗保险机构的政策控制或财政投入形式来实现基本医疗服务的第三方购买。

（四）转移支付

转移支付（transfer payments）指政府通过收入再分配，以现金或实物的方式对特定人群提供免费就医。政府为组织和建立基本社会医疗保障制度而承担筹资者角色，通过财政转移支付，扩大医疗保险制度覆盖面和医疗救助人群，改善居民对基本医疗服务的可及性，缩小因贫富不均形成的健康差异和享受基本公共卫生服务水平的差距，进而提高全民健康水平。

三、医疗卫生市场政府失灵与矫正

政府失灵是政府为弥补卫生服务市场失灵而对经济、社会生活进行干预的过程中，由于政府行为自身的局限性和其他客观因素的制约而产生的新的缺陷，进而无法使社会卫生资源配置效率达到最佳的情形。政府失灵一方面表现为政府的无效干预，即政府宏观调控的范围和力度不足，不能够弥补"市场失灵"和"公益失灵"，也不能维持市场机制和公益机制正常运行的合理需要。另一方面则表现为政府的过度干预，即政府干预的范围和力度超过了弥补"市场失灵"和"公益失灵"的正常需要，或干预的方向不对路，形式选择失当，比如不合理的限制性规章制度过多、过细，政府直接供给的比重过大；对各种政策工具选择及搭配不适当，过多地运用行政指令性手段干预市场和第三部门内部运行秩序，结果非但不能纠正市场和公益失灵，反而抑制了市场机制和公益机制的正常运作。

（一）政府失灵的原因

1. 政府决策能力问题　市场决策是以私人物品为对象，并通过竞争性的经济市场来实现；而政府决策则是以公共物品为对象，并通过政府来实现。在政府决策过程中存在许多困难和障碍，导致政府决策的失误。具体来说，导致政府决策失误的主要原因有以下几种。

（1）信息的有限性：影响政府决策能力最主要的是信息。正确的决策必须以充分可靠的信息为依据，现代市场经济活动复杂多变，增加了政府对信息的掌握和处理的难度。医疗卫生行业信息不对称广泛存在于患者、医师和政府管理部门之间，而作为占据信息优势的医疗机构和医师出于利益动机，竭尽全力保留自身的信息优势，有限理性导致政府的干预、调控能力有限。

（2）公共决策的局限性：在医疗卫生市场中，所谓的公共决策是国家或政府部门为医疗卫生市场中公共物品的生产与供应，为干预医疗卫生行为而做出的决策。政府主要是通过政府决策（即制定和实施公共政策与卫生政策）的方式去弥补市场的缺陷，因此，政府失效通常表现为政府决策的失效。它包含以下3方面：第一，政府决策没有达到预期的社会公共卫生目标；第二，政府决策虽然达到了预期的社会公共卫生目标，但成本（包括直接成本和机会成本）大于收益；第三，政府决策虽然达到了预期的社会公共卫生目标，而且收益也大于成本，但带来了严重的负面效应。

（3）政府的公信力不强：政府的公信力不强，致使公共政策执行效率降低。公信力是公共政策的基础和灵魂，政府公信力在复杂多变和充满风险的市场环境中是一种确定性的力量，有助于降低风险和交易成本，提高效率。政府公信力受到质疑有客观方面原因，许多政府行动的后果极为复杂、难以预测和控制，弥补市场缺陷的措施本身可能产生无法预料的副作用，使公共政策受到怀疑，如理性预期导致的干预政策失效，甚至帮倒忙。政府公信力降低更主要的是主观因素造成的，如朝令夕改、寻租、与民争利、缺乏民主、不依法行政，以及为民众提供公共物品能力和效率低下，使得公共政策得不到民众信任，妨碍公众与政府的合作效率，增加整个社会的交易成本，导致政府公共政策效率低下。

2. 决策实施过程的不确定性　决策过程不确定性的原因在于其他人或市场对于卫生行业产出作如何反应是不确定的。产出不确定性主要是由于我们的知识和信息不完全而产生的，例如，大部分人对于卫生行业的知识和信息是缺乏与不充分的。理论上，要是能获得自然状态的完全信息，并且能在短时间内处理这些信息，我们就可以做出正确判断，完全消除这类不确定性。但事实上，我们永远也不可能掌握完全的市场信息及相关知识。因此，这种不确定性是永远存在的。

3. 政府官僚主义和低效率　官僚主义的产生和发展导致的低效率是众所周知的，政府的过度膨胀和低效率是难以避免的，原因有以下几点。

（1）政府官员追求政府规模的最大化：政府官员的名誉、地位、权力和酬金往往与其所在政府机构的规模大小成正比。而作为经济人的政府官员为了提高自己的社会地位和知名度、为了拥有更大的权力、获得更高的酬金，会设法扩大政府机构，争取更多的职能和预算。政府官员及政府本身的利益使政府自身具有不断扩张和膨胀的本性。庞大的不断膨胀的政府机构层次繁多，冗员太多，人浮于事，导致公共产品供给的低效率。随着社会对公共产品日益增长的需求，极易导致政府干预职能扩展和强化及其机构和人员的增长。

（2）政府官员的行为不受产权的约束和利润的支配：由于私有产权的约束，私人的消费或投资决策要受到预算线（budget constraint）的限制。但是对于政府官员来说，这样的产权约束不存在，政府消费或投资的额度几乎不受限制。公共物品的成本和收益难以测定，政府官员不能将利润据为己有，他们的收益与政府的预算成正比，而不是与工作效率成正比。所以政府官员通常追求政府规模最大化，以此增加自己的升迁机会，扩大自己的势力范围。追求利润最大化、成本最小化和高效率显然不是政府官员的目标。

（3）政府机构的高度垄断性：政府是各种公共卫生资源的垄断供给者，缺乏竞争。政府机构可以利用自身的垄断地位，隐瞒有关公共卫生资源的实际成本，这样可能导致政府机构的过度膨胀和预算规模的不合理扩大,并会造成公共卫生资源的提供和使用效率低下。由于缺乏竞争对手,就可能导致政府部门过分投资,由此而造成越来越大的预算规模和财政赤字,成为政府干预的昂贵成本。当政策运行的直接成本和机会成本大于政策实施所带给社会的收益时,就会导致政策失效。此外,政府干预越多,官员就越有机会追求自身利益。这在一定程度上鼓励了政府部门对公共卫生资源的供给超出社会卫生资源最优配置所需数量,结果造成政府的过度干预,导致资源浪费呈上升趋势。

(4)缺乏对政府官员的有效监督:在现代政府管理体制中,尤其是在委托制的制度中,由于监督者行使监督职能的信息是由被监督者提供的,作为监督者的公民往往成了被监督者,受到政府官员的操纵,而政府官员的地位可以使他们制定某些有利于自身利益而不利于公共利益的政策。缺乏对政府、官员严格和科学的制约、监督和考核机制。从理论上讲,政府、官员必须服从民众的监督以保证政府部门运行的效率,切实为民众服务。但在现实中,这种监督因为多重委托代理制度的缺陷和信息的不完备而效力有限甚至无效。

(5)公共机构的低效率:由于缺乏竞争和追求利润的动机,利润的作用变得非常虚幻,以致在公共机构就会产生低效率。垄断使得公众的群体效应失去作用,即使公共机构在低效率操作下运转也能生存下去,因为政府垄断公共物品的供应,消费者就不可能通过选择另外供应者以表示其不满,只能预期一种新制度的安排与供给。

4. 政府决策行为偏移　政策执行是政策过程的中介环节,是将政策目标转化为政策现实的唯一途径。一般认为政府是无私的,代表的是全社会的利益,但是政府中的政策制定者只是少数人,他们在决策时代表的是自己所在利益集团的利益。即使通过选举产生的政策制定者,也往往服务于特定的利益集团,他们制定政策(卫生政策)的目标并不是"利他",而是更多的"选票"和自身的利益。地方政府的决策行为常常因为这些利益集团的影响而发生偏移,比如说,在地区内占有重要地位的医院对当地卫生行政部门的影响。

5. 分配不公平　政府干预目的之一是克服市场分配的不公平性,然而政府干预本身也可能产生权力集中与资源配置的不公平。这是因为任何一种政府干预,都是一部分人的权力强加到其他人头上,总是有意地将权力或者资源交给一些人而不给另一些人。由于权力或资源的分配不公,不可避免地会出现"寻租"现象,造成卫生资源配置的扭曲,阻碍了更有效的提供卫生服务的方式,并耗费社会经济等资源,造成社会福利损失,从而导致经济资源转移,造成政府失灵。以药品监督管理部门为例,对药品行业的政府监管,应该维护市场秩序、纠正市场失灵,但药品监管体制不但未能有效治理市场失灵,反而因为寻租行为和监管权力的恶性扩张导致了更严重的市场失灵。

(二)政府失灵的矫正

1. 确立政府干预原则　为了减轻或避免政府失效,必须确定政府干预或调控经济的宗旨。对此,可以借鉴世界银行在1991年以政府和市场关系为主题的世界发展报告中提出的所谓"友善于市场的发展战略"。这一战略提出:"经济理论和实际经济都表明,干预只有在对市场能产生'友善'作用的情况下才可能是有益的。"而对市场"友善"的干预应遵循以下3个原则。

(1)不作主动干预:除非干预能产生更明显的良好效果,否则就让市场自行运转。

(2)把干预持续地置于国际和国内市场的制约之下:确保干预不致造成相关价格的过度扭曲,如果市场显示出干预有误,则应取消干预。

(3)公开干预:使干预简单明了,把干预置于制度的规范约束下,而不是由某些个人、官员的好恶或判断来左右。美国奥巴马政府的医疗改革法案也为中国确立政府干预原则提供了宝贵经验。

在中国新医改的伊始,在《中共中央　国务院关于深化医药卫生体制改革的意见》中明确指出新医改的原则:坚持以人为本,把维护人民健康权益放在第一位;坚持立足国情,建立中国特色医药卫生体制；坚持公平与效率统一，政府主导与发挥市场机制作用相结合；坚持统筹兼顾，把解决当前突出问题与完善制度体系结合起来，强调对卫生事业公益性和政府主导作用的同时，没有简单否定市场的作用。

2. 引入竞争，打破垄断　在政府各个官僚部门之间引入竞争，既可以提高政府提供物品与服务的效率和质量，又可以控制政府机构和预算规模的扩大。20世纪90年代以来，美国陆续将一部分政府内部的环保、卫生、保安等工作出租给私营部门管理；英国甚至设立了一座私人监狱来从事犯人的监管和改造工作。

目前我国公众卫生服务需求增加而卫生资源有限，引入健康而适度的竞争，在医疗服务、药品、医疗器械领域逐步形成与市场兼容的供给机制，引导基于健康结果的价值竞争，有利于促进卫生领域的质量和效率、降低成本，促进患者获得更好的治疗。例如，可参考私营部门的奖惩机制，根据工作绩效为政府工作人员设定额外的"奖励"；政府通过购买服务和产品的方式，依靠市场机制调节社会所需的公共卫生服务和产品供给。

3. 加强政府法治、规则及监督制度建设，使政府行为法治化　公共选择理论强调立宪改革，注重宪法、法律、规则的建设，尤其是公共决策规则的改革。在大力加强社会主义法制建设的过程中，尤其要注意把行政决策行为、执行行为、监督行为纳入法制化的轨道中去，并通过制定各种科学严密的行政规则、市场规则、社会规则来保证政府行为的合法化和高效率。

首先，通过立法来建立政府政策制定的规则和约束制度，使政府方案更合理，减少或避免公共决策的失误。其次，通过立法来严格划定政府活动的范围，使政府只能采取合理和适度的方式来干预调节经济。政府干预经济的活动方式，决不能简单地替代或否定市场机制的作用，而是要尽可能发挥市场机制的作用，并要始终保持与市场机制作用相一致的原则。再次，通过立法对政府在财政预算及公共支出方面加以约束，建立平衡预算、税制选择、税收支出的限制措施来约束政府的财政预算及公共支出方面的特权，以规范政府的行为，抑制政府的扩张。

4. 建立有效的事前事后监督与约束机制　保障医疗卫生市场政府干预的有效性，建立积极有效的监督机制是十分必要的。从外部看，社会监督与约束包括公众监督与约束、新闻媒介、舆论的监督与约束以及社会组织的监督与约束，譬如充分培育和发展民间协会、中介组织等社会团体组织。从内部看，主要是政府机构由上至下的纵向监督与约束和同级机构之间的横向监督与约束，如食品药品监督管理局等部门。实现有效的监督与约束，一个重要前提是确定政府投入产出效率标准。投入由政府预算表现，政府的非市场行为使产出度量很困难。因此，最有效的方式只有对政府预算进行监督与约束，通过遏制政府预算增长，防止政府机构膨胀扩张，以及由此造成的低效率。

5. 建立适宜的卫生意愿机制　政府决策应使公共物品、法规和政策体现人民的利益和要求，同时应顺应人民的意愿。因此，良好的政府决策仅凭各级干部的优秀才智是不够的，应有一套由下而上、及时进行传达人民利益和要求的卫生意愿机制。

（江启成）

 思考题

1. 医疗卫生市场的基本特征是什么？
2. 医疗卫生市场失灵有何表现和影响？
3. 医疗卫生市场供需方外部性如何影响卫生资源配置？
4. 医疗卫生市场政府干预形式有哪些？

| 第五章 | 健 康 产 业

 本章要点

1. **掌握** 健康产业和产业经济学的定义；医疗卫生服务业、我国社会办医的定义；健康养老服务内涵；健康管理服务内涵。

2. **熟悉** 国内外社会办医发展模式；健康产业和健康事业的不同分类；健康促进服务分类；健康管理服务与医学服务的区别；医药制造业分类，医疗仪器设备及器械制造业分类；与健康产业新业态相关的概念。

3. **了解** 我国医药制造业发展特征与产业政策；我国社会办医政策与监管框架；我国医药制造业发展特征与产业政策；我国医疗仪器设备及器械制造业发展特征；我国健康产业新业态发展状况。

第一节 健康产业概述

一、产业经济学

（一）产业的概念

产业经济学的研究对象主要是产业，是指具有某种同类属性的经济活动的集合。具有某种同类属性是产业最基本的特征，也是产业分类的基准，产业就是产业经济学的研究对象。具体来说，包括产业自身、产业与产业之间、产业内部各企业之间的经济规律。

（二）产业经济学的研究对象

众所周知，现代西方经济学主要由微观经济学和宏观经济学构成。微观经济学以价格理论为核心，研究单个经济主体（企业、家庭）在市场上的行为规律。其特点是个量分析，考察对企业如何利用有限的资源，决定生产什么、如何生产和为谁生产的决策，以求利润最大化；考察消费者或家庭如何将有限的收入在各种商品和劳务的消费之间适当分配，以求效用最大化。

微观经济学通常分析竞争、垄断等市场结构，产业组织理论主要研究寡占市场问题，分析寡头行为，更加贴近现实。微观经济学中企业被看做"黑箱"——输入生产要素，输出产品。而产业经济学中企业是具体的、有生命的法律实体，产业经济不仅研究企业行为、企业与政府和其他企业的关系，而且打开"黑箱"，研究企业的组织结构和资源配置效率等，对企业实践具有更强的指导意义。和微观经济学相比，产业经济学更关注政府的政策问题，并将其作为根本的问题来研究。

宏观经济学以国民收入理论为核心，其研究对象是国民经济的总体运动规律，其主要研究内容是：分析国民收入、国民生产总值、总投资、总消费，进出口、外汇收支等总量的变化及其协调关系；分析国民收入支出与国民收入来源之间的均衡状况以及由于不均衡所产生的通货膨胀、失业等问题。

宏观经济学只研究国民经济总量,只分析社会再生产过程的最终产品的总和及其运动,而中间产品的生产与交换关系,即产业之间的关系却被抽象掉了。产业经济学以产业这一子集合为研究对象,研究这一子集合的基本特征、企业间的现实竞争关系以及不同子集合之间的相互关系,覆盖了被宏观经济学和微观经济学忽略的领域,可以说是介于微观经济学和宏观经济学的中观经济学。

(三)产业经济学的内容体系

1. 产业组织　产业组织理论是产业经济学的微观领域,也是产业经济学的主要内容。产业组织理论主要研究生产同类或有密切替代关系的产品、服务的企业组成的产业,分析市场和产业的运行,尤其是企业之间的竞争和合作行为。随着市场和技术的发展,市场逐渐趋于寡占结构,企业间基于策略互动的竞争行为日益成为产业组织的核心内容。

2. 产业结构　产业结构理论是产业经济学的宏观领域,主要研究产业间的相互联系与联系方式。产业结构及其演化规律反映经济发展过程中产业间的资源占有关系,体现了资源在产业间配置的基本状况和变动趋势,也是制定促进产业发展和经济增长政策的理论依据。

3. 产业关联　产业关联理论是产业经济学的中观领域,主要研究不同产业之间的投入品和产出品相互运动形成的实物或价值形态的技术经济联系。产业关联理论运用较为细致的产业分类和数量分析方法,可以精确、量化地研究产业之间的相互依存关系,能很好地反映各产业的中间投入和中间需求。

4. 产业空间理论　产业空间理论主要研究地区产业结构的合理化问题,即根据不同地区的资源优势和产业特征,在一定地区(甚至全国)范围内实行合理的产业布局,使各地区的资源得到充分、有效的利用。

5. 产业政策　从实用意义上说,产业经济学的研究是以支持政府制定科学的产业政策为导向的。因此,产业政策理论不仅研究产业政策本身的制定、实施、修正和效果的科学性,而且研究根据特定产业的现状,如何制定合理的产业组织政策和产业结构政策,在产业内形成规模经济与竞争活力兼容的有效竞争格局,促使产业之间协调发展,不断实现产业结构优化。

二、健康产业的内涵

(一)健康产业的定义与内涵

国家统计局2019年4月9日发布的《健康产业统计分类(2019)》将健康产业定义为以医疗卫生和生物技术、生命科学为基础,以维护、改善和促进人民群众健康为目的,为社会公众提供与健康直接或密切相关的产品(货物和服务)的生产活动集合。首次提出了健康产业的内涵与范围:"健康产业是指以医疗卫生和生物技术、生命科学为基础,以维护、改善和促进人民群众健康为目的,为社会公众提供与健康直接或密切相关的产品(货物和服务)的生产活动集合。"

(二)健康产业统计分类

《健康产业统计分类(2019)》将健康产业范围确定为医疗卫生服务,健康事务、健康环境管理与科研技术服务,健康人才教育与健康知识普及,健康促进服务,健康保障与金融服务,智慧健康技术服务,药品及其他健康产品流通服务,其他与健康相关服务,医药制造,医疗仪器设备及器械制造,健康用品、器材与智能设备制造,医疗卫生机构设施建设,中药材种植、养殖和采集等13个大类,并将13个大类进一步细分为58个中类,92个小类(表5-1)。

表 5-1　健康产业统计分类表

序号	大类	中类
1	医疗卫生服务 (共4项中类)	治疗服务、康复和护理服务、独立医疗辅助性服务、公共卫生服务

续表

序号	大类	中类
2	健康事务、健康环境管理与科研技术服务 （共3项中类）	政府、社会组织和园区健康事务管理服务，健康环境管理服务，健康科学研究和技术服务
3	健康人才教育与健康知识普及 （共2项中类）	健康人才教育培训、健康知识普及
4	健康促进服务 （共5项中类）	体育运动服务、健康旅游服务、养生保健服务、母婴健康照料服务、健康养老与长期养护服务
5	健康保障与金融服务 （共3项中类）	健康保险服务、健康保障服务、健康基金和投资管理服务
6	智慧健康技术服务 （共4项中类）	互联网＋健康服务平台、健康大数据与云计算服务、物联网健康技术服务、其他智慧健康技术服务
7	药品及其他健康产品流通服务 （共4项中类）	药品及其他健康产品批发、药品及其他健康产品零售、健康设备和用品租赁服务、药品及其他健康产品仓储和配送
8	其他与健康相关服务 （共3项中类）	健康法律服务、医疗仪器设备及器械专业修理服务、其他未列明与健康相关服务
9	医药制造 （共8项中类）	化学药品原料药制造、化学药品制剂制造、中药饮片加工、中成药生产、生物药品制品制造、卫生材料及医药用品制造、药用辅料及包装材料制造、制药设备制造
10	医疗仪器设备及器械制造 （共8项中类）	医疗诊断、监护及治疗设备制造，口腔科用设备及器具制造，医疗实验室及医用消毒设备和器具制造，医疗及外科用器械制造，机械治疗及病房护理设备制造，康复辅具制造，眼镜制造，其他医疗设备及器械制造
11	健康用品、器材与智能设备制造 （共9项中类）	营养、保健品和医学护肤品制造，健身用品与器材制造，家用美容和保健护理电器具制造，医用橡胶制品制造，医疗卫生用玻璃仪器制造，口腔清洁用品制造，医学生产用信息化学品制造，环境处理专用药剂材料和设备制造，健康智能设备制造
12	医疗卫生机构设施建设 （共3项中类）	医疗卫生机构房屋建设、医疗卫生机构建筑安装、医疗卫生设施建筑装饰装修
13	中药材种植、养殖和采集 （共2项中类）	动植物中药材种植、养殖和采集，非动植物中药材采选

资料来源：国家统计局. 健康产业统计分类（2019）.（2019-04-09）. http://www.stats.gov.cn/tjgz/tzgb/201904/t20190409_1658560.html.

三、健康产业与健康事业的区别

（一）健康产业与健康事业的定义和内涵

科学界定健康产业的边界和分类是大力发展健康产业的基石，根据《国民经济行业分类》（GB/T 4754—2017），行业（或产业）是指从事相同性质的经济活动的所有单位的集合。基于国家统计局《健康产业统计分类（2019）》提出的定义和内涵，广义的健康产业是健康行业的概念，是国民经济按某一标准划分的部分，既包括公益性单位，也包括营利性单位，具有公共服务的行业特征。而狭义的健康产业则是与公益性健康事业相对应的概念，主要强调其经济性质，是指以获取利润为目的，从事健康产品生产经营、服务提供和信息传播活动的自主经营、独立核算的经济单位的集合。从《"健康中国2030"规划纲要》"发展健康产业"提出的各项任务看，健康产业则在满足群众非基本健康需求的同时谋求利润，以营利性商业性机构为主体，自主经营、独立核算，强调经营性和营利性，属于市场活动范畴，发挥市场机制作用，主要针对的是公益性健康事业之外的非公共服务类部分。

健康事业也有广义和狭义的区分。广义的健康事业，是指国家和社会为增进人民健康、防治

Note

疾病所采取的各项举措的所有政策。狭义的健康事业,是指为社会公益目的而进行健康产品生产经营、服务提供和信息传播等活动的集合。基本医疗卫生事业是健康事业的主体部分,以不营利满足公共利益最大化为终极目标,主要是指保证公众公平与公正地获得基本医疗卫生服务的机会,要求基本医疗卫生服务具有服务的可及性和费用的可负担性,相应地,要求服务提供机构为非营利性,即不以经济效益为目的。因此,基本医疗卫生事业的范围既包括主要提供基本医疗卫生服务的公立医疗卫生机构,也包括不以营利为目的、提供基本医疗卫生服务的非营利性医疗卫生机构。

因此,健康事业与健康产业的范围也不是一成不变的。从两者关系看,健康产业与健康事业既对立又统一,在内容上相互渗透、相互包含,在功能上相辅相成、相互促进,在一定条件下相互转化,共同构成我国健康领域发展的一体两翼。

(二)健康产业的双重属性

从提供的产品和服务看,健康产业面向全人群,包括预防、治疗、康复、健康促进等全方位服务。健康产品和服务包括公共物品、准公共物品、私人物品等多个类别,既具有很强的社会福利属性,也具有产业经济的一般属性。因此,健康产业具有维护健康和发展经济的二重性,由此决定了其生产目的的二重性——根本目的是维护人民健康,重要目的是扩大就业和促进经济增长。发展经济是健康产业的自然属性,而维护健康是健康产业的社会属性,也是健康产业区别于其他产业的本质属性。《国务院关于促进健康服务业发展的若干意见》也明确指出"健康服务业以维护和促进人民群众身心健康为目标",要求"把提升全民健康素质和水平作为健康服务业发展的根本出发点、落脚点"。因此,健康产业的核心属性是增进健康水平,进而为经济发展提供人力资本的动力源泉。

(三)健康产业的社会效益与经济效益

健康产业双重属性决定了健康产品和服务既要注重经济效益又要兼顾社会效益。从生产的角度看,健康产业是进行健康产品和服务生产与运营的行业,因此必须符合健康领域的一般规律和特殊特征,以社会效益为最高原则;同时,作为一种现代产业形态,健康产业又要以产业化方式来发展,以市场化方式来运作,因此必须遵循追求利润的市场经济法则。健康产业的社会效益与经济效益同样是辩证统一的关系。只有不断满足群众健康需求、持续提升健康水平,不断实现和提升产业的社会效益,健康产业产品和服务的价值才能通过价格来实现其经济效益,产业才能可持续发展。但是,如果没有合理的经济效益为保障,健康产业难以实现自我补偿与发展,其社会效益也难以为继。因此,健康产业的社会效益与经济效益二者缺一不可。对此,一方面,健康领域具有一定的信息不对称性,应加强监管,避免片面追求投资回报和利润最大化,引导产业发展真正步入良性循环;另一方面,健康产业资本、技术密集,具有高投入、长周期、高风险等特点,要不断完善产业政策,为产业健康发展提供有效支持,使其保持合理的利润回报水平。只有遵循健康领域发展规律,以群众健康需求为导向,把产业发展建立在群众基本健康需求得到更好满足、就医负担有所减轻、求医问药更加便捷、健康素养和健康水平明显提高的基础上,才能在不断满足群众健康需求的过程中获得合理、持续的产业回报,从而实现社会效益和经济效益的统一。

第二节　医疗卫生服务业

一、医疗卫生服务业的内涵

医疗卫生服务业是指以医疗卫生知识和技术为基础,以维护与促进人类身体健康状况或预防健康状况恶化为主要目的,直接服务于人民健康的活动的集合。

医疗卫生服务业根据其所对应的不同健康问题,可进一步细分为以下服务。

1. **治疗服务**　是指以减轻疾病或损伤的症状和严重程度,阻止威胁生命或正常功能为首要目标的门诊、住院等治疗服务。

2. **康复和护理服务**　是指为伤残人士或可能伤残人士提供的以达到、恢复或维持最佳的身体、感官、智力、心理和社会功能水平的康复服务,以及为需长期照护患者提供的以减轻疼痛、减少健康状况恶化的专业化护理服务。

3. **独立医疗辅助性服务**　是指由独立设置机构提供的检测和诊断相关的服务,包括独立的医学实验室、病理诊断中心、医学影像诊断中心、血液透析中心及安宁疗护中心提供的服务,以及患者转运服务等。

4. **公共卫生服务**　是指以防止和减少损伤、疾病及其后遗症和并发症的数量或严重程度,提高人们健康水平为目的的预防保健、健康咨询和家庭医师等服务以及重大传染病防控、出入境健康体检和预防接种服务、国际旅行健康咨询服务、卫生处理服务。

医疗卫生服务业虽然从结构上可以进行如上细分,但从产业组织结构上说,由于医疗健康行业的特殊性,使得上述四类服务之间相互依存、相互融合,无法将它们泾渭分明地完全分割,使其中任何一个成为独立主体。因此,本节以社会办医为起点,进而以普世的视角介绍医疗卫生服务业下其子产业的内涵和外延。

二、社会办医概述

(一)我国社会办医的内涵

目前,我国对于公立医疗机构和社会办医既没有官方权威界定,也没有学术界较为公认的定义,学术界关于社会办医主要有"社会资本举办医疗机构"和"社会力量举办医疗机构"两种不同的概念界定。

社会资本是区别于政府资本之外的所有资本的集合,具有资本的一般属性,主要包括社会金融资本、实物资本(包括新医院、新设备等)、社会人力资本(医护人才、行政管理人才等)、文化资本(医院文化、品牌效应等)和社会关系资本。社会资本办医面临的主要问题是如何正确处理医院公益性和资本逐利性之间的矛盾。

社会力量指能够影响社会运行的基本单元,包括自然人和法人,其中后者包括企业法人、社会团体和组织、党政机关事业单位和非营利性单位及机构。社会力量办医的核心要素是办医主体多元化和办医方式多样化。

社会办医主要指社会力量举办医疗机构,是指除公立医院以外的,由企业、事业单位、社会团体及其他社会组织和个人,利用非国家财政性经费举办或参与举办的医疗卫生机构。

(二)社会办医的形式

社会办医的形式按照办医性质的不同可以分为非营利性医疗机构和营利性医疗机构两类,区分两者的重要因素在于如何分配医疗机构的收支结余。非营利性医疗机构以为公众服务为宗旨,不以营利为目的,收支结余不能分红,不能用于除自身发展以外的其他方面,体现了其承担社会责任,保持公益性的社会属性。而营利性医疗机构以利润最大化为目标,可以分红,收支结余多用于投资者回报。按照办医主体的不同可以分为中外合资合作医疗机构、民办医疗机构和外资独资医疗机构三类:

1. **民办医疗机构**　民办医疗机构主要是指个人投资或企业公司、社会团体等集体投资的所有制非国家所有的医疗机构。

2. **中外合资医疗机构**　中外合资医疗机构是指外国的企业公司、经济组织和医疗机构,经市省两级卫生行政部门的批准,以平等互利为原则,在我国境内,与国内的医疗机构及相关经济主体合资合作举办的医疗机构。

3. **外资独资医疗机构**　外资独资医疗机构指由境外企业、个人或其他经济组织独立出资，经市省两级卫生行政部门的批准，在中国境内举办的医疗机构。

三、国内外社会办医发展模式

目前，国内外社会办医的主要发展模式主要有 7 类，分别是医师集团模式、医院集团模式、专科医院模式、高端医疗模式、互联网医院模式、医疗商场模式、医院 - 社区 - 家庭延续护理模式。

（一）医师集团模式

医师集团（physician group）是医师团体执业（group practice）的机构实体，即两个或更多医师通过采用签约合作制等方式组成团队或集团，为患者提供一种或多种专科医疗服务。

例如，美国医师集团与医院关系的多样化促进了医疗服务提供市场分工的逐渐细化。尽管在不同模式下各类机构的性质、运营规则不尽相同，但各类机构的职责与分工较为明确。医师集团主要负责提供医疗服务。医院等医疗机构负责提供场地、设备等必备的基础设施以及助理医师、护士和术后护理团队等辅助医疗服务。管理服务组织等机构则负责运营管理及投资决策等非医疗服务。

2011 年，美国医院协会（American Hospital Association，AHA）根据医师与医院的关系，将医师集团与医院的关系分为无壁垒医师集团、医师医院组织、管理服务组织、一体化薪酬模式、股权模式、基金会模式等。

（1）无壁垒医师集团：无壁垒医师集团（group practice without walls，GPWW）是指医师在加入医师集团后在其自有机构中执业，分摊经济风险、财务、市场推广、管理等成本。如两名拥有个人诊所的医师合伙注册成立医师集团，以集团医师的身份在各自诊所中执业。

无壁垒医师集团内医师在提供医疗服务时，收入全部进入同一税号中，该集团可共享配套服务带来的收入。这种模式的主要特点是具有很好的灵活性。允许一定程度的自治，也没有所有者权利的层次区分，对在诊所中执业的医师更具有吸引力。

（2）医师医院组织：医师医院组织（physician hospital organization，PHO）是指一个医师集团与一家或多家医院形成合营企业（joint venture），在为患者服务时以单一组织的形式管理医疗合同，但双方在运营中仍然保持各自的行政管理与财务自主性，是目前存在时间最长、最为普遍的模式。

根据是否对医师设定准入门槛，医师医院组织可以分为松散型（open PHO，OPHO）与紧密型（closed PHO，CPHO）两种形式。松散型的医师医院组织对所有医务人员开放，即合资企业成立后医师集团与医院的所有成员都视为医师医院组织的成员医师。紧密型的医师医院组织则设定了成员医师的准入要求，这些要求可以根据医师的专业、服务成本效果等制定。

（3）管理服务组织：管理服务组织（management service organization，MSO）一般为医院或医师医院组织下设的独立营利性公司，主要负责提供与医师执业相关的管理服务、以营利性的运作模式管理医疗服务合同与服务网络的构建，通过投资决策等为所有者创造利润。管理服务组织不是医师集团，而是通过提供非医疗服务来协调医师集团与医院资源的机构，其法人为独立于医师集团的管理人员。

管理服务组织的收入来源由两部分构成：医师合同管理等服务项目费用，以及依据合作合同获得医师医院组织的收入分成。这一组织主要由非医疗人员构成，按照固定工资或医师医院组织公司的利润份额支付员工薪酬。这一模式的主要目标是使医师集团与医院的合作更为紧密，并保持医师集团与医院双方的专业性与专注性。

（4）一体化薪酬模式：一体化薪酬模式（integrated salary model，ISM）是指一个由医院、医疗服务公司 / 医师集团和教育型或研究型基金会组成的独立合法的实体。其中，医疗服务公司要求由医师掌控董事会。一般情况下，这个实体以及 3 个组成部分都是非营利的，享受税务赦免政策。

梅奥诊所是一体化薪酬模式,诊所向医师支付固定工资,医师工资不与患者数量和服务量相关,而是根据市场决定。这种做法可以减少医师提供过度医疗的动机,不必通过增加接待患者的数量和服务项目来增加收入,激励医师与患者进行充分沟通,并对每位患者的服务质量负责。

（5）股权模式:股权模式(equity model)由两部分团队组成:一是由部分或全体成员医师拥有的医师集团,即核心团队;二是由核心团队拥有的管理服务组织。在这一模式下,核心团队是管理服务组织的所有者,拥有管理服务组织的普通股权。

美国一家医疗集团总体上采用了股权模式。这家医疗集团由保险公司、医院集团和医师集团3部分组成。医师工作满3年后可以选择拥有股份,成为股东,享受集团的利润分红。

（6）基金会模式:基金会(foundation)模式与管理服务组织类似,负责管理设备设施、工具和供应等管理业务。基金会以非医疗人员为主,一般是医院的附属子公司或与医院从属相同的母公司,通过与医师拥有的实体(医疗机构、医师集团、私人诊所等)签约,共同提供医疗服务。

（二）医院集团模式

医院集团是以具有技术、人才、管理、服务优势及良好社会基础的医院为中心,有多家具有法人资格的医院及多个投资、管理机构共同参与,采取资产重组、合并、兼并、合作、合资等形式,通过医疗技术的渗透、管理概念的推广、体制的改革等一系列措施,形成一个技术水平高、管理科学、功能齐全、服务完善、具有规模效益的医疗机构集合体。集合体有一个统一的由各代表组成的最高领导机构,并有一个必须共同遵守的集团章程。

从经济学角度来看,医院集团化模式是资源优化配置的一种有效方式,极大地集合自身资源,提高资源利用效率,降低单位成本,扩大生产能力。通过集团化模式,建立两级卫生服务体系,能够有效实现转诊分流,在集团内制定统一的标准化流程提高服务质量,采用中心依赖模式的集团成员可以借助中心医院的品牌效应来提升自身的品牌知名度。但是医院集团化模式也存在着很多缺陷,比如产权分配不明晰,容易使集团成员之间产生矛盾,并且在集团化的过程中也会出现集团垄断市场的现象,这种不尊重市场规律的行为会使得医院集团化模式丧失其本来的福利效应,产生恶性竞争。

医院集团组建模式包括以下四种模式:

1. 托管模式　托管模式是医院产权所有者将医院或部分科室的经营管理权转交给具有较强经营管理能力的核心医院,双方厘清明确医院所有者、经营者的债权关系,最终实现医院效益最大化的一种运营方式。

2. 协作模式　双方或多方通过协议或契约方式建立起协作经营关系,集团内部各单位医院没有上下级隶属关系,医院保持所有制归属、资产所属、财务核算、人事管理等不变,单位医院根据签订协议承担相应责任,享有独立经营权。

3. 资产重组模式　医院通过横向或纵向方式全方位重组联合,建设一个全新的统一医院集团,将所有资产、设备、人事重组,通过组建的医院集团规模化和现代化医院管理制度,实现医疗资源共享,降低运营成本。

4. 兼并联合模式　通过兼并、联合医院资本及长期经营管理权,对其进行经营管理。被兼并或联合的医院进行产权转移,人员合并纳入核心医院管辖,但医院的隶属关系、产权、级别、人事归属保持不变。从我国现有模式来看,实际上就是以"大"联"小"或以"大"并"小"。

（三）专科医院模式

1. 专科医院模式的优势　专科医院的优势在于它们对某一领域或者某一类型的疾病研究比较透彻,更能满足患者对于医院专业化的要求。世界上各国都有其专科医疗发展模式。美国有专门治疗癌症的专科医院,如MD安德森癌症中心。澳大利亚的民营医院主要分为两类,一类是民营精神病专科医院,另一类是独立日间医疗机构,精神病医院作为专科医院,主要是为精神病患者提供包括产科、眼科、家庭护理在内的一系列服务。

专科医院模式能够集中有效资源去治疗某种类型的疾病，它具有鲜明的特色，随着医疗技术的提高和操作经验的积累，标准化的作业流程可以减少医疗事故和医护人员的聘请，通过"专人做专事"大量减少用人成本，可以很快对公司进行扩张，并可通过规模效应来降低成本和提高收益率。

2. 专科医院模式的制约　行业风险不确定，由于医疗行业的高风险，这里的高风险不仅体现在医疗行业特殊的危险性，它与人的生命密切相关，也体现在投资风险的高风险，一般民营综合医院回报周期在5~10年，投资周期较长故而很多民营医院都转向专科发展；口碑差，近些年的民营专科医院在发展中为了自身利益，发布虚假信息与广告，不顾消费者的利益，给民营专科医院的形象造成很大的伤害，造成行业的投资风险变大。

（四）高端医疗模式

公立医院主要解决的是患者最基本的医疗需求，而高端医疗则是通过提供高端医疗服务技术和非医疗的增值服务来提高患者的就医体验。高端医疗的主要服务对象为高收入、高保障、高社会阶层、高标准要求的人群，无论是发展中国家还是发达国家，发展高端医疗的前提是优先发展基础性医疗。发达国家高端医疗的特点是高质量、高收费，这一特点贯穿于就医体验和医院经营中。

1. 高端医疗在美国的发展情况　美国作为私立医院的发源地，高端医疗一直处在快速且平稳的发展中。但是随着美国全科医师的减少，基础医疗因此遭受冲击。在奥巴马政府新一轮医改中，政府将普及医疗保险，加强基础医疗建设、改革付账系统、通畅公共医疗体系作为改革的重点，旨在发展高端医疗的同时也照顾低收入者，将医疗资源向低收入者倾斜。

2. 高端医疗在新加坡的发展情况　新加坡将高端医疗纳入公共医疗体系，将公立医院的病房进行分级定价，A~C级共五级，其中还包含B1、B2+、B2级，在A和B1级病房住院的患者可以通过自行提高费用获得更好的住院服务，在B2级及以下病房住院的患者则只能按照普通病房的待遇。

3. 高端医疗在澳大利亚的发展情况　澳大利亚为了平衡公立医院与私立医院的发展，鼓励高收入人群去接受高端医院的治疗。在商业保险体系下，没有购买私人健康保险的高收入者需缴纳1%的税款，这促使很多高收入者去购买健康保险，并且可以从政府获得30%的补助，这一举措促进了高端医疗的发展。

4. 高端医疗在英国的发展情况　英国是以公立医疗为主的国家，国家卫生服务体系（National Health Service，NHS）基金基本上覆盖90%以上英国国民的医疗，私立医院定位高端，主要是承接公立医疗的医疗服务，分流公立医院的患者。

（五）互联网医院模式

有关数据显示，截至2016年，全国范围互联网医院机构达到36家，其中25家已经实地运营，签约在建11家。从目前落地运营的互联网医院发展情况看，我国互联网医院主要的运营模式包括以下3种类型：

1. 乌镇互联网医院微医集团模式　作为国内较早的互联网医疗机构，其主要模式是零售药店通过接入乌镇互联网医院的终端平台，为集团会员提供包括精准化预约、远程医疗、检查检验结果传输与共享、电子处方等在内的服务，使药店发挥"虚拟诊所"作用，打造以互联网技术为核心的"药诊店"新业态。其典型特征是，将原有的零售药店药品销售功能拓展至诊疗服务过程的前端和后端，实现对患者全流程的医疗健康服务。从该模式运行情况看，在互联网分级诊疗方面取得了较好成效，日诊疗服务量近万人次。

2. 武汉市中心医院互联网医院　武汉市中心医院通过接入医药电商的网络医院平台，获取线上预防挂号和就诊服务。同时，患者持有电子处方后可在线下单，实现全流程服务覆盖，发挥电子商务企业物流体系和配送基础优势。在服务模式上，网络医院的医师以医疗机构的身份入驻,其出具处方与线下实体医疗机构一致,能够提高医师与患者获取医疗服务的效率,但相关处方进入线上存在一些风险,也对线上药品销售有关环节的安全性提出了更高的要求。

3. 浙大一院互联网医院模式　浙江大学附属第一医院是全国首家开展线上医院服务的公立三甲医院,其上线12个热门专科门诊,上百名专家接受在线问诊,同时提供个人健康云数据服务,实现患者分诊咨询和远程门诊服务免费。此外,在科室设置上,涵盖了心血管、呼吸、肝病、消化等若干特色专科;特别设立了慢性非传染性疾病管理模块,实现贯穿慢性病预防、治疗、护理以及相关教育、管理、服务等,引导患者加强生活和行为方式管理,改善生活质量。

(六)医疗商场模式

医疗商场(medical mall)又名医疗商业综合体,即设置在商业综合体内,具有商业购物功能,同时兼备健康管理、体检、高端门诊、医疗美容、中医等便捷的消费类医疗服务。医疗商场是共享经济进入医疗领域的产物,是多家医疗机构拼起来的新型医联体,为医疗机构提供共享平台,实现医师、医疗设备、医疗服务等医疗资源的共享。

医疗商场的目标是降低社会办医在硬件、管理等方面的投入,降低成本,减少浪费,提高资源的有效利用率。

1. 医疗商场与传统医院的区别

(1)医疗环境差异化:传统医院一般建在交通便利的市中心,或者是居民集中的社区。而医疗商场则建在人流聚集的大商场内,确保了患者流量和医疗服务的可及性。人们在逛商场时不仅可以购物、品美食,还可以在商场购买或咨询健康产品,娱乐保健两不误,无形中提高了大众的健康保健意识。

(2)发展模式新颖化:传统医院的发展模式单一,大多数医院的机构设置、运行模式、就诊方式几乎雷同,而医疗商场的共享医院、共享医师、共享医疗设备、共享服务的模式与传统医院截然不同。共享医院建好药房、手术室等基础设施后,由一家医疗机构统一负责检验、病理、超声、医学影像等服务,除此之外,医疗商场通过邀请知名专家团队坐诊,利用医师个人品牌打响知名度,提升医疗商场人气,赢得患者的信任。

(3)投资模式多样化:当前,社会办医处于政策利好和行业发展空间大增的形势下,各路资本纷纷涉猎医疗市场,尤其是共享医疗。据《中国证券报》显示,共享医疗市场在未来十年可能会达到万亿规模,发展潜力巨大,使医疗模式商业化、医师资产证券化成为可能。

(4)运行模式特色化:随着第三方支付的逐渐成熟和信用体系不断完善,医疗商场可以采取按病种付费,并实行"先诊疗后付费",医师的服务质量接受患者的评价和监督。人才聘用方面,医疗商场提供设施设备,通过与医技、药房、手术室等签订协议,组建医师团队,符合多点执业的医师都可拎包行医。

2. 医疗商场的发展困境

(1)缺乏配套法规政策支持:医疗商场尚处于发展起步阶段,虽然发展模式新颖、发展空间很大,但依然存在不确定性,诸多方面面临政策法规的真空。医疗商场在定性、资质审批、经营范围的界定、工商税务监管、风险评估等方面缺乏明确的政策依据;医疗商场内医疗机构和医师的准入标准、执业范围的划定、医疗行为的规范、医疗纠纷的责任判定以及利润分配问题等,缺失法规参考标准;对医疗商场和医疗机构(医师)之间合作模式的合法性、签署合约的有效性等问题,也缺乏政策的保障。

(2)相关保险缺位:目前,由于医疗商场的医保体系尚未打通,医疗商场只能主攻高端人群市场,患者自付医疗费用。同时,由于商业保险的缺位,医师责任保险制度不完善等,医疗商场一旦发生医疗责任事故,医疗风险陡然升级,医患纠纷在所难免。

(3)利益相关者的利益分配问题尚未厘清:多家医疗机构入住的医疗商场结构多元、利益多重、关系复杂,医疗商场、医疗机构、医师等利益相关者之间的投资收益比各不相同,获得利益的手段各有特点,实现合理化利益分配会存在较大困难,如果缺乏必要的法律文书和合理的协议约束,将严重影响医疗商场的可持续发展。

(4)亟待构建科学合理的管理模式:医疗商场的目的是将一些具有独立法人资质的诊所聚集起来,以有效利用资源,降低社会办医在硬件、管理等方面的投入。然而,如何构建合理的管理模式是医疗商场的一大难题。虽然可以通过协议明确医疗风险的防范和责权利等相关事项,并由医疗机构成员组成质量管理委员会进行监管,但由于各医疗机构的品质和服务规范很难统一,医师个人的医疗行为规范和技术水平也参差不齐,导致医疗责任认定困难。为此,建立一套有效的责任认定体系尤为重要。

此外,医疗商场管理运营、决策机制、医疗机构的管理、医师的培育管理、专业人才的引进和培训等,都需要建立有效的管理机制,促进医疗商场健康有序发展。

(5)患者的质疑:医疗商场目前属全新事物,其发展存在极大的不确定性,在我国公有制体制影响下,绝大部分群众认为公办的比私营的好,加上近几年民营医院的不良事件频繁曝光,民营医院形象大打折扣,患者对医疗商场的医疗技术、医疗质量以及医疗保障心存芥蒂。而且,医疗商场瞄准的是高端人群市场,高端服务需要大批一流专家作为支撑,然而就目前形势来看,绝大部分专家就职于公立医院,影响了医疗商场的发展。

另外,在商场里,医院与其他市场空间的自由贯通与消毒隔离关系、医院的排污系统、商场的一般消费者与患者的分流等问题,都还有进一步论证和研究的空间。

(七)医院 - 社区 - 家庭延续护理模式

丹麦的医院 - 社区 - 家庭延续护理是指随着就医时间的推移和地点的变换,调动医院、社区医疗机构、家庭等多方面的力量,为慢性病患者提供持续、不间断的治疗、康复、护理等服务。

延续护理的核心要素包括信息的连续性、关系的连续性和管理的连续性。

1. 信息的连续性 信息的连续性是指不同机构之间为保证治疗护理的一致性和协调性所需的信息共享,是联系健康网络的纽带。连续的信息不仅包括疾病的相关信息,还包括患者所关注的生活质量、患者的喜好及所处环境等相关信息。

在丹麦,无论是否为丹麦国籍,只要在丹麦停留超过 3 个月的人,都可以办理一张个人专属的免费医疗卡。医疗卡内的个人健康信息保存到健康信息管理系统,丹麦的所有医疗机构都能连接这一系统,患者从入院治疗到出院后在康复中心、社区医院定期检查,再到回家后的康复、护理等信息全都被记录在医疗卡中,使患者的健康信息得以在医院 - 社区 - 家庭之间流动,满足患者对于延续性护理的要求。

2. 关系的连续性 关系的连续性是指患者和一个或多个医务人员之间持续的治疗护理关系。如患者及家属同医院及社区卫生服务机构医务人员之间关系的连续性,医师、护士及康复师之间关系的连续性,都属于关系的连续性。

在丹麦,患者发病时第一时间联系家庭医师,由家庭医师决定是否转诊并联系急救中心,急救中心根据患者的发病地点和医院的资源情况选择医院。救护车一般送患者到该医院的急诊科或者根据病种送到相应科室,急性期稳定后转入康复科,进入康复科后一般都在 7~10 天就办理出院手续。出院后 24 小时内有问题可以打电话回科室联系,如有必要可以直接到科室住院,之后和家庭医师联系。

住院期间,患者或其家属与医院的照护团队保持密切联系。当患者出院至特定康复中心、特定社区卫生保健中心或家中进行后续的康复锻炼时,患者与这些卫生机构的照护团队保持联系;当患者病情至恢复期,无需这些专业的康复照护团队时,跟自己的家庭医师保持联系。

所以在丹麦,在医院、社区、家庭这些不同地点,在患者疾病的不同阶段,一个或多个医务人员与患者保持着连续的治疗护理关系,共同完成对患者的延续护理。

3. 管理的连续性 管理的连续性是指根据患者对医疗服务需求的变化,为患者提供连续不间断的疾病管理。对于常有后遗症的患者,管理的连续性尤为重要。管理的连续性既能保证所提供服务的质量,又能使不同部门延续护理的计划顺利完成。通过统一的疾病管理,多学科、多机构的合作,使患者接受连续性的照护。

四、我国社会办医政策的制约

本章主要从医保定点政策的延后性、税收政策的负担性、自主定价政策的矛盾性、财政补助制度的制约4方面进行论述。

(一)医保定点政策的延后性

国家宏观政策层面已经确立了民营医院的合法性并与公立医院有平等的地位,但在实际执行中对于民营医疗机构管理的配套政策还不够完善,民营医院在遇到一些具体问题时,往往会找不到具体的政策依据。例如《城镇职工基本医疗保险定点医疗机构管理暂行办法》(以下简称《暂行办法》)规定,民营医院只要"规模较大,管理规范",就有进入的机会,然而,对于什么样的规模和管理才符合医保定点的要求,《暂行办法》或其他的相关规定并没有做出相关的标准细则。站在非定点医疗机构,特别是从民营医院的角度来看,医保定点政策确使其难以获得公平竞争,减少了医保患者到民营医院就医的机会,这就涉及"医保利益"的问题。既然从医者具备从医资格,既然医院具备了接诊资格,就应该同样成为医保服务的医疗单位,而不应该再另立门槛。

(二)税收政策的负担性

营利性医疗机构的收费价格是放开的,而非营利性医疗机构必须按照国家统一定价来执行。我国对营利性医院实行的税收政策是参照服务性企业执行的,无法律依据,不符合法律程序,"比照服务性企业征税",缺乏"比照"的合理依据,现行的税费总负担超过了营利性医院的实际承担能力,税种设置未能体现医疗单位的特点和实际情况。众所周知,医疗行业是个特殊的行业,从公立医院经济运行情况来看,医疗行业的获利能力还是比较弱的。营利性民营医院如果想获得合理的利润,必须提高收费价格,但必然会在由价格机制主导的市场竞争中处于不利地位,过重的税费负担会让这种不利处境加重,可能会使不少民营医院夭折。

(三)自主定价政策的矛盾性

国家规定了营利性医院具有自主定价的权利,但对于纳入基本医疗保险的药物和项目要由物价部门统一定价,再者,同一种服务两种价格,民营医院只有执行更低的价格才能更具有竞争力,公立医院享受国家财政补贴政策,民营医院却自负盈亏,全民医疗制度的逐步实施,使这一政策名存实亡。在无法享受定价政策的情况下缴纳税赋,成了民营医院背负的巨大负担。

(四)财政补助制度的制约

在我国公立医院都被认为是非营利性的,国家鼓励民间资本投资建立非营利性医院来弥补医疗卫生资源的不足。在市场经济条件下,公立医院获得的财政补偿不足其总收入的10%,对公立医院提供公益性卫生服务带来一定的影响。民营医院与公立医院同处一个医疗市场,在某种程度上是公立医院服务的补充者,具有一定的专科化特征,两者在一定程度上都体现出卫生服务的公益性。

五、我国社会办医的监管框架

医疗机构具有投资大、投资回报期限长、技术含量高、质量安全要求高等特点。同时,医疗行业存在严重的信息不对称、道德风险和公共产品的外部性等市场失灵问题,通过市场增加资源供给、满足多层次多样化需求的同时,必须对这一行业实行有针对性的政策、制度和配套的监管机制。目前的监管主要分为政府监管、行业自律、社会监督3个维度。

（一）政府监管

行政执法部门依据《医疗机构管理条例》《中华人民共和国执业医师法》加强对医疗机构、医务人员依法执业的监督；强调技术准入标准，对特殊领域的医疗服务项目制定明确的准入要求，研究制订民营医院评价方法，保障医院质量和医疗安全；强化制度建设，完善医疗机构执业信息公示、诚信评价、不良行为记分和医师定期考核等制度；建立监管信息的共享机制。物价部门对公立医院提供的医疗服务实行政府指导价，对非公立医疗机构提供的医疗服务实行市场调节价（营利性质的非公立医疗机构，可自行设立医疗服务项目；非营利性质的非公立医疗机构，按照公立医疗机构医疗服务项目设立服务项目）；同时，对医疗服务价格进行监督执法。城镇职工医疗保险、城镇居民医疗保险和新型农村合作医疗等医疗保险对医疗机构的费用控制、诊疗行为等都有约束作用。食品药品监督管理部门对医疗机构药品，医疗器械购进、使用等环节进行管理和监督。工商行政管理部门等有关部门对非法医疗广告进行管理。

（二）行业自律

成立行业自律协会，建立健全有关自律的规章制度，在行业内强化诚信意识，实现自律规范；规范医疗机构投诉管理，接受患者对医疗服务的投诉和质询，促进信息公开；加强医疗机构行风建设，注重长远发展。

（三）社会监督

部分地区引入社会监督机制，聘请社会监督员，加强社会对医疗机构依法行医、规范行医、合理收费、临床治疗范围、诚信办医等方面的监督。通过媒体对部分民营医院违规行为的宣传报道，让公众对其有一定的了解，减少公众上当受骗现象的发生，使公众更好地保护好自身利益，同时也可遏制民营医院违规行为的发生。

第三节 健康促进服务

一、健康促进服务概述

国家统计局发布的《健康产业统计分类（2019）》将我国健康促进服务业分为 5 个中类。

（一）体育服务

1. 体育服务 指为健身休闲运动服务提供支持的体育组织、体育场馆及其他体育服务，不包括竞技体育部分。

2. 群众体育活动 指由各级各类群众体育组织（其中包括各级体育总会、基层体育俱乐部等）、体育类社会服务和文体活动机构、全民健身活动站点等提供的服务和公益性群众体育活动，包括区域特色、民族民间体育以及体育非物质文化遗产的保护等活动。

3. 其他体育健身休闲活动 指主要面向社会开放的休闲健身场所和其他体育娱乐场所的管理活动、体育娱乐电子游艺厅服务，网络体育游艺、电子竞技体育娱乐活动，游乐场体育休闲活动等。

4. 体育健康服务 指国民体质监测与康体服务，以及科学健身调理、社会体育指导员、运动康复按摩、体育健康指导等服务，不包括由各类医院、中医院、疗养院等提供的运动创伤治疗、康复、保健等服务。

5. 体育运动培训 指利用生物技术生产生物化学药品、基因工程药物和疫苗制剂的生产活动。

（二）健康旅游服务

指依托旅游资源、休闲疗养机构等，面向游客开展的健康和旅游融合服务，包括以体育运动为目的的旅游景区服务以及露营地等管理服务，为社会各界提供健康疗养或医疗旅游的旅行社及相关服务,如向顾客提供咨询、旅游计划和建议、日程安排等服务,不包括以医疗机构、康复护理机构、疗养院为主要载体开展的医疗康复服务部分。

（三）养生保健服务

指以保养、调养、颐养生命为目的的保健服务和休闲养生活动,包括保健减肥服务、保健按摩服务、足疗服务、汗蒸服务、其他健康保健服务。

（四）母婴健康照料服务

指主要面向孕产妇、新生儿等的相关健康照料服务,包括月子服务中心等。

（五）健康养老与长期养护服务

指各级政府、企业和社会力量兴办的主要面向老年人、残疾人及疾病终末期患者提供的以健康为目的的长期照料、养护、关爱等服务。

二、健康养老服务

（一）健康养老服务的内涵

国家统计局发布的《健康产业统计分类(2019)》将健康养老与长期养护服务划为健康促进服务产业下的子产业,并将健康养老与长期养护服务定义为各级政府、企业和社会力量兴办的主要面向老年人、残疾人及疾病终末期患者提供的以健康为目的的长期照料、养护、关爱等服务。根据此定义,本书认为健康养老服务是健康养老与长期养护服务不可或缺的重要部分。

（二）我国养老服务模式

我国的养老服务模式可以从各种不同的维度进行必要的划分。3 个最基本的维度分别是养老资金来源、养老地点、养老服务供给。依据这 3 个维度,可以将养老模式划分成几种基本的类型。

从养老资金来源角度考察,可以把养老划分为 3 种基本的类型:一是社会养老,即养老资金来源于社会,如养老金或退休金;二是家庭养老,其养老资金由家庭或子女提供;三是自我养老,即养老资金由自己提供,如劳动所得、储蓄、财产、投资收益等。

从养老场所与居住方式角度考察,可以分为居家养老和机构养老两种基本的类型。居家养老是一种与机构养老相对的养老方式,是指老年人居住在家中,而不是入住养老机构安度晚年。机构养老则是指将老年人集中在专门的养老机构中养老。

从养老服务来源角度考察,可以把养老划分为 3 种基本的类型:一是社会养老,即养老所需服务由社会提供,如社区 / 机构提供养老服务。这种服务既可以是政府买单,也可以由家庭、子女或本人购买,还可以是家庭、子女或本人购买,政府提供部分补贴。二是家庭养老,即养老所需服务由家庭成员(如配偶或子女)提供。三是自我养老,即自我服务。

本书将对我国目前发展较快、较好的 3 种养老模式进行介绍。

1. **医养结合模式** 我国的医养结合模式主要涵盖 5 方面的元素,即服务主体、服务客体、服务内容、服务方式和管理机制。

(1)服务主体:即医养结合服务的提供方。具体包括老年公寓、护理院、临终关怀院、各级医院、社区卫生服务中心和社区居家养老服务中心等。

(2)服务客体:即医养结合服务的对象。医养结合养老服务面向健康、基本健康、不健康和生活不能自理的 4 类老年人,但重点面向生活不能自理的老年人,主要包括残障老年人、慢性病老年人、易复发病老年人、大病恢复期老年人及绝症晚期老年人等。

(3)服务内容:即医养结合的服务项目。医养结合服务不仅提供日常生活照料、精神慰藉和社会参与,更为重要的是提供预防、保健、治疗、康复、护理和临终关怀等方面的医疗护理服务。

(4)服务方式:主要包括 3 种,即养老机构或社区增设医疗机构、医疗机构内设养老机构、养老机构或社区与医疗机构联合。

Note

（5）管理机制：即对医养结合养老模式的管理及相关政策制度。具体包括医养结合服务的管辖部门、管理方式、扶持政策的制定与落实等。

2. 社区养老模式　我国的社区养老是指老年人以家庭为核心，以社区为依托，在社区中引入专业的养老机构等，为高龄人群提供日常护理、清洁家政和精神慰藉等服务的一种养老模式。

社区养老还可以被细分为社区居家养老和社区互助养老，社区居家养老侧重的是高龄人口所在社区集中各种资源为高龄人口提供上门服务；而社区互助养老的侧重点则在于唤起高龄人口的生命活力，通过专业的身心健康管理，帮助高龄人口在社区中颐养天年。

3. 居家养老模式　我国的居家养老模式是指社会为居住在家的老年人提供以解决日常生活困难为主要内容的一种服务形式，是老年人分散居住在自己的家庭养老，而不是集中居住在养老机构养老。需要注意的是，居家养老与家庭养老（家庭照顾）之间的内涵是不一样的。居家养老以家庭养老为基础，旨在提供家庭养老中经济保障以外的其他大部分服务，可提高服务效率，提高老年人的福利水平。居家养老服务有狭义和广义之分。狭义的居家养老服务仅指上门入户服务，广义的居家养老服务包括入户服务与户外服务。

（1）居家养老服务的形式：居家养老服务的形式主要有两种。一是由经过专业培训的服务人员上门为老年人开展照料服务；二是在社区创办老年人日间照顾中心，为老年人提供日托服务。

（2）居家养老服务的内容：居家养老服务的内容主要包括3类。一是物质生活方面的需求，如衣食住行用；二是医疗保健需求，如保健、医疗卫生等；三是精神文化需求，如文化娱乐、情感和心理慰藉、心灵沟通等。总的来说，凡是老年人的需求都应成为居家养老服务的内容。

（三）国外养老服务模式

1. 美国的持续护理退休社区模式　典型的持续护理退休社区由3部分组成，即独立生活住宅、辅助生活住宅以及护理之家。其中，独立生活住宅包括老年公寓、老年院、老年护理院等；辅助生活住宅主要包括配套的食堂以及陪伴、法律等服务场所；护理之家主要提供针对老年人的服务，包括家务服务、定期探望、家庭保健等。

美国的养老机构有显著的专业化特点。第一类养老机构为普通老年照护机构，为不需要医疗服务及全天生活护理服务的老年人提供膳食住宿和一般照料等服务。第二类养老机构为中级老年护理机构，主要为没有严重疾病但需要全天监护和生活护理的老年人提供服务。第三类为专业老年护理机构，主要为需要全天医疗护理和生活护理照顾但不需住院治疗的老年人提供经常性医疗服务。

2. 英国的社区照顾模式　英国社区照顾养老是以社区为依托，通过提供居家服务、家庭照顾、托老所等多种形式，为老年人提供完善的生活照料服务。社区照顾最早是作为机构照顾的一种替代模式出现，即鼓励那些留在医院或专业机构中的老年人回到社区生活，其核心在于强调社区照顾的地域性特征。

英国社区照顾的主要特点是政策引导、政府出资、依托社区、体系完整，内容包括：①社交及康乐服务。提供各种发展性、教育性、社交性及康乐性活动，使老年人建立交际圈，施展才华，陶冶情操。②生活照料服务。包括上门送饭、做饭、打扫居室、洗衣物、洗澡、理发、购物、陪同上医院等项目。③定期保健服务。社区保健医师定期上门为老年人看病、免处方费；保健访问者上门为老年人传授保健知识和疾病预防知识等。

3. 日本的家庭与社区结合养老模式　日本的家庭 - 社区共同模式与西方国家相比，更加注重社区养老对居家养老提供支持。一种居家服务是老人日间照护，即将日间无家人照料或有一定自理障碍的老年人送到社区间服务机构进行照料。

另一种居家服务是家务服务人员上门服务。专业家务服务人员对行动不便或失能、失智老年人定期上门探访服务。此外，还有一种居家服务是为患病老人专门提供的专业化上门服务。日本政府通过实行"老年人福利保健计划""看护保险制度"等福利政策，建立了集政府、社会福利、志愿者队伍、企业福利为一体的社会养老费用共同承担机制,在很大程度上缓解了政府养老负担过重的问题。

4. 瑞典的居家养老模式　瑞典的居家养老服务概括起来有以下特点:①合理体贴的规划。政府规定在养老住宅规划时,必须按照老年人生活标准规范配套设施。为使老年人能够正常出行,设有专用通道和地铁,就连出租车也有经过特殊改造、适合老年人的专用车辆。②专业的养老护工。瑞典建立了完善的公私营结合的家政援助系统。护理人员的从业资格必须通过第三方医疗监管机构认证。经过专业训练的护工可以向缺乏自理能力的老年人提供打扫、膳食、喂药、叫醒等服务。③高税收为养老提供财政支持。瑞典法律规定,子女无须承担赡养父母的义务,由国家卫生和社会事务部统筹负责,私营护理服务成为居家养老行业的主力军。

三、健康管理服务

(一)健康管理的内涵

1. 健康管理的基本概念　中华医学会健康管理学分会于《中华健康管理学杂志》正式发表的《健康管理概念与学科体系的中国专家初步共识》对健康管理的基本概念进行了概括性的描述:健康管理是指以现代健康概念和新的医学模式以及中医治未病为指导,采用现代医学和现代管理学的理论、技术、方法和手段,对个体或整体健康状况及影响健康的危险因素进行全面检测、评估、有效干预与连续跟踪服务的医学行为和过程,其目的是以最小的投入获取最大的健康效益。

2. 我国的健康管理服务类型　我国的健康管理服务类型包括:①慢性病早期风险筛查与管理;②社区健康管理;③预防保健与老年人健康管理;④疗养康复健康管理;⑤中医"治未病"健康管理。

3. 我国健康管理的发展转变　健康管理在我国经历了十余年的发展历程,无论是理论引入、本土化理论研究还是创新理论实践应用都取得了可喜的成就,使得我国健康管理服务在不断改进和完善的道路上出现了新的转变。

(1)由单一被动辨病体检向健康监测和健康评估转变。

(2)由单一健康体检服务向健康管理服务体系转变。

(3)由价格套餐式的体检服务项目组合向个性化、专业化健康管理服务转变。

(二)健康管理服务与医学服务的区别

健康管理服务、医学服务都是广义健康服务产业的重要组成部分。健康管理服务和医学服务,在服务理念、服务重点、服务对象、参与人员、从业要求、实施场所、服务手段等方面存在诸多区别。健康管理服务的服务理念是以健康为中心的全方位、全生命周期连续健康服务,但不包括诊疗具体过程;而医学服务则是以疾病为中心,整合医学卫生资源,提供相应的诊疗服务。前者的服务对象是临床前人群(健康人群、亚健康人群、亚临床人群及慢性病高危人群)和不需要住院治疗的慢性病早期、康复期人群(医院外人群),重点是健康、亚健康、慢性病患者、老年群体;后者则是已出现病症并需要进行门诊和住院治疗的人群,重点是患者(急症、慢性病、康复期)。因较多涉及具体的诊疗过程,医学服务的从业人员要求较高,需要具备执业许可,而健康管理服务的从业人员主要是受过系统医学教育与培训,并获得相应资格的全科医师、家庭签约医师、健康管理师。健康管理服务的实施场所范围较大,包括各级各类具有资质的医疗保健机构(医院、疗养院、社区卫生服务机构及商业健康管理(体检)机构等),服务手段以健康风险评估、非药物干预和生活方式改善作为主要手段。相比于以医学诊疗为核心的医学服务业态,健康管理服务业态包含传统的基于健康体检的健康管理服务模式,并衍生出与养老、旅游、互联网、健身休闲、食品业等产业融合的服务新业态。

健康管理服务过程的基本过程:从服务提供的角度看,包括基线调整与评定、计划制订与咨询、干预实施与跟踪以及措施评估与调整4个阶段。

（三）我国健康管理服务发展态势

健康管理在助推健康中国建设、防控慢性病、促进智慧健康养老、落实国家基本公共卫生服务项目和引领健康产业发展中彰显出独特的积极作用，政府出台的一系列支持、扶持、支撑健康产业与健康管理服务的政策规划及措施表明了国家对健康管理服务行业的重视，我国健康管理服务行业也因此得以快速发展。

1. 健康管理创新理论研究不断深入，学术交流活动持续升温　2016 年 8 月，党中央、国务院召开的全国卫生与健康大会确定的新时代卫生工作方针和工作重点为健康管理创新理论研究指明了方向，引导全国健康管理创新理论研究走向深入。

在全国卫生与健康大会精神的指引的引导下，2017 年我国健康管理创新理论研究开始走向深入。其主要标志是：一是将创新理论研究融入相关政策与规划研究之中，一方面从相关政策研究中吸收"养分"与正能量，另一方面将理论研究成果不断转化或服务于政策研究实践，为政府决策提供咨询支持服务；二是将创新理论研究与国家慢性病防控示范工作相结合，促成了国家慢性病健康管理与促进服务示范机构建设规范的形成和实施；三是将创新理论研究与中医治未病健康管理服务实践相结合，促进了零级预防治未病健康管理创新服务体系的构建及应用；四是将创新理论服务于健康管理（体检）及行业发展实践，促进了健康管理服务机构联合体（健联体）的形成与发展。

2. 健康管理（体检）机构发展趋势　与医院、病床及患者总量或增量持续增长相比，2017 年我国健康管理（体检）机构的发展速度及服务人群增速开始放缓。一方面受国家相关政策的影响，社会资本主要投资办医院及养老康复机构；另一方面由于三甲医院具备设备、技术、专家及品牌优势，民营健康管理（体检）机构仍然处于劣势，即使走连锁经营之路也要投入大量资本运作，短时间内也很难有大的发展。

3. 国家相关支持政策纷纷出台，相关标准规范开始颁布　2016 年 10 月—2017 年 12 月，国家出台了一系列支持健康管理发展的政策措施与规划，其中《"健康中国 2030"规划纲要》《"十三五"卫生与健康规划》《中国防治慢性病中长期规划（2017—2025 年）》，工信部、民政部、国家卫生计生委联合印发的《智慧健康养老产业发展行动计划（2017—2020 年）》以及科技部、国家卫生计生委、国家体育总局、国家食品药品监督管理总局、国家中医药管理局、中央军委后勤保障部六部联合下发的《"十三五"健康产业科技创新专项规划》等，对全国健康管理、慢性病健康管理、智慧健康养老、健康管理科技创新等给予了重点支持，极大地推动了全国健康管理研究与实践的发展。

4. 科技创新驱动作用明显，新体系、新业态初露端倪　在建设创新性国家精神的指引和"十三五"科学技术发展规划的推动下，健康管理科学技术创新蓬勃发展。基因和蛋白质组学、人工智能、结构生物学等前沿科学研究不断取得重大进展。这些技术的进步不仅为健康管理的基础研究及关键技术的突破提供了有力的支持，而且为慢性病健康管理的实践拓展了新的领域和发展空间。传统的慢性病危险因素筛查开始向以组学为导向的精准预测预警及干预的方向转变，成为健康管理向精准慢性病健康管理转变的重要标志，并极大地促进了健康管理科学创新与新技术、新产品的大量涌现。

四、健身休闲

国家统计局发布的《健康产业统计分类（2019）》将健身休闲活动划归到健康促进服务产业，指主要面向社会开放的休闲健身场所和其他体育娱乐场所的管理活动。

（一）我国健身市场发展现状

1. 处于二次成长期，市场发展潜力大　随着近年来我国经济的发展，国民收入不断提升，我国居民消费模式已经转为小康型消费，相应的健身需求也得到了一定的增长。同时伴随着我国经济的转型，体育产业的发展受到国家层面的重视，健康中国上升为国家战略，一系列政策措施相继出台，包括健身业在内的体育产业的发展得到大力扶持。

2. 地区发展不均衡，市场集中度低   虽然我国健身市场有着较为良好的市场前景，但由于我国地区间经济发展的不平衡，健身市场在全国的发展也处于不均衡的状态。总的来看，一线城市以及东部沿海城市经济发展较快，近年来人均 GDP 上升至约 2.5 万美元，超过高收入国家标准，健身市场需求较大。同时，由于这些城市拥有较多的健身俱乐部，产品供给较为充足，健身产业发展较为成熟。但对于经济发展相对落后的中西部地区，健身产业还有待于进一步发展。

由于地区间发展的不平衡，我国健身市场的集中度也相对较低，对于市场较为成熟的区域，一般由国际国内知名健身俱乐部品牌进行连锁经营。而对于处于市场培育期的区域，健身市场的供给方一般是小型健身房、健身工作室等。

3. 会员服务水平低，盈利模式较为单一   我国健身俱乐部为消费者提供的服务一般为器材使用，课程培训等基础服务。同时，由于健身业正处于发展初期，缺乏规范的行业发展法律法规以及行业专业人才，导致很多健身俱乐部存在健身教练资质不达标、课程设置不合理、消费者体验差、续卡率低的问题。特别是一些健身教练，仅仅以销售会员卡为导向，不注重提高自身业务水平，导致会员消费体验差，损害了俱乐部的品牌形象以及消费者的消费积极性，不利于我国健身市场的良性发展。

而健身俱乐部提供的健身课程也多为千篇一律的团体操课，缺乏针对性，不能适用于有着不同诉求的健身消费者。对于健身俱乐部的盈利模式，大多为通过预售会员卡及课程来获取盈利，盈利模式较为单一，这对于传统重资产运营的健身俱乐部来说有着很高的运营风险。

4. 健身业竞争激烈，处于经营探索期   由于我国健身业入行门槛较低、区域性较强，同时行业内并没有形成独角兽企业对市场进行占领，导致健身行业成为新的创业风口。但这些涌进健身行业的经营者并没有实现差异化经营，同质化的产品以及较低的服务水平，使得健身行业竞争激烈。

与此同时，随着我国健身市场的不断扩大以及各种健身新科技、新业态的出现，传统健身业的商业模式也正在发生改变。2014—2015 年，基于我国"互联网＋"产业的蓬勃发展，出现了一批线上健身品牌。而共享经济的发展也使健身业出现了共享健身舱这样的新型经营模式。

此外，随着女性消费者的崛起以及教练个人品牌背书能力的加强，各种专业性较强、功能定位较明确的健身工作室也应运而生。传统的健身房在这样的背景下也逐渐增加与线上健身房的合作，开发新课程，与知名健身教练合作，进行服务升级等经营探索。

（二）我国健身市场发展趋势

1. 健身市场规模将持续扩大   当今，我国居民消费已经从温饱型转向了小康型，部分地区甚至进入了富裕型社会，在消费支出中，服务性消费不断上升。在这样的背景下，对于一线城市和东部沿海地区，健身业将不断发展升级，满足居民个性化、差异化的健身需求，健身业的业态也将更加多元化。对于中西部地区的居民而言，消费升级的作用则表现为越来越多的人走进健身俱乐部，培养健身行为习惯。

2. 政策出台拉动供需双方市场   2014 年，国务院颁布《关于加快发展体育产业促进体育消费的若干意见》，提出加强体育运动指导，推广"运动处方"，发挥体育锻炼在疾病防治以及健康促进等方面的积极作用。2016 年，为促进健身产业发展、增强全民身体素质，国务院印发《全民健身计划（2016—2020 年）》，对发展群众健身活动、倡导全民健身新时尚、推进健康中国建设做出了明确部署；同年，中共中央、国务院又印发了《"健康中国 2030"规划纲要》，将"健康中国"上升为国家战略高度；2017 年 8 月 11 日，国家体育总局发布了《全民健身指南》，对全民健身进行科学指导。这些政策的出台，一方面为我国健身业的进一步发展提供了政策上的支持，促进资本流入健身业,丰富了健身市场的产品供给;另一方面在全社会营造出了健身健康的社会氛围,提升了居民的健身意识,激发了居民的健身需求。

3. "线上 + 线下"将成为健身业发展的潮流　我国"互联网 +"产业的发展以及移动端的快速普及促进了健身业的业态创新。2014 年起,我国线上健身业持续发力,一批线上健身品牌上线并完成融资。移动端健身应用的出现既满足了相对忙碌的白领阶层碎片化健身的需求,又为各年龄段的健身初学者提供了相对便利的健身指导服务,培养了居民的消费习惯。经过近些年的发展,其用户的消费习惯已经得到培养,消费需求实现了进阶,单纯的线上健身已经无法满足其需求,而高黏性、社交化、体验感强的线下健身俱乐部将成为他们更为倾向的选择。移动健身应用也逐渐开始布局其线下产业,或者与传统健身房合作,实现线上线下联动发展。

4. 智能化将成为健身业发展的新动力　物联网技术使得健身俱乐部会员通过一个手环身份识别码(identity, ID)就可以记录在健身俱乐部或户外进行的所有活动,计算跑步里程和燃烧的卡路里等全部运动数据,并可以与好友进行对比,满足社交需求;传统的跑步机和单车也加入了虚拟现实(virtual reality, VR)技术以及游戏功能,有些制造商甚至给单车设备加上了摄像头和麦克风,用户可以边运动边与朋友交流或者虚拟比赛。传统的健身器材在加入科技元素后大大提高了健身俱乐部的效率,也为俱乐部的低成本运营以及共享健身舱的继续发展提供了可能。

5. 健身市场划分将更加细化　由于我国健身市场发展不均衡,消费者的消费需求层次有很大差别,健身市场较为分化。对于一线城市和东部沿海地区等市场较为成熟的区域,消费者经过多年的消费培育,消费需求层次较高,他们往往更加注重消费体验以及社交、情感等因素,特别是对于收入相对富足的中年人群来说,高端健身品牌俱乐部更符合他们的需求。而对于年轻一代有健美需求的消费者而言,拥有专业教练以及科技感更强、更有社交情感的健身工作室则是他们的消费偏好。同时在健身市场中,女性消费力量正在崛起,一些更加专业化、垂直化、小众化的健身工作室,如空中瑜伽、普拉提等正成为女性消费者的新宠。而对于中西部城市而言,低成本运营的健身俱乐部则更符合市场需求。

6. 健身市场份额将更加集中　健身业属于服务业范畴,品牌对于一个健身俱乐部的长期发展具有重要影响。在我国健身业市场规模不断扩大的背景下,一些前期相对成熟的健身品牌将继续成长,并逐渐扩大市场,下沉至二、三线城市,打破健身市场现存的区域性,抢占市场份额,实现连锁经营。

第四节　医药制造业

一、医药制造业概述

国家统计局发布的《健康产业统计分类(2019)》将我国医药制造业分为 8 个中类。

1. 化学药品原料药制造　指供进一步加工化学药品制剂所需的原料药生产活动。

2. 化学药品制剂制造　指直接用于人体疾病防治、诊断的化学药品制剂的制造。

3. 中药饮片加工　指对采集的天然或人工种植、养殖的动物、植物和矿物的药材部位进行加工、炮制,使其符合中药处方调剂或中成药生产使用的活动。

4. 中成药生产　指以中药材为原料,在中医药理论指导下,为了预防及治疗疾病的需要,按规定的处方和制剂工艺将其加工制成一定剂型的中药制品的生产活动。

5. 生物药品制品制造　指利用生物技术生产生物化学药品、基因工程药物和疫苗制剂的生产活动。

6. **卫生材料及医药用品制造**　指卫生材料、外科敷料以及其他内、外科用医药制品的制造。

7. **药用辅料及包装材料制造**　指药品用辅料和包装材料等制造。

8. **制药设备制造**　指口腔清洁用品、化学原料和药剂、中药饮片及中成药专用生产设备制造。

二、我国医药制造业发展特征

（一）总量规模逐步壮大

1. 产值规模保持较高增长速度　2006 年以来，我国医药工业总产值保持了 18% 以上的增长速度，年均增速达到了 22.6%，高于全国工业年均增长水平，成为全球发展最快的医药市场之一。在这种高速增长的条件下，我国医药工业的总产值从 2006 年的 5 378 亿元增长到 2012 年的 18 255 亿元，6 年间增长了近 3 倍。

2013 年我国医药工业规模以上企业实现主营业务收入 21 681.6 亿元，主营业务收入突破 20 000 亿元，其中中药饮片、制药装备、卫生材料及医药用品、中成药的主营业务收入在医药行业 8 个子行业中均高于行业平均增长水平。

2. 销售收入快速增长　由于中国国民经济快速发展，人民生活水平质量也随之不断提高，人民群众对自身健康状况水平越发关注，因此对医疗保健的需求也不断增加。为了更好地满足人们日益增长的医药需求，中国医药工业也相应地保持快速的增长速度。近几年来，中国医药制造产业的主要经济指标占全国全部工业总额的比重逐步提高，医药制造产业在国民经济中的比重也不断增加。虽然医药制造产业在我国国民经济中所占的比重规模并不是很大，并未进入支柱产业之列，不过由于医药行业的特殊性，即与人民群众的生活密切相关，具有防止疾病治疗疾病、提升健康保健水平、提高中华民族身体素质的重要意义，促进了国民经济的健康持续发展。

据医药报告显示，中国医药行业自 2007 年以来一直保持年均 20% 的增长速度，成为国民经济中快速增长的行业之一。医药工业总产值在工业中的增速排在中上水平，较之规模经济特征较明显的重化工业，医药行业增速更为平稳，年均 20% 以上的增速已经十分可观。相关机构预测，未来 10 年，我国医药工业的规模增长速度还将平稳上升。

（二）大型医药制造企业优势较为明显

截至 2012 年年底，全国列入统计口径的医药工业企业共 6 559 家，其中小型企业 5 111 家、中型企业 1 220 家、大型企业 228 家。小型企业虽然企业数量众多，占全国的 77% 左右，但其 2012 年实现工业总产值只占全行业的 41%；中型企业占全国医药工业企业数的 18%，实现工业总产值占全行业的 28%；大型企业占全国医药工业企业数不到 4%，但工业总产值占全行业的 31%。此外，2012 年全国医药工业亏损企业有 648 家，其中小型企业亏损数量较多且占比较大，有 504 家，约占小型企业总数的 10%。从营业收入和利润方面来看，各类企业营业收入和利润均上涨，小型企业增长速度较快，分别为 26.1% 和 38.3%，大中型企业增速低于行业平均水平。从利润角度看，小型企业数量多，利润率略低，为 8.8%，低于行业平均水平，大中型企业利润率分别为 10.3% 和 12.3%，均高于行业平均水平。

（三）医药制造企业并购频繁

自 2009 年我国相继推行公立医院改革，并且实行了新版《中国药典》和中药注射剂安全评价等相关医疗政策后，这些新的医药卫生政策对我国医药行业的兼并并购现象产生重大影响，新政策的颁布极大地促进了我国医药产品质量标准的提高。在这样的背景下，中小医药公司将被具有竞争力的大型企业收购的现象越来越多，行业集中度也越发提高，市场份额逐步向大型医药企业加速集中。2014 年以来，我国医药行业发生约 190 例并购重组案，涉及金额约为 490 亿元。我国医药行业并购现象频繁出现，医药行业重组愈发激烈，这一系列现象与我国医药行业不断发展密切相关，优胜劣汰也成为必然趋势。

（四）化学药、中药规模比重占据主导地位

2012年，化学药共实现总产值8 394亿元，占全行业比重为46%。其中，化学药品原料药3 305亿元，占比18%；化学药品制剂5 089亿元，占比28%；中药制剂共实现总产值5 156亿元，占全行业比重为28.5%。其中，中药饮片1 020亿元，占比5.5%；中成药实现总产值4 136亿元，占比23%；生物生化制品实现总产值1 853亿元，占比10%；医疗器械1 573亿元，占比9%。卫生材料及医药用品实现总产值1 172.1亿元，占比6%；制药专用设备实现总产值37.6亿元，占比0.5%。其中，2012年中药饮片加工、生物生化制品、医疗仪器设备及器械以及卫生材料及医药用品等子行业实现的产值占医药行业总产值的比重均比2006年有所提升。

从不同生产企业结构来看，化学药品、中药制剂生产企业占比较高，2013年分别达到32.25%和31.88%。从2006年以来，不同生产企业结构发生了变化。生物医药企业占行业内企业数量的比重已从2006年的8.17%上升到2013年的11.94%；中成药企业从21.51%微降到21.03%；中药饮片从7.88%上升到10.85%；化学药品生产企业比重则从34.87%下降到32.25%；卫生材料及医药用品生产企业比重从7.14%上升到8.66%；医疗仪器设备及器械制造生产企业比重从12.01%上升到13.89%；制药专用设备制造生产企业比重从1.69%微降到1.38%。这些基本情况说明了我国从事高端生物医药的生产企业正在迅速成长。

（五）行业进入壁垒较强

我国医药制造行业的行业壁垒主要体现在以下方面。

1. 技术壁垒   自主研发能力是医药制造最重要的核心竞争之一，对医药企业的发展起着决定性影响。医药制造行业涵盖了实验室、中试和生产过程，同时具有跨专业应用、多技术融会、技术更新快等特点。因此，对相关企业的全面技术开发能力要求非常高。

2. 法规壁垒   除一般性法律、法规以外，医药行业企业还要具备《中华人民共和国药品管理法》规定的经营条件，主要包括：具有依法经过资格认定的药学技术人员、工程技术人员及相应的技术工人；具有与其药品生产相适应的厂房、设施和卫生环境；具有能对所生产药品进行质量管理和质量检验的机构、人员以及必要的仪器设备；具有保证药品质量的规章制度；需要取得《药品生产许可证》；通过药品生产质量管理规范（GMP）认证。由于我国医药行业普遍存在生产企业多、规模小和抗风险能力低的特点，国家目前正在通过新版GMP、药品经营质量管理规范（GSP）认证以及推行兼并重组等政策，逐步淘汰弱小企业，以提高行业的市场集中度。

3. 资金壁垒   医药制造行业是高投入、高产出行业，其新产品开发投入高，周期长，风险大。重要生产设备多数需要进口，且价格昂贵。产品销售渠道复杂，环节多，资金周转偏慢，销售费用所占比例较高。因此，新进入者通常需要很长的启动时间，资金压力较大。

4. 市场壁垒   我国国内制药市场的竞争格局基本形成，数家优势企业正逐步形成各自的技术特色。与行业后来者相比，它们具有一定的品牌优势、技术优势、规模优势和品种优势等。这些无疑加大了后来者进入市场的难度。

（六）生产主体结构多元

随着改革不断深化，药品生产主体发生了变化。药品生产对民间资本和外资放开后，一批新型制药企业发展壮大，股份制和民营经济发展迅速，形成了国有、民营、外资共同发展的局面。2012年，私营企业及其他企业数量占药品制造企业总数的42.5%，股份制企业占36.5%，外商及港澳台投资企业占18.5%，国有及国有控股企业占1.8%，集体企业占0.7%；股份制企业、外资企业、私营企业及其他的营业收入分别占全行业的40.6%、27.1%和27.4%，利润分别占全行业的47.0%、27.8%和22.4%。可以看出，股份制企业、外资企业、私营企业在我国药品制造行业中占主导地位。

（七）空间格局初步形成

经过多年的市场选择和生产力布局调整，我国医药制造产业集群已初步形成以"长三角""环

渤海"和"珠三角"三大医药工业集聚区为核心,内陆优势地区加快发展的空间结构格局。2012 年"三大经济区"占全国医药工业总产值和利润总额分别为 56% 和 62%。

"长三角"地区拥有最多的跨国生物医药企业,在研发与产业化、外包服务、国际交流等方面具有较大优势,已逐步形成以上海为中心的生物医药制造产业集群。此外,"长三角"医药工业形成了较为完整的产业链,地区专业化程度高,产业竞争力在全国占有优势地位。"环渤海"地区生物医药人力资源储备最强,拥有丰富的临床资源和教育资源。各省市在医药制造产业链方面具有较强的互补性,以北京为龙头形成了创新能力较强的产业集群。"珠三角"地区市场经济体系成熟,医药流通体系发达,毗邻港澳地区,对外辐射能力强,围绕广州、深圳等重点城市形成了商业网络发达的生物医药制造产业集群。

内陆地区方面,中部地区逐步形成各有发展特色的生物医药制造产业集群。长株潭城市群拥有长沙高新区、浏阳生物医药园等多个生物医药制造产业基地,产业基础雄厚;武汉城市群聚集了各类研发机构及知名企业 300 余家,已形成支撑创新、产业化发展,较为完善的平台和环境。西部地区的四川、重庆也已经具备较好的产业基础,其中,成渝经济圈在生物医学工程领域创新活跃,是西部地区重要的生物医药成果转化基地。在东北地区,以长春市为核心的"长吉图"地区是亚洲规模较大的疫苗生产基地。

总体来说,我国药品行业的生产力布局整体已经初具雏形,基本形成了以东部沿海为核心,中西部内陆优势地区崛起的产业空间格局。

三、我国医药制造产业政策

产业政策有广义与狭义之分。狭义上的产业政策指政府机构有计划地对特定产业结构的变动进行调整、干预和规制的总和,是国家为弥补市场机制失灵而采取的补救措施;广义上的产业政策是政府机构为了实现一定的经济和社会目标而对产业的形成和发展实施的各种政策的总和。

由于医药制造产业涉及面极广,我国制定的相应政策繁多,限于篇幅本文只从公平竞争审查制度、医药制造产业组织政策、医药制造产业结构政策、药品质量标准政策、药品集中采购政策、医疗保险政策、药品专利强制许可制度 7 方面进行介绍。

(一)公平竞争审查制度

2017 年 10 月,国家发展和改革委员会联合四部门发布了《公平竞争审查制度实施细则(暂行)》(以下简称《实施细则》),建立公平竞争审查工作部际联席会议制度,并对审查基本流程以及书面审查结论作了更具有可操作性的规定。根据其中规定,公平竞争审查制度规范的主体是政策制定机关,审查的对象是关于市场准入、产业发展、招商引资、招标投标、政府采购、经营行为规范、资质标准等涉及市场主体经济活动的行政法规、地方性法规、规章、规范性文件和其他政策措施,审查标准总结起来是没有法律、法规依据,各地区、各部门不得出台有损市场主体自身合法权益或不合理增加其义务的政策措施,出台具有排除、限制竞争效果的政策措施。通过以上规定,公平竞争审查制度从源头上防止和纠正行政垄断的发生。

(二)医药制造产业组织政策

1. 医药制造企业兼并重组政策　相比全球药品市场行业的集中度,我国医药制造企业集中度仍旧较低。与发达国家相比,我国医药制造产业起步晚,资金投入不足且分散,加之经济发展水平受限,在医药生产企业中,大型企业数量较少,企业产值、增加值比重偏低,中小企业的数量基本占总数七八成以上,"小、散、乱"现象普遍存在,产业集群程度低,难以形成规模经济。因此自 2016 年以来,国务院办公厅、工业和信息化部、商务部等主体发布了一系列政策措施,诸如《国务院办公厅关于促进医药产业健康发展的指导意见》《全国药品流通行业发展规划(2016—2020 年)》《国务院办公厅关于进一步改革完善药品生产流通使用政策的若干意见》等。这些政策的内容都是基于当前医药制造产业规模小的现状,鼓励医药制药、器械、流通企业强强联合、做大做强,促使落后企业退出,减少重复低水平建设,降低资源的浪费。

2. 市场准入政策　一般药品生产上市需要经过 3 个环节,首先需要根据《药品生产监督管理办法》获得药品生产许可证。其次,由国家食品药品监督管理部门药品审批中心负责药品批准文号,包括新药临床试验审批和新药生产审批。最后一步是 GMP 认证。

简要而言,GMP 要求生产企业从原料的选取、人员的安排、安装的设备等各方面都必须达到规定的水平,让企业能够对照标准建立起自己的规范流程,使得生产企业能够在日常管理中及时发现生产过程中存在的问题并得以整改完善,GMP 认证很好地保证了药品的质量。2017 年 11月,《国务院关于取消一批行政许可事项的决定》中提出取消 GMP、GSP 认证,将 GMP 和 GSP 认证整合为一项行政许可。这一举措代表了政府正在转变药品监管思路,由重门槛改为重监督,在制药企业日常生产经营中加密"飞行检查"等监督手段的频率,使得制药企业反而更难偷工减料、违法经营。

依据我国相关法律法规,原料药生产企业要花费许多资金以及研发成本才能取得认证,具体来说企业必须获得以下 4 项认证:一是环保测评;二是安全生产认证;三是消防验收评定;四是有关药品生产认证,即药品注册、药品生产许可和药品 GMP 认证等。值得一提的是,国家药品监督管理局还会根据实际发展情况逐步改变 GMP 的认证标准,还会每间隔 5 年对制药企业进行重新认证。制药企业在取得上述所有资质到进入正常生产,整个过程至少经过 1～2 年的时间,还得投入大量资金才能维持生产。由于原材料市场准入所需跨越的门槛过多,从而使得少数大规模企业占据市场,取得垄断地位也就可能难以避免。

(三) 医药制造产业结构政策

1. 价格管理政策

(1) 取消绝大部分药品政府定价。自 2015 年 6 月,取消政府定价(麻醉和第一类精神药品除外),并规定未来将通过推进相关药品采购机制,颁布医疗保险支付标准、大力推进价格行为监管等一系列措施,逐步使医药价格交由市场竞争自发形成,最终形成完全交由市场自由竞争为基础的药品价格机制。目前还剩余 40 多种麻醉和第一类精神药品实行政府指导价管理,这是考虑到随着麻醉药品和第一类精神药品的使用量逐渐增大,既要保证医疗正常需要,规范临床使用,又要避免麻醉药品和第一类精神药品流入非法渠道。因此目前实行严格的价格规制措施,仍由政府主导控制价格,确保价格及市场平稳。

(2) 关于低价药的最高上限控制。为促进低价药品的生产,确保低价药量满足市场需求,解决一些常用低价药品供应不足的问题,按照低价药品具体所需成本以及当前市场变化供求情况,对低价药品将采取每日最高使用费用限制,实际交易价格交由市场竞争形成,建立起比以往更加灵活的供求反应机制。并且,将改变传统公开招标的做法,对低价药实行直接挂网采购,不再参与竞价招标,从而杜绝价格恶性竞争情况的发生。现今执行低价药管理政策的约有 800 种。该项政策的实施,在促进低价药品恢复生产供应的同时,又抑制了低价药品价格的过快上涨,减轻社会医药费用负担。虽然政策制定的初衷是为了保护消费者利益,但是限定的价格低于企业理想价格水平时,就会导致其服务质量下降、产品种类减少,因为现有企业可能没有积极性提供更多的产品。

(3) 全面放开非公立医疗机构医疗服务价格。自 2014 年 3 月,全面放开非公立医疗机构价格、支持利用社会力量办医的政策措施,确立了由其所提供的医疗服务价格都实行市场调节,具体价格将由医疗机构自身依据公平、合理等原则制定实施。该项政策有利于充分发挥市场机制作用,引导药品价格合理形成。

2. 财税政策　税收政策对于产业的发展具有很大的影响,因为医药制造产业自身具有高投入的特性,对于税收减免政策更是特别敏感,它能让企业拥有一笔丰厚的发展资金。通过税收减免来扶持医药制造产业也为各国所采用,通过税收政策促进医药制造产业创新发展,特别是对各种新型、特色、急需药的制造企业的优惠力度，以便促进医药制造产业迅速发展壮大。

3. **环境政策**　医药行业一直被认为是重污染行业。2014年4月《环境保护法》实施，环保标准提高和监督检查加强，对医药工业绿色发展提出更高要求，促进了医药制造产业绿色改造升级和绿色安全发展，相应原材料等医药生产企业压力加大。2016年11月，工业和信息化部出台《医药工业发展规划指南》，提出绿色生产技术开发应用。2016年11月，国务院发布《"十三五"生态环境保护规划》，提出原料药行业达标排放。2017年8月，环保部发布《京津冀及周边地区2017—2018年秋冬季大气污染综合治理攻坚行动方案》。

通过以上政策的颁布实施，可以预见老旧小企业在环保成本上升的压力下，可能难以完成产品升级改造，或面临退出市场的困境。随着工业化水平的提高，煤炭、水泥等落后的产能产生的二氧化硫、一氧化碳等大气污染排放物严重污染了生态环境，要从根本上解决问题，首先就要从产业结构上调整，淘汰落后产业。值得注意的是，环境保护政策的实施虽然意在降低医药行业的负外部性，但它加重了医药企业的负担，降低了企业的竞争力，也限制了市场准入。而且过高的环境标准可能导致价格上涨，产品种类减少。

（四）药品质量标准政策

1. **药品质量标准的定义**　药品质量标准是国家对药品质量、处方、制法、规格及检验方法所作的技术规定，是药品生产、经营、使用、监督共同遵循的技术标准，也是药品监管的法定技术依据，在药品生产和质量监督中发挥着重要作用，代表国家药品质量控制水平。

2. **药品质量标准的分类**　药品质量标准分为法定标准和企业标准，法定标准又分为国家标准和地方标准，国家药品标准包括《中国药典》、部（局）颁标准和注册标准，地方标准包括各地方的《中药材标准》《中药饮片炮制规范》等。

国家药品标准除《中国药典》、原卫生部颁布的药品标准、《中国医院制剂规范》、国家药品监督管理局颁布的国家药品标准《新药转正标准》等成册标准外，还有注册标准等大量的未成册标准，如国家药品监督管理局每年均颁布新药和仿制药品标准等，以及国家药品监督管理局印发的药品检验补充检验方法和检验项目。

此外，药用辅料及药包材与药品质量密切相关，包括2015年版《中国药典》收载的270种药用辅料标准、《国家药包材标准》等。

（五）药品集中采购政策

药品集中招标采购是指众多医疗机构共同通过药品集中采购组织，选择一些药品通过集中采购，以量换价，获得药品价格降低的目的，同时这也是我国医药体制改革中的一大重要措施。

2019年1月1日国务院办公厅印发《国家组织药品集中采购和使用试点方案》（下称《方案》）选择北京、天津、上海、重庆和沈阳、大连、厦门、广州、深圳、成都、西安11个城市，从通过质量和疗效一致性评价（含按化学药品新注册分类批准上市，简称一致性评价，下同）的仿制药对应的通用名药品中遴选试点品种，国家组织药品集中采购和使用试点，实现药价明显降低，减轻患者药费负担；降低企业交易成本，净化流通环境，改善行业生态；引导医疗机构规范用药，支持公立医院改革；探索完善药品集中采购机制和以市场为主导的药品价格形成机制。《方案》指出，要按照国家组织、联盟采购、平台操作的总体思路，即国家拟定基本政策、范围和要求，组织试点地区形成联盟，以联盟地区公立医疗机构为集中采购主体，探索跨区域联盟集中带量采购。

国家医保局联合八部委联合公布《国务院办公厅关于印发国家组织药品集中采购和使用试点方案的通知》旨在推动解决试点药品在11个国家组织药品集中采购和使用试点城市（以下简称试点城市）和其他相关地区间较大价格落差问题，使全国符合条件的医疗机构能够提供质优价廉的试点药品，让改革成果惠及更多群众；在全国范围内推广国家组织药品集中采购和使用试点集中带量采购模式，为全面开展药品集中带量采购积累经验；优化有关政策措施，保障中选药品长期稳定供应，引导医药产业健康有序和高质量发展。

（六）医疗保险政策

医疗保险市场是医药企业都十分重视的市场，因为通常患者在选择药品时都倾向于选择医保目录里的药品，患者可以通过报销，降低自身所要支付的药费，所以只要药品能够进入医保目录，就能够取得极大的竞争优势。

2019 年 10 月 16 日，国家医疗保障局印发了《关于印发疾病诊断相关分组（DRG）付费国家试点技术规范和分组方案的通知》（医保办发〔2019〕36 号，以下简称《通知》），正式公布了《国家医疗保障 DRG 分组与付费技术规范》（以下简称《技术规范》）和《国家医疗保障 DRG（CHS-DRG）分组方案》（以下简称《分组方案》）两个技术标准。其中，《技术规范》对 DRG 分组的基本原理、适用范围、名词定义，以及数据要求、数据质控、标准化上传规范、分组策略与原则、权重与费率确定方法等进行了规范。

此外，《通知》要求各试点城市要按照统一的技术规范和分组方案开展有关工作，打造试点"一盘棋"，精准"本地化"，使国家医疗保障疾病诊断相关分组（China healthcare security diagnosis related groups，CHS-DRG）成为国家医保领域的"通用语言"。强调试点城市医保部门统一使用医保疾病诊断和手术操作、医疗服务项目、药品、医用耗材和医保结算清单等 5 项信息业务编码，做好相应的信息系统建设以及人员培训、监测评估、智能监测等工作。

（七）药品专利强制许可制度

通过保护知识产权来促进技术创新是专利制度的重要作用之一，但在极为特殊的情况下，国家为保障公众健康，通过国家强制力，不经过药品专利人同意，许可第三人使用药品专利技术，从而平衡专利权保护与公众健康需要之间的关系。

药品专利强制许可，主要是指专利主管部门根据申请人的药品专利许可申请，不需要经过药品专利权人同意，由国家专利主管部门许可申请人实施专利药品或者仿制药品生产的一种法律制度，且被许可人须向专利权人支付一定的使用费。强制许可的实施需要满足两个前提条件：第一，有法律授权；第二，基于紧急状态、非常情况或公共利益。

药品专利强制许可是防止药品专利权滥用的重要手段之一，是从法律层面推进药品专利权运用、防止药品专利技术垄断、限制专利权利滥用、实现专利权人与公众利益平衡的重要威慑手段和调节机制。

第五节　医疗仪器设备及器械制造业

一、医疗仪器设备及器械制造业概述

国家统计局发布的《健康产业统计分类（2019）》将我国医疗仪器设备及器械制造业分为 8 个中类：

1. **医疗诊断、监护及治疗设备制造**　指用于内科、外科、眼科、妇产科、中医等医疗专用诊断、监护、治疗等方面的设备制造。

2. **口腔科用设备及器具制造**　指用于口腔治疗、修补设备及器械的制造。

3. **医疗实验室及医用消毒设备和器具制造**　指医疗实验室或医用消毒、灭菌设备及器具的制造。

4. **医疗及外科用器械制造**　指各种手术室、急救室、诊疗室等医疗专用手术器械、医疗诊断用品和医疗用具的制造，不包括兽医用手术器材、医疗诊断用品和医疗用具的制造。

5. **机械治疗及病房护理设备制造**　指各种治疗设备、病房护理及康复专用设备的制造。

6. **康复辅具制造**　指假肢、矫形器、轮椅和助行器、助听器和人工耳蜗等产品和零部件的制造，以及智能仿生假肢、远程康复系统、虚拟现实康复训练设备等其他康复类产品的制造。

7. **眼镜制造**　指以促进健康为目的的眼镜成镜、眼镜框架和零配件、眼镜镜片、角膜接触镜（隐形眼镜）及护理产品的制造。

8. **其他医疗设备及器械制造**　指外科、牙科等医疗专用家具器械的制造，以及其他未列明的医疗设备及器械的制造，不包括兽医用家具器械的制造。

二、我国医疗仪器设备及器械制造业发展特征

（一）我国医疗器械产业结构

1. **大、中型企业仍为主力军，小企业较多**　现阶段，对于医疗器械产业来说，大、中型企业虽然数目不多，但是其产值可占到整个产业的一半以上；小型企业虽然较多，但是相应产值贡献相较于大企业而言较为有限。同时，大、中型企业明显发挥了其骨干作用，同时也是科技进步的重要力量。

2. **新兴企业持续出现，产业格局变化明显**　随着军工转轨企业以及科研单位等不断向着医疗器械产业转变，再加之外商的持续投入，使得生产技术以及产品得到有效更新。此外，像国有、民营以及集体等所有制形式的企业不断融入该行业，充分展现了行业具备的多体制以及多学科特点，确保产业队伍得以有效壮大。

（二）我国医疗器械产品结构

1. **医疗器械市场呈现多层次化**　当前国内能够生产诸如电子、光学、超声以及激光等类型的仪器，其门类可达 47 种。而市场主体仍旧是地级市和其之下的卫生结构设备。大部分器械仍旧为量大面宽、常规形式的产品，并且大多都是中低档。至于省级或者是三级以上的医院，其无论是手术器械形式还是设备类型的产品，虽然可以生产，但仍需要进口。

2. **产品门类不断扩充，但仍未构成自身品牌**　就产品生产来说，其分布仍以一次性以及常规产品为主，甚至连一次性形式的过滤器都有很多企业生产。这种低水平并且重复性较高的生产当前仍有增无减。但是近些年在大型设备方面也出现了"重复"情况，比如针对医学图像展开的存储以及通信系统等便有很多企业正在研究以及生产，但仍未构成名牌产品。

3. **产品结构因科技推动而调整迅速**　因计算机、微电子、生物医学等诸多高新技术的不断应用，诸如螺旋 CT、数字化彩色 B 超以及数字减影血管造影技术系统等产品不断推出，确保知识产权以及创新力度不断加强，确保该产业产生新的增长点。同时，科技队伍也在持续壮大，人才不断向着医疗器械领域聚集。企业当中的科技人员能够占到 15%，而研究机构通常在一半以上，科技开发也正是以他们为核心才得以高效发展。很多高等院校都进行了重点实验室的构建，以高新技术为导向展开研究以及开发。

（三）我国医疗器械监管体系

1. **战略规划方面**　早在 2011 年，科技部等部门联合制定发布《医疗器械科技产业发展专项规划（2011—2015 年）》；2012 年启动"医疗器械重点专项"，重点布局数字化 X 射线机、彩超、磁共振成像、PET-CT 等重大战略性产品的开发；2013 年，国家发展和改革委员会、工业和信息化部等部门共同组织实施"高性能医学诊疗设备专项"；2014 年，国家食品药品监督管理总局出台《创新医疗器械特别审批程序（试行）》；2015 年，国家卫生和计划生育委员会联合工业和信息化部召开推进国产医疗设备发展应用座谈会并签署合作协议，开展优秀国产设备遴选工作。随着《中国制造 2025》《健康中国 2030》作为国家战略全面推进，医疗器械领域的发展重点聚焦于"精准化、科技化、网络化、服务化"的趋势突显，大力推动"产、学、研、医、检"联合产业化推进，促进医疗器械科技创新和工业制造向"可行性、价值性、应用性"的正确方向发展。

为了保障医疗器械的安全、有效，鼓励医疗器械的研究与创新，推动医疗器械产业发展，2017 年 10 月 8 日，中共中央办公厅、国务院办公厅联合印发《关于深化审评审批制度改革鼓励药品医疗器械创新的意见》，这是自 2015 年 8 月《国务院关于改革药品医疗器械审评审批制度的意

见》后，又一个重要的纲领性文件，为我国药品医疗器械科技创新提供了更大支持。

2. 监管部门设立方面 我国医疗器械行业主管部门主要为国家药品监督管理局负责全国医疗器械的监督管理工作；同时，国家卫生健康委负责制定医疗机构和医疗服务全行业管理办法并监督实施。国家发展和改革委员会负责组织实施医药工业产业政策，研究拟订医疗器械行业发展规划，指导行业结构调整和实施行业管理。县级以上工商和市场监督管理部门依法对医疗器械广告进行监督管理。

3. 法律法规方面 我国对医疗器械产品实行的分类管理依据是《医疗器械监督管理条例》。2018 年 1 月 12 日修正版《中华人民共和国计量法》，对列入《中华人民共和国强制检定的工作计量器具明细目录》的医疗器械实行计量监督和计量认证。《中华人民共和国进出口商品检验法》对列入强制性《检验检疫机构商品目录》的进出口医疗器械产品实行商检。1995 年，卫生部发布《大型医用设备配置与应用管理暂行办法》及《实施细则》，对大型医用设备实行"三证"管理。2010 年 1 月 18 日，卫生部颁布的《医疗器械临床使用安全管理规范（试行）》，对医疗器械的临床使用安全问题进行了系统、全面的规范。该《规范》要求在医疗机构建立医疗器械安全管理体系和涵盖医疗器械采购、验收、评价、检测、考核、维护等使用全过程的一系列管理制度，以实现对医疗器械使用风险的全过程控制。

4. 市场监管方面 除上文提到监管部门外，我国医疗器械行业自律性组织主要包括中国医疗器械行业协会、中国医学装备协会等。中国医疗器械行业协会是行业内部管理机构，主要负责开展行业发展问题的调查研究，组织制定并监督执行行业政策，以及受相关政府部门的授权和委托，参与制定行业发展规划等多项工作。

5. 标准、检验检测和审评方面

（1）标准：由于医疗器械是救死扶伤、防病治病的特殊产品，为此国际标准化组织（ISO）颁布了 ISO 13485 标准。该标准自 1996 年发布以来，得到全世界的广泛实施和应用。目前实施版本是 ISO 13485：2016《医疗器械质量管理体系 - 用于法规的要求》。

我国医疗器械企业按 ISO 13485 标准建立质量管理体系，实施质量管理体系工作起源于 1995 年。20 多年来，在各级医药行政监管部门的大力推动下，医疗器械企业已经逐步建立和完善了质量管理体系，有数千家企业通过了认证。很多通过 ISO 13485 质量体系认证的企业也得到了良好的社会效益。

（2）检验检测：近年来，我国国家药品监督管理局在完善医疗器械技术检测体系建设方面，重点做了三方面工作：一是继续完善医疗器械检测机构总体布局，构建以食品药品监管系统内设置的医疗器械检测机构为主，隶属于高等院校和科研院所，具有专业特长和技术实力的检测机构为补充的医疗器械检测机构基本格局。二是要通过宏观调控和国家财政项目支持，填补空白检验项目，提升检测能力。三是要进一步规范对检测中心的管理，坚决取消不合格的认可项目，切实发挥好医疗器械技术支持体系的重要作用。

（3）审评机制：我国医疗器械注册技术审评工作由国家和地方技术审评机构承担。境内第二类器械由省级食品药品监督管理部门审查批准。进口及国产第三类器械由国家医疗器械技术审评中心负责技术审评，由国家药品监督管理局批准。

经过 20 多年的发展，我国医疗器械注册审查工作在借鉴国际先进经验并取得进步的同时也出现了一些问题，特别是中国缺乏第三方审评机制，影响了一部分医疗器械产品及时上市。2015 年国务院《关于改革药品医疗器械审评审批制度的意见》中指出，"将食品药品监管总局列为政府购买服务的试点单位，通过政府购买服务委托符合条件的审评机构、高校和科研机构参与医疗器械技术审评技术及临床试验审评工作"。探索中国医疗器械第三方审评机制的政策设计并适时引入，有助于优化监管资源配置，提高医疗器械技术审评质量和效率，推进中国医疗器械行业的健康发展。

6. 上市后的医疗器械检测方面　我国于 2009 年颁布了《医疗器械不良事件监测和再评价管理办法（试行）》，新修订的《医疗器械监督管理条例》中也将医疗器械再评价、不良事件报告和召回制度作为上市后监管的 3 个主要手段，逐步扭转医疗器械"重产品审批，轻过程监管"的局面。

第六节　我国健康产业新业态

一、与健康产业新业态相关的概念

1. 健康产业新业态　健康产业新业态是指与我国经济发展新常态相适应的新兴健康产业的常态化，是相对于旧的医疗产业或"疾病产业"而言的健康新产业的概念。健康产业新业态或新兴健康产业是以人的健康为中心，以适应和满足人民群众日益增长的多层次、多样化健康需求为引领；以老百姓面临的突出健康问题（亚健康状态问题、慢性疾病风险飙升问题、环境健康问题、老龄人口健康问题、生殖健康问题、健康素养与健康自我管理能力低下等）为焦点，以解决人民群众对健康生活和健康长寿的美好愿望与健康供给不平衡不充分之间矛盾为根本目标，以加快发展智能健康新技术、新产品为抓手，以健康全方位、全生命周期、全人群覆盖、疾病全过程、全产业链条为基本特征。健康产业新业态或新兴健康产业主要有：生殖健康产业、亚健康产业、健身休闲运动产业、智慧养老产业、睡眠健康产业、数字健康产业、健康旅游产业、中医 / 民族医药健康产业、健康食品与营养产业、自然健康与抗衰老产业、健康会议会展及健康园区产业等。

2. 健康产业的五大新常态　①从以传统医疗医药为中心向以人的健康为中心转变，实施全生命周期的健康管理；②通过全人群慢性病风险因素预防或零级预防、慢性病高风险人群筛查与跟踪干预、慢性病早查早诊及早期康复等，实施慢性病健康管理；③发展健康科技服务业、生物技术产业、健康大数据与人工智能等健康科技产业；④通过"老有所为和老有所依"，融合养老新模式来发展智慧养老产业；⑤发展网民健康产业和流动人口健康管理服务及信息消费。

3. 健康产业新模式　借助互联网和人工智能，加快构建可支付的全人群差异化、多样化、个性化的全链条健康产业新模式。

4. 健康产业新体系　走出传统医疗、医药制造产业旧格局，打造疾病"防、诊、治、康"全程产业新体系，大力发展养生保健、健康体检、第三方医学检验、医学影像、养老康复等。

5. 健康服务　2014 年 4 月，国家统计局发布的《健康服务业分类（试行）》将健康服务业界定为"以维护和促进人类身心健康为目标的各种服务活动"，主要包括医疗卫生服务、健康管理与促进服务、健康保险和保障服务以及其他与健康相关的服务。

按照服务性质，健康服务可以分为医疗卫生服务业和健康相关服务业两大类，其规模大于卫生总费用。其中医疗卫生服务业是健康服务业的核心内容，主要包括《健康服务业分类（试行）》中的医疗卫生服务，健康管理与促进服务中的政府与社会组织健康服务业，健康医疗保险和保障服务，其他与健康相关服务中的健康相关产品零售等；健康相关服务业则包括健康管理与促进服务中的健康科学研究和技术服务、健康教育服务、健康出版服务、社会健康服务、体育健康服务、健康咨询服务，其他与健康相关服务中的健康相关产品批发服务、健康设备和用品租赁服务等。

从行业发展角度来看，我国健康服务产业目前主要包括医疗服务产业、医药及医疗器械产业、保健品产业、健康管理服务产业、健康养老服务产业、健康保险服务产业和运动健身服务产业七大模块。

6. 健康服务新业态　健康服务新业态是指相对于旧的医疗服务而新兴起的健康服务业态，主要包括健康管理（体检）服务、慢性病健康管理与促进服务、"互联网 + 健康管理"服务、健康 + 保险服务、健康传媒服务与健康咨询评价服务等。

二、我国健康产业新业态发展状况

随着技术进步、健康消费快速增长以及国家层面健康医疗大数据、"互联网+"医疗健康领域重要政策文件相继出台,近年来我国健康产业新业态发展迅速,产业经济与社会效益逐步显现。以医疗信息化为例,2017年我国智慧医疗产业规模达到375.2亿元,比2016年增长12.4%,预计到2020年将超过1 000亿元。

(一) 新兴技术产业化加快发展

1. 医疗健康物联网　物联网是信息产业中具有综合性和引领性的战略新兴产业领域。医疗健康是物联网应用的重要领域,《国务院关于推进物联网有序健康发展的指导意见》中明确提出,在医疗卫生领域,实施物联网典型应用示范工程,构建更加便捷高效和安全可靠的智能化社会管理和公共服务体系。根据工业和信息化部统计数据,我国已经形成芯片、元器件、设备、软件、系统集成、运营、应用服务在内的较为完整的物联网产业链,2015年物联网产业规模达到7 500亿元,"十二五"期间年复合增长率为25%。目前,我国医疗健康物联网应用主要集中在医院机构特别是大型三级医院,应用场景包括人员定位管理、婴儿防盗、物联网冷链管理、患者体温实时监控、输液管理、智能床位监测系统等。

目前,射频识别(RFID)手环已经成为应用范围最广的医疗健康物联网设备,主要用于保存用户的医疗单和个人信息,并由医院服务器负责接收、处理、存储设备生成的医疗数据,医护人员可通过手持终端获取患者病史、血型等信息,也可用于记录日常诊疗信息如输液、服药情况等,减少临床服务误差,保障医疗安全。

医院内部导航也是应用物联网技术的领域之一,主要运用蓝牙通信技术,将蓝牙定位信标贴在墙壁上,能够为患者提供与就诊流程相结合的导航、自主查询导航以及位置分享等服务,从而有效降低医院导诊投入,提升医疗机构整体服务质量和运营效率。

此外,物联网在高危孕产妇管理等人群和疾病领域应用越来越广泛,例如医院在产科设置护士健康工作站智能大屏,对住院患者和在家的高危孕产妇进行仪表盘式的管理。通过智能手机实现定位服务和基本生命体征连续监护。

2. 可穿戴医疗设备　集成芯片、高性能传感器、数据传输技术等的突破,为可穿戴医疗设备发展提供了动力。作为智慧医疗信息获取的重要入口,可穿戴医疗设备是健康产业新业态的重要领域。2016年,我国智慧医疗硬件市场规模达到229.32亿元,占智慧医疗全行业规模的66.79%。目前我国可穿戴医疗设备领域处在快速发展与转型阶段,可穿戴医疗设备厂商借助移动互联网、大数据、云计算技术,不断扩展服务范围,盈利模式由硬件销售向延伸服务转变。

除了服务于智慧医疗和互联网医疗健康外,越来越多的可穿戴医疗设备企业关注设备治疗功能,并将其作为研发和技术创新的主攻方向之一,主要包括电疗、磁疗、超声疗法、透皮给药等无创治疗技术,以及用于治疗老年痴呆的智能成像技术等。

3. 人工智能医疗　2017年7月,国务院印发的《新一代人工智能发展规划》,提出要深入把握医疗健康、养老等领域人民群众日益增长的需求,推动人工智能应用的创新提速,从而为百姓提供多样化、个性化产品和服务。近年来,随着算法的进步和数据储存成本大幅度下降,人工智能医疗领域总体规模已超过96亿元(2016年),年均增长近38%。"人工智能+医疗健康"模式应用取得显著进展,已经广泛拓展到医学基础科研、健康风险管理、新药创制、医学影像、诊断技术与设备等方面,在个体行为生活方式管理与促进、心理健康等方面也发挥着越来越重要的作用。

以依托人工智能技术开展的智能药物创新研发为例,计算机自主深度学习正在深刻改变着传统的药物研发模式。专业机构运用机器学习、大数据等方式,能够实现药物机制和生物化学过程筛选控制的精准化,提高试验效率和准确度,从而在很大程度上缩短创新药物研发周期,提高研发成功率,合理降低和管控创新药物研发成本与风险;借助计算机模拟,人工智能技术能够有效提高对药物安全性、毒副作用及其活性的预测水平。目前，人工智能技术已在包括心血管创新药物、抗肿瘤新药、部分传染病治疗药物等领域取得突破性进展，其中在加快抗击埃博拉病毒药物研究等方面的应用成效就引人关注。

从智能诊疗看，人工智能几乎已嵌入辅助诊疗过程，通过对接医师专业化诊疗数据和医学知识库，"学习"并模拟专业医务人员的思维方式和诊断路径，在综合分析基础上，辅助提供可靠的诊疗方案。从某种程度上说，智能诊疗领域可以看作人工智能相关技术在健康领域应用场景的核心内容，其中使用最广泛的是利用人工智能开展医学影像诊断，即借助深度学习从海量数据中不断获取诊断的特点，并将其运用到实际诊断中，帮助临床医师做出诊疗决策。从全国范围看，人工智能影像阅读系统已在国内一些专科医疗机构得到使用，能够在部分癌症疾病（如乳腺癌、肺癌等）、儿童生长发育异常等的诊断过程中发挥辅助性作用。

此外，人工智能技术也广泛应用于健康管理服务中，其模式通常是由人工智能技术对健康管理活动的相关环节进行"重塑"。应用场景集中在疾病风险因素识别、人工智能虚拟护士、互联网线上智慧诊疗、精准医学等方面。如通过风险识别掌握个体健康信息，借助人工智能技术综合分析，从而智能识别相应患病风险，并给出专业化建议。再如，虚拟护士系统能够科学采集和存储患者个人行为习惯和诊疗注意事项信息，通过对上述信息的分析挖掘，实现对患者健康情况的及时评估并提供健康生活指导。

4. 健康医疗大数据　借助移动互联网技术和物联网技术发展，我国健康医疗大数据领域发展进入"快车道"。据统计数据表明，2015 年，我国医疗大数据相关领域产业规模已接近 470 亿元，预计在 2020 年前将增长到 1 000 亿元。健康医疗大数据产业的发展由价值医疗驱动（即医疗服务质量与医疗成本的双赢），其潜在价值空间巨大，且产生于具体的应用场景，能够为居民、医疗服务机构、科研机构、医疗保险管理机构和商业保险公司以及公共健康管理部门等提供多样化的产品和服务。

健康医疗大数据应用具体包括以下几方面：第一，临床决策支持是健康医疗大数据的重要领域，主要通过巨量数据积累和基因检测技术等，帮助病情早发现、早干预，实现个性化的精确医疗，提高医疗服务质量和水平。第二，在医药研发领域，可以基于疾病、用药等数据建模，预测药品研发过程中的安全性、有效性、副作用等，并通过数据分析系统，减少人力、时间、物力等投入，降低药品药品研发成本。第三，在医疗支付方面，健康医疗大数据能够有效减轻现有支付体系压力，降低由病因不确定导致的资源浪费，优化并制定疾病诊断相关分组（DRGs）等多元化医保支付方式；通过药品流通数据优化医药流通环节，降低医药成本。同时，通过对疾病发生概率、医疗保险支付等数据的分析，提升健康保险机构新产品、新服务的研发创新设计和供给效益。此外，在医疗管理领域，通过若干医疗机构的数据收集，能够建立和完善区域及跨区的医疗管理大数据系统，通过数据整合分析、智能应用等提高医院运营管理效率。

（二）健康服务模式创新业态日趋活跃

1. 医药健康电子商务（医药"新零售"）　医药电商是依托互联网电子商务发展形成的新兴业态，主要指医疗机构、医药生产商、代理商、经销商、分销商、医药公司、医药信息提供商、第三方机构等以营利为目的，以互联网及移动互联网为基础来进行药品、保健品、器械等商品交易的各种商务活动（不包括医疗服务咨询等服务）。总体来看，目前我国主要医药企业重视完善健康领域生态链布局，据不完全统计，超过半数企业开展了互联网医疗相关业务，其中医药电商和药品从线上到线下（online to offline，O2O）服务是重点布局领域；此外，互联网科技企业参与医药电商热情高涨，如某家互联网公司，获得医药配送服务牌照，完善了其在药品电子监督码和数据库建设领域的战略布局。

从服务模式看，医药电商加速由单一线上交易的从商家到客户（business to customers，B2C）模式，向线上线下一体化的 O2O"医药新零售"模式转型。该模式将消费者、制药企业、零售药店、医院、医疗机构有机联系,形成串联"前端—终端—后台"的"闭环"。目前,我国医药电商领域企业众多,不仅有传统医药电商企业,也有药企和连锁零售药店,彼此之间有交叉与合作,模式各异。医药电商竞争的核心是在满足即时需求的基础上,突出差异化创新。例如,一家送药企业探索药剂师上门送药服务,即专业到家药事服务;某公司开展了"一分钟诊所"业务,打造"医+药"服务模式;某互联网企业根据道路交通情况,应用电子围栏技术,确保配送的及时性。

2. **新型健康管理中心** 部分机构通过创新服务模式建立了创新型健康管理中心。例如,在体检中心内部设立健康体检区、个案管理区、科研教学区、预防保健区、中医治未病区,由单纯健康体检、疾病检查向健康风险评估、健康干预随访及健康管理学科发展建设转变;创新推进预防接种、孕产妇健康管理、儿童健康管理的一体化母子保健服务;针对人群健康特征,制订个性化健康体检基本套餐(1+X),增加特殊疾病筛查项目,如心脑血管疾病、糖尿病、脑卒中筛查等。

(王 健)

思考题

1. 健康产业和产业经济学的定义是什么?

2. 健康产业和健康事业的区别是什么?

3. 医疗卫生服务业和我国社会办医的定义是什么?

4. 健康养老服务内涵、健康管理服务内涵是什么?

5. 查阅《健康产业统计分类(2019)》全文,思考以治疗疾病为目的的健康旅游业务为何没有被归为"健康促进服务"大类下的"健康旅游服务"中类?请讨论其中的监管等问题。(提示:可以查阅相关的媒体报道和政府文件作为论据)

6. 请根据《健康产业统计分类(2019)》对各子类的解释,并结合本章学习到的内容,谈谈你是否对某些健康相关行业的认识发生了改变,有何新感悟?

| 第六章 | 健康与宏观经济

本章要点

1. **掌握** 人力资本；人口老龄化；健康支出系数；国民收入分配；劳动生产率；健康投资。

2. **熟悉** 人口老龄化的经济效应；健康支出系数的变化；健康的初次分配和再分配效应；健康投资的经济效应。

3. **了解** 中国优化健康投资结构的基本思路。

第一节　健康与人口

在当代宏观经济分析中，人口因素越来越受到重视。长期以来，生产要素一般被划分为劳动、土地、资本和企业家才能，其中劳动指人类在生产过程中提供的体力和智力的总和。而这种体力和智力的载体，就是人口。人口作为基础变量之一，被广泛用于宏观经济问题的分析，如增长、通货膨胀、就业、国际收支等问题的分析。20世纪60年代以来，随着人力资本理论的兴起与发展，以人口为载体的人力资本被认为是最主要的资本，在经济增长中的重要性要高过物质资本。

健康是人口状况的重要评价指标，也是主要影响因素。健康通过对人口数量、人口质量、人口结构的影响，进而影响宏观经济。本节将从这3方面进行考察。

一、健康与人口数量

（一）人口增长率

人口增长率（growth rate of population）是一定时期内（通常为1年内）由人口自然变动和迁移变动而引起人口增长的比率。排除迁移变动因素，人口增长率与人口自然增长率相等。人口增长率是衡量人口数量的重要指标。

随着各国健康水平的提高，人口死亡率会不断下降，人口出生率则一般会先上升后下降，同时人口结构也会随之转型。

人口增长率在现代经济发展过程中呈现出先上升后下降的趋势。人口增长率的上升首先是由于人口出生率的上升引起的，然后再由人口死亡率的下降造成。在此之后，人口出生率会再次下降，同时人口死亡率会维持在一个较低水平，这会导致人口增长率的下降。据世界银行统计，1960年全球人口出生率为31.09‰，在1963年上升至36.11‰，之后便持续下降，2016年全球人口出生率为18.89‰，如图6-1所示。

（二）人口数量变化的三个阶段

在现代经济发展过程中，经济增长率的上升将先于人口出生率的上升和人口死亡率的下降。在人口出生率下降的同时，还会出现教育投资的上升。这一切现象的发生，都同预期寿命的增加

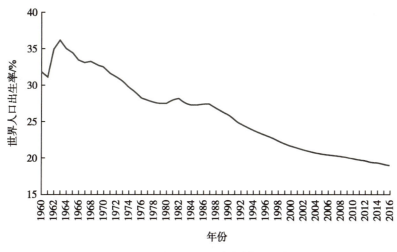

图6-1 世界人口出生率（每千人）

和死亡率的下降有关。而预期寿命和死亡率则主要由健康水平决定。根据人口增长率、人口数量和经济增长率的时间先后顺序，从人口结构变化的角度，可以把经济发展过程分为 3 个阶段，分别为马尔萨斯阶段、后马尔萨斯阶段、现代经济增长阶段。

第一个阶段为马尔萨斯阶段。在马尔萨斯阶段，技术进步和人口增长速度缓慢，偶然出现的技术进步使人口规模与人类社会的生产能力同比例扩大，人均收入长期围绕生存水平波动。马尔萨斯阶段的主要特点为：低经济增长率、高生育率和高死亡率、低人口增长率和低教育人力资本投资。

第二个阶段为后马尔萨斯阶段。在后马尔萨斯阶段，技术进步和人口增长速度加快，但是技术进步的速度快于人口增长的速度。后马尔萨斯阶段的主要特点为：高经济增长率、高生育率、低死亡率、高人口增长率和低教育人力资本投资。

第三个阶段为现代经济增长阶段。在现代经济增长阶段，技术进步速度大幅提升，但是人口增长率下降。现代经济增长阶段的主要特点为：高经济增长率、低生育率、低死亡率、低人口增长率和高教育人力资本投资。从马尔萨斯阶段到后马尔萨斯阶段，再到现代经济增长阶段，这个过程又被称为经济发展和人口结构转型过程。

由于死亡率指标在经济发展和人口结构转型过程中有特殊的作用，而健康状况又是死亡率的直接决定因素，所以健康在经济发展和人口转型中也就具有特别重要的作用。由此，健康也被认为是影响经济发展和人口结构转型的主要因素之一。

二、健康与人口质量

（一）人口质量与人力资本

人口质量的提高一般可以用人力资本存量的增加来表示。

人力资本与"物质资本"相对，又被称为"非物质资本"，是一个西方经济学概念。人力资本（human capital）是指体现在劳动者身上的资本，如劳动者的知识技能、文化技术水平与健康状况等。其主要特点在于它与人身自由联系在一起，不随产品的出卖而转移。人力资本通过人力资本投资形成，主要包括用于教育的支出、用于健康的支出等。

在现代经济的发展进程中，人力资本不仅表现为经济增长的引擎，更是经济持续发展的重要推力。其中，教育人力资本对经济增长的影响已经在各个国家和地区的经济实践中被得到证实，并被广泛重视。健康人力资本作为一种同教育人力资本相同性质的人力资本，不仅能够影响经济的增长，还能够影响教育人力资本的形成。

（二）健康对教育人力资本的影响

健康对教育人力资本的影响体现在经济发展面临的经济转型和人口转型过程中。一般来说，具体影响要通过"经济增长和经济发展 - 健康水平 - 死亡率和预期寿命 - 经济增长和经济发展"这样一个逻辑来阐述。具体来说，在婴儿的成活率存在不确定的情况下，人们生育孩子的数量和对孩子的教育投资都直接受到婴儿死亡率的影响。当死亡率很高的时候，为了维持一定数量的成活孩子和规避孩子教育投资的风险，人们可能会选择高生育率和低教育投资。当死亡率很低时，人们只需要一个较低的生育率就可以维持其想要的成活孩子数量。同时，由于在孩子身上的教育投资风险减小，人们也会增加对孩子的教育投资。

同时需要注意，死亡率直接取决于经济中的人均健康水平，而人均健康水平又由个人的收入水平和消费水平决定。因此，在长期经济增长和经济发展过程中，孩子的死亡率取决于经济发展水平。

在经济发展水平很低时，人均健康水平会很低，婴儿死亡率会很高，因此人们会选择高生育率和低教育投资；在高死亡率的作用下，实际人口增长率也很低，同时，低教育投资也会导致低人力资本和低人均产出水平。此时的经济就会出现一个高生育率、高死亡率和低人力资本投资的马尔萨斯阶段。随着经济的发展，收入水平不断提高，从而健康水平也不断提高，死亡率会逐渐下降。这时，即使生育率和教育投资水平不变，人口增长率也会增加；同时，由于人力资本投资较低，人均产出水平仍然很低，这时经济就进入后马尔萨斯阶段。当经济发展到一定的阶段，人均收入水平的提高使得健康水平极大提高，死亡率也随之下降，这时人们会选择低生育率和高教育投资。低生育率会降低人口增长率，高教育投资则会提高人均产出水平。这时就会出现一个低生育率和高教育投资的持续增长的现代经济。

三、健康与人口结构

从长期来看，健康水平的提高会延长预期寿命、降低死亡率，除了对教育投资的回报率产生影响之外，还会影响到经济中的人口结构，产生人口老龄化问题。

（一）人口老龄化

人口老龄化（aging of population）是整个社会的人口年龄趋向于老化，是随着社会总人口中年轻人口数量减少、年长人口数量增加所导致的老年人口比重不断上升的动态过程。人口老龄化有两方面含义：一是指老年人口相对增多，在总人口中所占比例不断上升的过程；二是指社会人口结构呈现老年状态，进入老龄化社会。国际上的通常看法是，当一个国家或地区60岁以上老年人口占人口总数的10%，或65岁以上老年人口占人口总数的7%，即意味着这个国家或地区处于老龄化社会。

据世界银行统计，1960年全球每100人中65岁及以上人口数量为5人，2002年全球65岁及以上人口比例为7.07%，标志着进入老龄化，2016年这个比例已经达到8.70%，如图6-2所示。

（二）人口老龄化的经济效应

上述分析说明随着健康水平的提高，整个经济中老年人口所占比重会越来越大。当健康水平提高使得老年人口所占的比重过大时，劳动力人口比重会下降，同时人们的健康消费和整个经济中的健康总支出也会增加，这两方面都有可能使得健康水平的提高成为经济增长的障碍。因此，健康水平的提高所带来的人口老龄化和健康支出的不断提高，可能是健康对经济增长产生负效应的原因之一。

另外，健康和预期寿命的提高除了通过人口老龄化提高健康投资而阻碍经济增长之外，也可能通过其他途径促进经济增长。例如，预期寿命的提高可能会提高人们进行教育投资的回报率，从而促进人们进行人力资本投资，这会有利于经济增长。预期寿命和死亡率的变化还可能会通过影响人们消费、生命周期储蓄以及生育率等影响长期经济发展。预期寿命的提高也可能会延长人们的退休年龄而弱化人口老龄化对经济增长的阻碍作用。

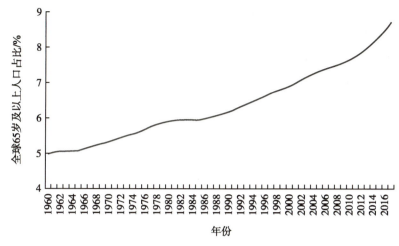

图 6-2　全球 65 岁及以上人口占比

具体来说,健康水平的提高所带来的预期寿命的增加或人口老龄化对经济增长具有以下 3 种效应:首先,预期寿命的增加使得个人死亡时间推后,这会使得整个社会总的教育人力资本折旧率减少,因而会促进长期经济增长;其次,预期寿命的增加使得个人学习后获得的未来预期工资流的贴现和增加,即个人进行教育人力资本投资的收益率增加,这会导致个人延长学习时间和增加教育投资,因而整个社会的教育人力资本总和也会增加,这也会促进长期经济增长;再次,预期寿命增加后,尽管个人退休时间会延长,但整个社会中退休的老年人口数量仍然会增加,这使得人均产出水平下降,因而不利于人均产出水平的增长,这会抑制长期的经济增长。当预期寿命比较短时,老年人口的比重一般比较小,预期寿命的前两种效应将起主导作用,因此预期寿命的增加将会促进经济增长,这一结论同发展中国家的情况相吻合。但是,如果预期寿命很长时,预期寿命对经济增长的第三种效应会成为主导力量,这时预期寿命的增加会抑制长期经济增长,这一结论符合发达国家的情况。总的来看,预期寿命对长期经济增长是一种"倒 U 形"的影响效应,如图 6-3 所示。

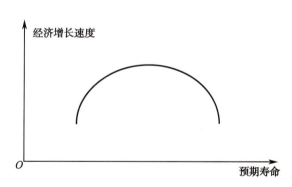

图 6-3　预期寿命对长期经济增长的影响

第二节　健康支出与国民经济收入

健康支出(health expenditure)指的是用于疾病预防、治疗、保健、康复健康教育等方面的支出。健康支出一般用一个国家或地区的卫生总费用来衡量,它反映在一定经济条件下,政府、社会和居民个人对卫生保健的重视程度和费用负担水平,以及卫生筹资模式的主要特征和卫生筹资的公平性合理性。

按照国家统计局的统计标准,我国卫生总费用有 3 个组成部分,分别为政府卫生支出、社会卫生支出、个人现金卫生支出。其中,政府卫生支出指各级政府用于医疗卫生服务、医疗保障补助、卫生和医疗保险行政管理、人口与公共卫生事务支出等各项事业的经费;社会卫生支出指政府支出以外的社会各界对卫生事业的资金投入,包括社会医疗保障支出、商业健康保险费、社会办医支出、社会捐赠援助、行政事业性收费收入等;个人现金卫生支出指城乡居民在接受各类医疗卫生服务时的现金支付,包括享受各种医疗保险制度的居民就医时自付的费用,可分为城镇居民、农村居民个人现金卫生支出，反映城乡居民医疗卫生费用的负担程度。

健康支出与国民经济收入之间有着密切的联系。本节将从两方面对两者之间的关系进行考察：一方面，从两者的数量关系进行考察，即从健康支出系数的角度进行考察；另一方面，从两者变化的速度进行考察。

一、健康支出系数

（一）健康支出系数的概念

一般来说，国民收入的变化是健康支出变化的决定性因素。随着经济增长和国民收入的增加，健康支出也会增加，具体表现为一个国家和地区的政府卫生支出、社会卫生支出、个人现金卫生支出的相应增加。

健康支出与国民收入的关系，可以用健康支出系数来表示。健康支出系数（health expenditure coefficient）指的是一个国家或地区的健康支出与国内生产总值（gross domestic product，GDP）的比例关系。我们用 HEC 表示健康支出系数，用 HE 表示健康支出，用 GDP 表示国内生产总值，那么健康支出系数可以表示为：

$$HEC = \frac{HE}{GDP}$$

健康支出系数一方面可以表示一个国家或地区对健康的资金投入力度，另一方面可以表示居民对健康的支付能力和重视程度。

（二）健康支出系数的变化

表 6-1 列出了部分国家和地区 20 世纪 60 年代以来健康支出系数的变化情况。通过数据可以看出，20 世纪 60 年代以来，从总体趋势上说，各个国家和地区的健康支出系数的变化是持续上升的。在 1960 年，表 6-1 中所列出的各个国家的健康支出系数，除了加拿大和美国以外，其他的均低于 5%，主要分布在 4% 左右。到 2010 年，这些国家和地区的健康支出系数均有较大幅度的提高，主要分布在 10% 左右。其中，美国的增幅最为显著，从 1960 年到 2010 年，其健康支出系数从 5.1% 增至 17.7%。这种变化趋势可以更加直观地从图 6-4 中看到。

表 6-1　1960—2010 年部分国家健康支出系数 /%

年份	澳大利亚	奥地利	比利时	加拿大	丹麦	芬兰	法国	德国	希腊	爱尔兰	意大利	日本	荷兰	瑞典	英国	美国
1960	4.1	4.3	3.4	5.4	3.6	3.8	4.2	4.7	3.2	3.7	3.3	3	3.9	4.7	3.9	5.1
1970	5	5.3	7	7	6.1	5.6	5.8	6.2	6.1	5.1	4.8	4.5	6.9	6.7	4.5	7
1980	7	7.6	6.4	7.1	9.1	6.4	7.6	8.7	6.6	8.4	6.8	6.4	7.5	8.8	5.6	8.8
1990	7.8	7.1	7.4	9	8.5	7.8	8.6	8.5	7.4	6.1	8	5.9	8	8.2	6	12
1995	8.2	8.2	8.6	9.2	8.2	7.5	9.5	10.6	9.6	6.2	7.4	6.8	8.4	8.1	7	13.4
2000	8.3	9.9	9.1	8.8	8.3	7.2	10.1	10.3	7.9	6.3	8.1	7.7	8	8.2	7	13.4
2005	8.5	10.4	10	9.8	9.8	8.4	11	10.8	9.7	7.6	8.7	8.2	10.9	9.1	8.3	15.8
2010	8.9	11	10.5	11.4	11.1	9	11.7	11.5	9.5	9.3	9.4	9.6	12.1	9.5	9.6	17.7

数据来源：OECD 中文官方网站，http://www.oecdchina.org/

中国健康支出系数的变化如表 6-2、图 6-5 所示。通过数据和图表可以看出，1990 年，中国的健康支出系数为 3.94%，1995 年降低至 3.51%，此后健康支出系数呈持续上升态势。其中，1995—2000 年、2010—2015 年增速较快，而 2000—2010 年增速较缓和。所以，1990 年以后中国健康支出系数虽然经历了波动和反复，但总体来说呈现出明显上升的态势。

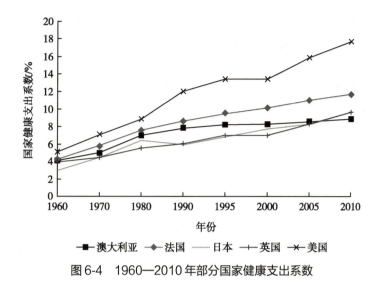

图6-4　1960—2010年部分国家健康支出系数

表6-2　1990—2015年中国健康支出系数变化情况

年份	卫生总费用/亿元	国内生产总值/亿元	健康支出系数/%
1990	747.39	18 872.9	3.96
1995	2 155.13	61 339.9	3.51
2000	4 586.63	100 280.1	4.57
2005	8 659.91	187 318.9	4.62
2010	19 980.39	412 119.3	4.84
2015	40 974.64	685 992.9	5.97

数据来源: 国家统计局年度数据. http://data.stats.gov.cn/easyquery.htm?cn=C01

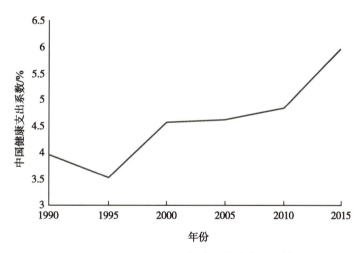

图6-5　1990—2015年中国健康支出系数

　　通过以上对多个国家和地区的考察我们可以发现,体现着健康支出和国民收入关系的健康支出系数,有着不断提高的趋势。这就意味着,随着经济社会的不断发展,健康支出在国民收入中的比例将会越来越高。导致这种变化趋势的原因是多方面的,如人们收入的提高、医疗技术的进步、疾病的变化、人们健康观念的转变等。

二、健康支出与国民收入的变化趋势

　　健康支出的增长速度,要与国民收入的增长速度相适应。已有的研究表明,健康支出的增速一般比国民收入的增速快 1%～2%。但这仅是对过往的总结,在不同的国家和地区,由于实际情况的差异和发展阶段不同,健康支出和国民收入的增速差异是不同的。

（一）OECD 国家健康支出与国民收入的增速比较

表 6-3、图 6-6 是 OECD 国家健康支出增速与 GDP 增速的情况。通过表、图可以看出,如果不考虑 2008 年经济危机的影响,健康支出增速与 GDP 增速具有很高的同步性,两者增速保持了相同的变化趋势。在多数年份中,健康支出的增速要高于 GDP 增速,如果不考虑危机影响的 2007 年和 2008 年,那么增速的差别在 1% 以内。但是在少数年份中,如 2005 年、2009 年、2010 年,健康支出增速低于 GDP 增速。

表 6-3　OECD 国家平均健康支出增速与 GDP 增速情况 /%

年份	健康支出增速	GDP 增速
2003	4.4	3.6
2004	3.9	3.1
2005	3.5	3.9
2006	3.5	3.6
2007	3.0	−0.1
2008	3.0	−4.8
2009	0.8	1.8
2010	0.2	2.0
2011	1.2	0.2
2012	1.1	0.9
2013	1.7	1.7
2014	2.7	2.4
2015	2.4	1.8

数据来源：OECD 中文官方网站. http://www.oecdchina.org/

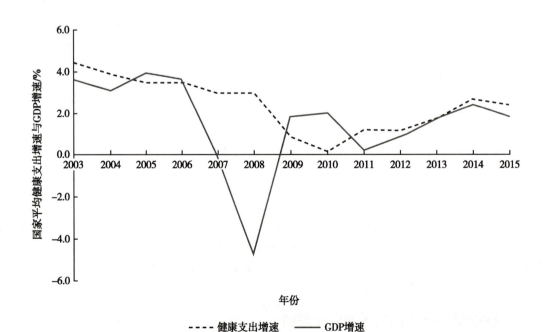

图 6-6　OECD 国家平均健康支出增速与 GDP 增速情况

（二）中国健康支出与国民收入的增速比较

表6-4、图6-7是2004年以来中国健康支出增速与GDP增速的情况。通过表、图可以看出，中国的情况与OECD国家有相似之处，即健康支出增速主要由GDP增速所决定。同时，中国的情况与OECD国家有很大的不同：第一，2004年以来中国健康支出的增速维持在一个较高的水平，年增长率均在10%以上，其中2008年、2009年和2011年超过了20%，分别为25.59%、20.68%和21.85%。第二，从图6-7中可以直观地看到，2004年以来中国健康支出增速持续高于GDP增速，但是增速之间的差别在不同年份是不同的。

当前中国健康支出增速远高于GDP增速，主要原因在于中国是一个发展中的大国。随着改革开放以来中国经济的持续健康增长，国家、社会和个人都对健康问题越来越重视，大量资源被投入健康领域，这就带来了健康支出的高速增长。

表6-4　2004—2016年我国健康支出与GDP的比较

年份	健康支出/亿元	健康支出年增长率/%	GDP/亿元	GDP年增长率/%
2004	7 590.29	15.28	159 453.60	10.1
2005	8 659.91	14.09	183 617.37	11.3
2006	9 843.34	13.67	215 904.41	12.7
2007	11 573.97	17.58	266 422.00	14.2
2008	14 535.40	25.59	316 030.34	9.6
2009	17 541.92	20.68	340 319.95	9.2
2010	19 980.39	13.90	399 759.54	10.3
2011	24 345.91	21.85	468 562.38	9.3
2012	27 846.84	14.38	516 282.06	7.65
2013	31 668.95	13.73	590 422.40	7.8
2014	35 312.40	11.50	635 910.00	7.3
2015	40 974.64	16.03	689 052.10	6.9
2016	46 344.88	13.11	743 585.50	6.7

数据来源：国家统计局年度数据. http://data.stats.gov.cn/easyquery.htm?cn=C01

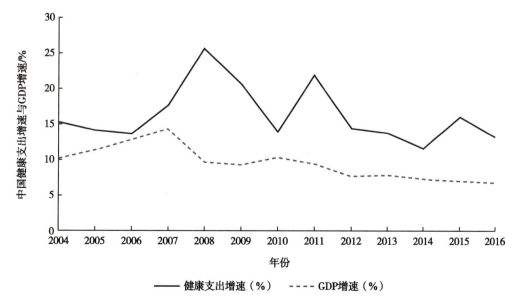

图6-7　2004—2016年我国健康支出增速与GDP增速的比较

综合以上两方面的分析，可以得到如下结论：第一，体现着健康支出和国民收入关系的健康支出系数，有着不断提高的趋势。这就意味着，随着经济社会的不断发展，健康支出在国民收入中的比例将会越来越高。第二，健康支出增速决定于 GDP 增速，但是在不同的国家和地区、不同的发展阶段，两者之间的差异是不同的。一般来说，发展中国家和地区的健康支出增速会较大幅度高于 GDP 增速，而在发达国家，两者之间的差距较小。

第三节　健康与国民收入分配

国民收入分配（distribution of national income）是指一个国家在一定时期内（通常为一年）新创造的财富在社会成员或社会集团之间分配的过程，包括初次分配和再分配。健康有着较为显著的初次分配效应和再分配效应。具体来说，健康的初次分配效应表明，健康状况与收入呈现正相关关系，即越健康则收入越高；健康的再分配效应表明，在一定条件（如公共卫生支出、社会医疗保险制度）下，健康状况与收入呈现反向关系，即越不健康，再分配收入越高。本节将从这两方面展开介绍。

一、健康与国民收入初次分配

国民收入初次分配（primary distribution of national income）一般指国民收入直接与生产要素相联系的分配。任何生产活动都离不开劳动力、资本、土地和技术等生产要素，在市场经济条件下，取得这些生产要素必须支付一定的货币，这种货币报酬就形成各生产要素提供者的初次分配收入。

健康的初次分配效应指的是个人健康水平与个人劳动收入之间的关系。世界银行在《世界发展报告》（1993）中明确指出"良好的健康状况可以提高个人的劳动生产率和各国的经济增长率"。个人劳动生产率的提高与收入水平的提高具有高度相关性，健康通过提高个人的生产能力，带动了个人收入的增长。

（一）健康与个人生产力

个人生产力（individual productivity）是指劳动者在现实生产活动中体力、智力和生产技能的总和，是征服和改造自然过程中劳动者个人所具有的能力。现代经济学把个体的健康状况视为"资本存量"的一种，认为健康的个人在体力、脑力或者认知能力上都更加符合、适应生产的需要，是高生产能力的体现。

（二）健康与收入

个人的健康状况与个人收入高度相关，可以从以下 3 种健康指标来考察。

1. 人体测量指标　人体测量指标主要包括出生时的体重、身高和体重指数（body mass index，BMI）等。人体测量指标的理论认为，童年与日后身体、认知上的技能发育具有潜在的生理和生物机制关系，而身体上和认知上的功能发育被认为是个人经济潜力的重要决定因素。相关研究已经在许多欧洲国家以及加纳、科特迪瓦、巴西、越南和印度尼西亚等发展中国家找到了丰富的支持论据。

许多试验采用蛋白质、铁、其他主要维生素和热量补充等一系列营养摄入来衡量健康的投入。结果表明，营养摄入在很大程度上决定了个人的体力和精力，从而间接对个人的经济收入和工资增加产生影响。

2. 发病率指标　医疗诊断所记载的具体疾病情况和症状是该类指标的最常见变量。一般认为，当疾病或重大疾病发生时，个人收入会减少。例如，遭遇工伤或者出现残疾的工人生产率、劳动持续性都会降低，工作时间会缩短，从而收入也会相应减少。尽管工伤或残疾工人有相应的保险补偿，但是工人受伤期间的总收入还是少于受伤前。有研究发现，经历持久性残疾的工伤者

Note

收入比未受工伤工人的收入要少近40%。美国学者的研究表明，美国残疾人的失业率是正常人失业率的两倍，就业机会的缺乏必然带来收入的降低。

疾病降低了患者劳动参与率和收入，随之而来的必然是家庭收入的降低。美国申请家庭破产的案例中，有一半家庭的原因与健康有关，主要是医疗债务问题。美国"健康和退休调查"（The Health and Retirement Survey，HRS）数据显示，新病发作导致家庭财富降低3 620～25 371美元不等，具体取决于病情的严重性和收入水平，驱动因素包括自费医疗支出的增加、医疗保健成本的提高和劳动生产率的降低。

3. 总体健康状态和功能障碍变量　日常生活活动（activities of daily living，ADL）是一种常用的功能障碍衡量指标，用于衡量个人在执行某种特定的日常活动中遇到的困难，比如步行距离、自己洗澡、提一桶水的能力等。通过该指标可以比较客观地衡量个人健康状态，而较少受到主观偏见和其他社会经济学指标的干扰。

功能障碍指标衡量的个人健康状态与个人收入之间的关系，一般通过健康对老年人劳动供给的影响分析来说明。

在发达国家，由于老年人拥有较好的养老资源，一旦健康状况不好，人们倾向于退休。据澳大利亚2001年老年人数据显示，健康对于人们劳动参与的影响在老年人身上比在年轻人身上体现得更为明显。对一个老年人来说，如果健康水平从好下降到一般，那么老年人劳动参与率下降约7%，而年轻人下降仅约1%。

在发展中国家，由于经济发展水平较低，相应的社会保障制度并不健全，老年人还无法做到随时退休。中国营养与健康调查（CHNS）数据显示，60～70岁男性老年人的劳动小时数下降中45%是由健康水平下降引起的，但是劳动参与率并不随着健康下降而显著下降。50～60岁女性老年人的劳动小时数下降中28.7%是由健康水平下降引起的，而60～70岁中39%由健康引起。从城乡二元结构角度来看，如果健康状况变差，城市老年人倾向于退出劳动力市场，而农村老年人则倾向于"活到老，种到老"。

二、健康与国民收入再分配

国民收入再分配（也称社会转移分配）（redistribution of national income），也称社会转移分配，是指在初次分配结果的基础上各收入主体之间通过各种渠道实现现金或实物转移的一种收入再次分配过程，也是政府对要素收入进行再次调节的过程。居民和企业等各收入主体当期得到的初次分配收入依法应支付的所得税、利润税、资本收益税和定期支付的其他经常收入税。政府以此对企业和个人的初次分配收入进行调节。

健康的再分配效应，主要通过基本公共卫生服务、社会医疗保险制度实现。

（一）基本公共卫生服务

基本公共卫生服务，是指由疾病预防控制机构、城市社区卫生服务中心、乡镇卫生院等城乡基本医疗卫生机构向全体居民提供，是公益性的公共卫生干预措施，主要起疾病预防控制的作用。

健康的再分配效应主要体现在基本公共卫生服务所具有的均等化特征。基本公共卫生服务的最显著特征是均等化，均等化有3方面含义：一是城乡居民，无论年龄、性别、职业、地域、收入等，都享有同等权利；二是服务内容将根据国力改善、财政支出增加而不断扩大；三是以预防为主的服务原则与核心理念。基本公共卫生服务的水平通常用国家财政医疗卫生支出来衡量。

通过数据可以发现，我国财政医疗卫生支出呈现持续增长的状态。2007年用于医疗卫生方面的支出为1 989.96亿元，2017年达到14 450.63亿元，10年间增长超过7倍，年均增长率超过20%（图6-8）。从国家财政医疗卫生支出占总财政支出的比例来看，2007年为4%，2017年增长至7.12%，占比大幅提高。

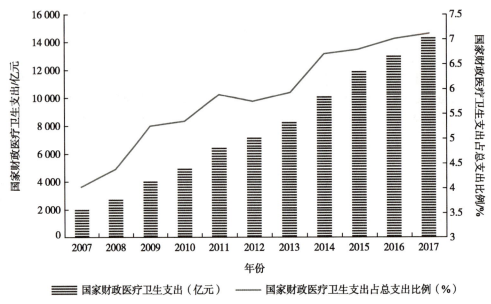

图6-8　2007—2017年国家财政医疗卫生支出情况

（二）社会医疗保险制度

社会医疗保险（social medical insurance）是国家通过立法，强制性地由国家、单位和个人缴纳医疗保险费，建立医疗保险基金，当个人因疾病需要获得必需的医疗服务时，由社会医疗保险机构按规定提供医疗费用补偿的一种社会保险制度。公费医疗制度、劳保医疗制度、城镇职工基本医疗保险制度和合作医疗制度都是我国社会医疗保险制度的具体形式。

健康的再分配效应在社会医疗保险制度中主要表现为：当患者出现生病等健康状况以后，无需负担所有的医疗费用。这种效应主要通过社会医疗保险制度的福利性、强制性特点体现出来。

（1）福利性：由于社会医疗保险是一项公共事业，因此福利性质是其最大的特点，具体表现为：第一，不以营利为目的，把整个社会的效应放在第一位；第二，体现社会公平，参保人患病时均可得到相应的补偿；第三，体现政府和社会的责任。

（2）强制性：由于我国的社会医疗保险是通过立法强制实施，因此可以有效解决商业医疗保险中存在的逆向选择问题，具体表现为：第一，任何单位和员工都必须参保，不带有自愿性质，而且社会医疗保险机构也必须接受前来参保的单位和个人；第二，用人单位、个人、财政部门都必须按时并且足额缴纳保费。

当前我国的社会医疗保险制度主要包括3类：城镇职工基本医疗保险、城镇居民基本医疗保险、新型农村合作医疗，覆盖超过13亿人。这三类社会医疗保险产生不同的再分配效应。

（1）城镇职工基本医疗保险基本覆盖了城镇全体从业人员。截至2016年年底，参加城镇职工基本医疗保险人数2亿9531万人。城镇职工基本医疗保险费采用社会统筹与个人账户相结合的筹资途径，由用人单位和参保职工按照工资总额的一定比例共同缴纳，共同组成社会医疗统筹和个人账户两项基金。城镇职工基本医疗保险对参保人员门诊医疗费用经济补偿采用"门诊包干"的办法，参保人员在门诊发生的医疗费用由医疗保险机构为参保人员建立的个人账户资金支付。城镇职工基本医疗保险对参保人员住院医疗费用经济补偿采用"住院统筹"的办法，住院发生的医疗费用由统筹基金按比例支付。

（2）城镇居民基本医疗保险的保障对象是城镇非从业居民，即包括城镇中不属于城镇职工基本医疗保险制度覆盖范围的年轻人（未满18周岁的居民以及18周岁以上的中学生），征地后转为城镇居民的被征地农民等，截至2016年年底覆盖约2.9524亿人。城镇居民基本医疗保险以家庭缴费为主,政府给予适当补助。城镇居民医保缴费标准总体上低于职工基本医疗保险,且无个人账户。参保居民按照规定缴纳基本医疗保险费,享受相应的基本医疗保险待遇。

(3)新型农村合作医疗制度(简称"新农合")指由政府组织、引导、支持,个人、集体和政府多方筹资,以大病统筹为主的农民医疗互助共济制度。新农村合作医疗保险基金主要由政府投入,以"大病统筹"为主,重点是解决农民因患大病而出现的"因病致贫""因病返贫"问题。新农合主要以县为统筹和管理单位,确立了报销的封顶线,以使更多的农民得到基金的支持。

健康的再分配效应可以通过个人现金卫生支出占卫生总费用的比例衡量。卫生总费用(total health expenditure)指一个国家或地区在一定时期内,为开展卫生服务活动从全社会筹集的卫生资源的货币总额,按来源法核算。它反映一定经济条件下,政府、社会和居民个人对卫生保健的重视程度和费用负担水平,以及卫生筹资模式的主要特征和卫生筹资的公平性合理性。按照国家统计局的统计标准来看,我国卫生总费用有3个组成部分,分别为政府卫生支出、社会卫生支出、个人现金卫生支出。政府卫生支出指各级政府用于医疗卫生服务、医疗保障补助、卫生和医疗保险行政管理、人口与计划生育事务支出等各项事业的经费。社会卫生支出指政府支出以外的社会各界对卫生事业的资金投入,包括社会医疗保障支出、商业健康保险费、社会办医支出、社会捐赠援助、行政事业性收费收入等。个人现金卫生支出指城乡居民在接受各类医疗卫生服务时的现金支付,包括享受各种医疗保险制度的居民就医时自付的费用,可分为城镇居民、农村居民个人现金卫生支出,反映城乡居民医疗卫生费用的负担程度。

相关数据显示,个人现金卫生支出的比例是持续下降的(表6-5、图6-9)。

表6-5　2001—2016年我国卫生总费用及组成情况/亿元

年份	卫生总费用	政府卫生支出	社会卫生支出	个人现金卫生支出
2001	5 025.93	800.61	1 211.43	3 013.88
2002	5 790.03	908.51	1 539.38	3 342.14
2003	6 584.10	1 116.94	1 788.50	3 678.67
2004	7 590.29	1 293.58	2 225.35	4 071.35
2005	8 659.91	1 552.53	2 586.41	4 520.98
2006	9 843.34	1 778.86	3 210.92	4 853.56
2007	11 573.97	2 581.58	3 893.72	5 098.66
2008	14 535.4	3 593.94	5 065.6	5 875.86
2009	17 541.9	4 816.26	6 154.49	6 571.16
2010	19 980.4	5 732.49	7 196.61	7 051.29
2011	24 345.9	7 464.18	8 416.45	7 051.29
2012	27 846.8	8 365.98	9 916.31	9 564.55
2013	31 668.95	9 545.81	1 1393.8	1 0729.3
2014	35 312.4	10 579.2	13 437.8	11 295.4
2015	40 974.6	12 475.3	16 506.7	11 992.7
2016	46 344.9	13 910.3	19 096.7	13 337.9

数据来源:国家统计局年度数据. http://data.stats.gov.cn/easyquery.htm?cn=C01.

Note

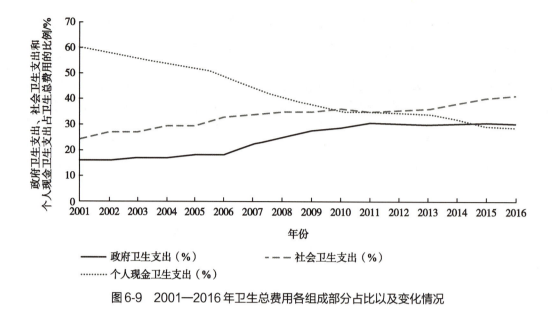

图6-9　2001—2016年卫生总费用各组成部分占比以及变化情况

第四节　健康与经济增长

健康的价值一方面表现为其重要的内在价值，它使人们能更有效地获取知识、技能并进而增加收入；另一方面，健康具有重要的工具性价值，它通过劳动生产率、劳动力供给、教育、人口结构、健康产业发展等渠道对经济增长产生影响。本节将从健康影响经济增长的渠道及健康投资与经济增长的关系这两方面来进行介绍。

一、健康影响经济增长的渠道

（一）微观层面

1. 劳动生产率　劳动生产率（labour productivity）是指劳动者在一定时期内创造的劳动成果与其相适应的劳动消耗量的比值。劳动生产率水平可以用同一劳动在单位时间内生产某种产品的数量来表示，单位时间内生产的产品数量越多，劳动生产率就越高。

劳动生产率的高低取决于劳动者本身体力、脑力活动的效能水平以及劳动者利用和发挥技术、机器等其他生产要素的效率。身体状况越好、健康资本存量越高的个体，在社会工作中能够投入更多的有效劳动时间和更充沛的精力，从而提高劳动质量和劳动生产率，进而创造更多的劳动产出和社会财富，促进社会经济的持续增长。

2. 劳动力供给　劳动力供给（labor supply）是指在一定的市场工资率的条件下，劳动力供给的决策主体（家庭或个人）愿意并且能够提供的劳动时间。健康对劳动力供给的影响可以从两方面考虑。

一是从工资方面来看，当人们健康水平较高时，劳动生产率较高，相应会获得较高的工资水平，因此健康的改善有助于工资的提高，进而增加劳动力供给的时间；然而，从整个生命周期的收入角度来看，当人们健康水平较高时，有可能因为终身收入较高而选择提前退休享受闲暇，同时健康的改善降低了人们在医疗卫生保健方面的支出，从而降低了通过工作获得更多收入的需求。

二是从健康影响个人偏好来看，当人们享有较高的健康水平时，工作变得更加轻松，人们倾向于做更多的工作，而选择更少的闲暇时间。

由此可见，健康对劳动力供给的影响方向不明确。

3. 教育人力资本　教育人力资本（educational human capital）对经济增长的推动作用已经在各

个国家和地区的经济实践中得到证实。健康影响教育人力资本的形成,进而对经济增长产生影响。

一方面,健康通过婴儿死亡率来影响教育人力资本。具体来说,当婴儿死亡率很高时,为了维持一定数量的成活孩子和规避孩子教育投资的风险,人们可能会选择高生育率和低教育投资。当婴儿死亡率很低时,人们只需要一个较低的生育率就可以维持其想要的成活孩子数量,同时,由于在孩子教育投资的风险减小,人们也会增加对孩子的教育投资。

另一方面,健康通过预期寿命来影响教育人力资本。首先,预期寿命的延长使得整个社会总的教育人力资本折旧率减少,因而会促进长期经济增长;其次,预期寿命的延长使得个人学习后获得的未来预期工资流的贴现和增加,即个人进行教育人力资本投资的收益率增加,这会导致个人延长学习时间和增加教育投资,因而整个社会的教育人力资本总和也会增加,这也会促进长期经济增长。

(二)宏观层面

1. 人口结构 健康通过影响人口结构而影响经济增长,提高健康水平有助于降低人口死亡率和长期生育率,形成"人口红利"。所谓"人口红利"(demographic dividend),是指一个国家的劳动年龄人口占总人口比重较大,抚养率比较低,为经济发展创造了有利的人口条件。

人口死亡率和出生率是影响人口结构的两个主要因素。随着健康水平的不断提高,人口死亡率趋于下降,人口预期寿命趋于延长。人口死亡率的下降,尤其是婴儿死亡率的下降会减少人们的生育动机,间接降低人口出生率以及减缓人口负担,从而对经济增长产生积极的影响。

在人口结构转变的过程中,由于人口出生率和死亡率的下降存在时滞,形成年龄结构变化的3个阶段。这3个阶段分别具有高少儿抚养比、高劳动年龄人口比重和高老年抚养比的特征。其中劳动年龄人口比重提高的这个阶段,通过劳动力的充足供给和高储蓄率,为经济增长提供了一个"人口红利"。

2. 健康产业发展 健康需求催生新兴健康产业发展,推动国民经济持续运行。随着社会经济发展水平和物质生活质量的提高,人们的健康保健意识和健康需求逐渐增加,在健康方面的投入和支出比例不断上升,进而催生了健康产业的兴起和快速发展。具体来看,人们在健康方面的投资主要集中在保健、医疗和营养摄入方面,所涉及的相关产业包括医疗卫生服务、健康管理咨询、保健营养食品以及休闲娱乐等生产和服务领域。作为一种新兴的产业形式,健康产业覆盖范围广、吸纳就业能力强,同时对其他相关产业也具有较强的辐射和带动效应,在拉动内需、解决人口就业等方面都发挥着重要的作用,逐渐成为促进经济健康发展的新增长点和推动国民经济持续运行的重要力量。

二、健康投资与经济增长

(一)健康投资的概念

一般来说,健康投资(health investment)指的是一个国家或地区为保护和增进全体成员的健康,在一定时期内所投入的或所消耗的经济资源,主要通过医疗卫生、饮食营养、体育运动、生态环境、生活方式等多种渠道来实现。健康投资可以从广义和狭义两个视角来看。广义的健康投资指的是医疗卫生、饮食营养、体育运动、生态环境、生活方式等方面的资源投入或资源消耗;狭义的健康投资即卫生事业消耗的经济资源,即卫生费用。

健康投资引起的健康水平的改善与提高,会带来死亡率的下降、生育率的变化、人均寿命的延长、教育人力资本投资的增加以及人口结构的转型等,这些都是现代经济增长中非常重要的特征。

(二)健康投资的经济效应

健康投资对经济增长存在着两种截然相反的效应:

一方面,健康投资带来健康水平的提高可以通过提高劳动生产率、增加劳动力供给、增加教育人力资本、改变人口结构及促进健康产业发展等方面促进经济增长。①健康投资可以提高个人的健康资本存量，延长个人预期寿命，增加个人工作年限，增加劳动供给，提高劳动生产率，从而促进经济增长。②健康投资带来健康水平的提高会延长个人的预期寿命，这就意味个人的教育投资能够在更长的时间内获得收益。从整个国家来看，由于健康投资带来的健康水平提高，一定的教育投资可以获得更多的产出。③健康投资带来的健康水平的提高降低了人力资本的折旧率，教育人力资本和健康人力资本对物质资本的比率在经济发展过程中不断提高。因此，在越富裕的国家，教育和健康人力资本的重要性越高。④健康投资带来的健康水平的提高会降低人口死亡率和出生率，一定条件下会带来人口红利，为经济增长创造人口条件，同时健康需求的提高会促进健康产业的发展，成为经济增长新的推动力量。

另一方面，健康投资也会因为健康服务需求增加、人口老龄化等因素引起过度增加，挤占物质资本投资，从而抑制经济增长。①由于健康能够给个人带来效用，个人健康投资决策时的边际收益包括健康产生的效用收益和健康人力资本的生产收益，这就使得健康投资会挤占"过多"物质资本投资从而超过增长最优时的健康水平，进而会抑制经济增长和发展。②人口结构的变化会带来人口老龄化问题，由于老年人生产能力降低甚至到一定年龄以后不再具有生产能力，老年人的健康投资会挤占物质资本投资，使得健康投资超过增长最优时的健康水平，进而会抑制经济增长。③当一国总体健康水平提高，使得经济社会中退休人口占总人口的比例上升时，劳动人口的减少即人口红利的消失也会抑制经济增长。

一般来说，如果一个国家或地区当前的健康水平较低，那么第一种效应会占主导地位，健康水平的提高会促进经济增长；对于健康水平很高的高收入国家和地区来说，第二种效应可能会占主导地位，健康水平的提高可能会抑制经济增长。

所以，健康投资无论是过高还是过低，都是不利于经济增长的。健康投资应当与一个国家和地区的发展水平相适应，这样才能在促进经济增长的同时，又不会对物质资本投资产生挤出效应（crowding-out effect）。

（三）健康投资与中国经济增长

1. 健康对中国经济增长的影响　健康在保障和促进经济增长过程中发挥着积极的作用。健康既是社会经济增长的可能结果，同时又是实现经济"起飞"的基本保障。

改革开放以来，我国经济发展势头强劲，人民生活质量和生存环境都得到了明显提升。随着国家对改革民生问题的日益重视和对民生项目投入的不断增大，我国医疗卫生保障体系日趋完善，国民健康水平有了显著提高。根据其他国家的历史实践经验表明，国家的经济飞跃往往要以公共医疗卫生事业的发展、疾病预防和控制能力的提高以及营养摄入的改善为基础。

健康水平的提高对于我国各地区的经济增长都有积极的推动作用，但对东、中、西三大地区经济增长的影响程度表现出较为明显的区域性差异。第一，东、中、西三大地区在健康人力资本水平的空间分布存在明显的不均衡，一般情况下人均地区生产总值越高的地区，健康水平普遍较高（图6-10），这主要与长期以来国家对东部地区倾斜的发展政策以及东部地区独特的资源禀赋有关。第二，健康对经济增长的贡献程度与地区经济的发展水平有关，总体表现为随着经济发展水平的提高，贡献程度也会随之升高。这主要与中西部地区健康人力资本存量严重不足，经济增长主要依赖物质资本的推动有关。

2. 健康影响经济增长的阶段性特征与对策思路

（1）阶段性特征：由于健康影响经济增长和经济发展的各种机制在经济发展不同阶段所发挥的作用不同，健康对经济的具体影响也会因经济发展阶段的不同而有所不同。

在经济发展水平落后的阶段，营养对健康的提高可能非常重要，而且健康通过提高劳动生产力对经济增长的促进作用也比较明显。因此，这一阶段健康的作用主要体现在促进经济发展和经济增长上。

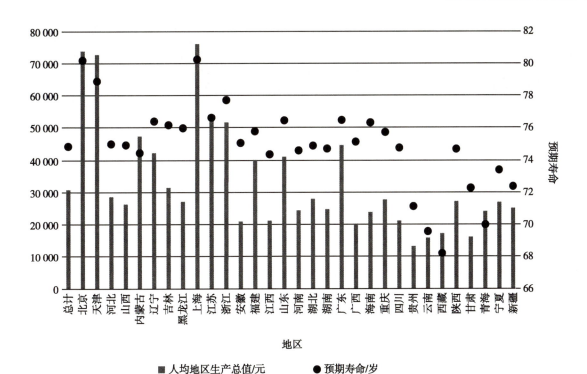

图6-10　2010年全国各地区人均地区生产总值和预期寿命分布情况

在经济从不发达向发达过渡的阶段,健康对生育率、教育投资和人口结构的影响效应可能会起主导作用,这一阶段健康可能对经济转型和人口结构转型具有至关重要的作用。

在经济发展水平较高的阶段,健康通过影响预期寿命以及健康支出对物质资本积累的挤出效应可能会在经济中起到主导作用,特别是健康的提高可能会对经济增长具有负效应。因此,这一阶段健康的作用主要体现在对个人效用水平的影响以及对国家整个福利水平的影响上。

(2)中国优化健康投资结构的基本思路:对于经济比较落后的中西部地区,为了避免健康因素的影响使得经济陷入长期的"低健康—低收入—低消费—低增长"的贫困性循环发展,政府需要加大对这些落后地区医疗卫生方面的健康投资,提高这些地区居民的个人健康状态和健康人力资本,帮助这些地区走出"低健康—低增长"的贫困性陷阱。特别地,对于经济非常落后的地区,由于在健康生产函数中消费对健康的影响非常重要,因此,除了医疗卫生方面的直接健康投资之外,消费的提高可能对健康的提高更为重要。

对于经济比较发达的东部地区,由于消费和营养的提高可能对提高健康本身影响不大,健康水平的提高更多地来源于医疗卫生和保健方面的健康投资,因此,直接的健康投资可能对提高个人健康状态和健康人力资本更为主要。另外,在这些地方由于健康存量比较大,健康折旧也就比较高,虽然增加健康投资会提高健康产出,但是它可能会减少物质资本的积累。因此,健康方面的投资应该同物质资本的积累相匹配,否则,过多的健康投入可能会妨碍物质资本积累和经济增长。

(毛振华)

 思考题

1. 健康是如何对宏观经济产生影响的?
2. 健康是如何影响人口结构转型的?
3. 如何理解健康与收入水平之间的相互作用?
4. 健康投资与经济增长的关系如何?

第七章 | 政府行为和健康政策

 本章要点

1. **掌握** 健康领域公平相关概念；基本健康资源配置方法。
2. **熟悉** 健康规划的基本内容；健康领域政府行为的理论基础。
3. **了解** 国内外健康资源配置和规划体系。

第一节 健康领域政府行为的理论基础

健康是一项最基本的人权。公平地获得卫生保健服务是保障健康权利的条件。基于健康保健需要的资源配置是健康公平的基础，然而，各国均面临着健康保健费用的上涨问题，也促使人们对健康保健服务效率提出更高的要求。国际上一些国家如美国，更愿意通过竞争性市场解决健康领域的问题，而另一些国家如加拿大和英国，则更愿意通过政府干预的方式解决健康保健的公平问题。公平和效率成为健康保健系统中最基本的问题，效率理论、公平理论及其对健康保健市场的意义是健康领域政府行为的理论基础。由于健康领域的特殊性，以健康需要为基础的资源配置成为实现健康公平的重要调节方式。

一、效率与公平理论

（一）效率理论

经济学中用帕累托最优定义效率，帕累托效率或帕累托最优（Pareto efficiency）意味着穷尽了所有能增进共同福利的手段。如果尚有可以增进共同福利的手段，则称为帕累托改进（Pareto improvement）。帕累托改进是实现帕累托最优的路径。

经济学家用埃奇沃思盒状图（Edgeworth box）解释帕累托最优的经济含义。埃奇沃思盒状图是由弗朗西斯·伊西德罗·埃奇沃思（Francis Ysidro Edgeworth，1845—1926）提出的经济分析工具，该工具利用两人经济社会的假设，通过两个人之间的交易，清楚地阐明了经济效率的含义。

假定两个人小张和小刘，组成二人经济。再假定只有两种商品即食品 F 和药品 M，埃奇沃思盒状图用方形盒的长和高分别代表两人所拥有的两种商品的总量，总量是固定的，分别为 F_0 和 M_0。盒状图的左下角代表小张的偏好图，右上角代表小刘的偏好图，分别用无差异曲线表示，两人偏好图的坐标轴都不可能超过 F_0 和 M_0。盒状图中各点表示两种商品的总供给量在两个消费者之间的配置状态。以 B 点为例，小张消费 M_B 单位的药品和 F_B 单位的食品，小刘则消费 M_0-M_B 单位的药品和 F_0-F_B 单位的食品（图7-1）。

盒状图中两者无差异曲线的切点是帕累托有效的点，在切点上不可能有任何改进不损害二人中任何一人的利益。非相切的其他交点仍可能进行帕累托改进，使两个人的福利都得到提高。小张的每条无差异曲线都会和小刘的一条无差异曲线相切。将所有帕累托有效的点连接起来所

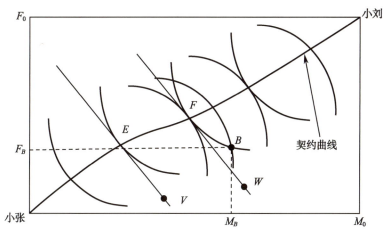

图 7-1　埃奇沃思盒状图

构成的曲线为契约曲线（contract curve）。契约曲线上的点都是帕累托有效的，但并不是所有的点都是公平的。

在竞争性市场，每个人的资源约束决定于个人初始所拥有的两种物品的数量，即每个人的初始禀赋。每个人要在自己的资源约束下，在给定商品的价格下，选择效用最大化的消费组合。在给定初始禀赋下，每个人都可以通过交换改变其初始禀赋。假定初始禀赋点为 V，预算线经过 V 点，预算线的斜率代表了两种商品在市场价格下进行交换的比例。每个人的预算线与其无差异曲线的切点是其愿意保持的商品组合。不同价格条件下，预算线斜率变化，预算线与无差异曲线的切点连线形成其价格 - 消费曲线。竞争性市场中，交易是自愿的，两人的出价必须一致，因此，两人价格曲线的交点是竞争市场的均衡点。由于每一条价格 - 消费曲线都是由预算线和无差异曲线的切点的组合，价格 - 消费曲线的交点即为两条无差异曲线与同一条预算线的切点，因此是帕累托效率点。即福利经济学第一定律：在一定条件下，竞争性市场是有经济效率的。

但是，正如前面所提到的，帕累托有效的点并不一定是公平的点。福利经济学第二定律扩展了第一定律的适用性，指出给定适当的初始禀赋，任何帕累托有效的结果理论上都可以通过竞争性市场来实现。如图 7-1 所示，初始禀赋 V 点，通过竞争性市场实现帕累托效率点 E，但 E 点可能不是社会成员认为的公平的点。如果可以改变初始禀赋到 W 点，仍可以通过竞争性市场达到社会成员认为更加公平的 F 点。根据福利经济学第二定律，政府可以通过初始禀赋的再分配与竞争性市场相结合，实现既公平又有效率的结果。基于福利经济学第一和第二定律，很多经济学家认为健康保健市场也可以达到第二定律的条件，政府可以提供市场无法提供的东西，使卫生服务市场更完美，但是，政府的功能是使市场更好地发挥作用，而不是替代市场。

（二）公平理论

公平理论是资源配置的伦理基础。不同的伦理观下，对公平的认识不同，相对应的对于公平的测量方法也就不同。

1. 效用主义公平观　经济学中的效用指每个人消费的各种消费品组合的满意度水平。基数效用理论认为效用值可以用一定的数值加以测量，可以在人与人之间进行比较。序数效用理论则认为效用只有在排序时才有意义。

效用主义（utilitarianism）分为主观效用主义和客观效用主义。主观效用主义来源于英国哲学家杰里米·边沁（Jeremy Bentham），认为每个人是个人效用最大化的判断者，基于这一理论公共政策的目标应该是使社会总体满意水平实现最大化。客观效用主义认为个人并不总是能做出良好的选择，主张从客观角度通过专家来界定个人福利的决定。客观效用主义下的公共政策的目标是使社会总体健康水平实现最大化。根据效用主义,为了大多数人的更大利益,社会可能愿意接受对少数人利益的损害。

2. **罗尔斯公平理论**　约翰·罗尔斯(John Rawls)提出社会选择必须是公平的。如果社会选择被拥有经济、政治权力的人所操纵,基于社会背景的既得利益会影响社会选择。只有抛开既得利益,才有可能对社会公平的原则达成共识。罗尔斯提出公平正义两个原则,一是平等自由的原则,即每个人都应拥有与其他人所拥有的最广泛的基本自由体系平等的权利;二是社会不公平应该这样安排:在与正义的储备原则一致的情况下,适合于最少受惠者的最大利益(差别原则);机会平等的条件下地位和职位向所有人开放(公平的机会平等原则)。罗尔斯认为平等优先于社会经济,正义原则优先于效率原则和最大限度地追求利益总额的原则,公平机会原则又优先于差别原则。根据罗尔斯的公平理论,社会中生活最差的人的需要应该被优先考虑。

3. **自由主义**　自由主义的核心是权利。古典自由主义强调个人的财产权和人身权。按照相互尊重的原则,只有"消极权利"才值得保护,这些权利确保个人自由。如公民拥有基本政治权利和民事权利。自由主义者要求国家只承担保护个人的财产权利和个人自由的优先职责。

平等自由主义者(egalitarian liberals)主张,没有足够资源的选择权是毫无意义的。每个人都具有维持最低水平的服务和确保机会均等所需资源的"积极权利"(positive rights)。政府必须限制自身的功能,应只限于提供必要的服务。

在健康领域,自由主义者认为公平是保障居民获得最低标准的卫生保健服务。平等自由主义者认为公平包括按能力支付,每个人都有同等的卫生服务可及性,卫生服务的配置以促进健康公平最基本的需要为基础。

目前并没有形成公认的公平理论。不同的社会公平理论为政策制定者从伦理学的角度理解资源的配置提供了依据。

二、效率与公平理论在健康领域的应用

健康领域的特殊性也决定了其选择效率和公平理论指导政府行为的独特性。

(一)健康领域的特殊性

根据福利经济学定律,竞争性市场可以获得有效率的结果。但是健康领域有很多特殊性并不符合完全竞争市场的条件。

健康状况和医疗服务的不确定性是健康服务体系最主要的特征。不确定性决定了人们购买医疗保险的需求。医疗保险影响了健康领域市场机制作用的有效发挥。首先,保险改变了被保险人所面对的医疗保健的价格。效率理论已经证明了竞争性市场的有效性,但前提是能够在同一条预算线上相切于一点。如果不同人面临的价格不同,则各自的预算线也就不同,难以实现竞争有效的结果,必然带来无效率的均衡。其次,保险作为第三方,造成了付给服务提供者的价格与消费者支付价格之间的差异,破坏了生产与消费的有效匹配(需求和供给不在同一价格上)。不确定性的存在使卫生服务市场的供求价格机制受到影响。

竞争性市场有效性的前提是各方都拥有完全的信息。而健康保健市场显然是信息不完全或不对称的。医患双方的信息不对称,患者缺乏判断医疗服务质量的能力,需要依靠服务提供方做出决定,形成了委托-代理关系。医疗保险机构与投保人双方的信息不对称,投保人更了解自身的健康状况,出现了保险的逆向选择问题。医患双方的信息不对称和医保机构与投保人之间的信息不对称,均使健康保健市场存在潜在的信息和效率问题。

健康保健市场广泛存在外部性,健康保健正外部性的存在带来健康保健需求的不足或供给不足,进而会导致健康保健市场的低效率。以免疫接种为例,具有正的需方外部性,表现为边际社会收益大于边际个人收益,导致需求不足。以传染病防控服务为例,具有正的供方外部性,表现为边际社会成本小于边际个人成本,市场价格无法反映外部成本,竞争性市场往往导致供给不

足。健康保健的负外部性，如环境污染和抗生素的滥用，边际社会成本大于边际个人成本，往往导致供给的过剩。

（二）健康保健市场的竞争与效率

健康保健市场的特殊性使其偏离竞争性市场的假设，导致无效率的结果。如果通过公共政策能够纠正一个或多个对完全竞争偏离的条件，可能会促进市场的竞争，但是不一定能够增进社会福利。例如，医患双方信息不对称，患者难以判断医师的水平和服务的质量，《中华人民共和国执业医师法》规定了成为执业医师的条件，一定程度上解决了信息不对称的问题。但是，获得许可的医师就具有一定的垄断性，这也是对完全竞争市场的偏离，如果解除对医师执业的条件，不具备条件的医师进入医疗服务市场，可能带来患者社会福利的损失。因此，促进竞争是公共政策干预的目标之一，但最终的政策价值还要考虑整体对社会福利的增进。

健康保健市场存在大量具有正外部性的产品，例如传染病的免疫接种。由于正外部性的存在，竞争性市场倾向于在较低的产出水平上进行低效率的生产，出现有效服务量的不足。如图7-2所示，由于存在正外部效益，边际外部收益（MEB）加上边际个人收益（$MB=D$，由需求曲线衡量）形成边际社会收益（MSB）。市场机制下均衡产出为 Q_a，但对于整个社会而言，有效产出水平为 Q_b，市场处于无效率的低水平产出。

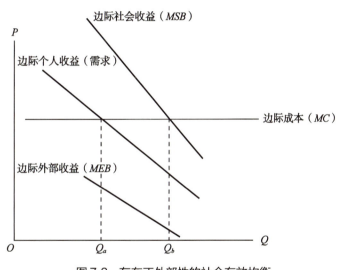

图7-2　存在正外部性的社会有效均衡

从提高效率的角度，社会应该对具有正外部性的产品进行补贴，例如大多数国家实行计划免疫政策，通过公共财政支持免费提供传染病的预防接种服务。

健康保健市场特殊性带来的对竞争市场的偏离，为政府干预提供了依据。在健康保健市场，只有在竞争确实能够增进社会福利时才偏好竞争性市场。因此，在健康领域的政策中，很多国家注重把公平放在更为重要的位置。例如，英国国家卫生服务体系（NHS）将促进公平，减少不公平作为其核心价值。中国政府也强调健康公平，1997年《中共中央　国务院关于卫生改革与发展的决定》中明确：正确处理社会效益和经济收益的关系，把社会效益放在首位，体现社会公平。2009年，《中共中央　国务院关于深化医药卫生体制改革的意见》强调坚持公平与效率统一，政府主导与发挥市场机制作用相结合。

在健康领域的绩效评价中，将健康的水平和公平作为最终的评价指标，把效率作为中间的评价指标，效率是利用有限资源获得最大健康水平和公平的基础，即以较少的成本实现公平的目标。在健康领域，健康保健如何提供，提供什么样的健康保健是效率问题。当在既定的健康目标下，提供了适宜的健康保健，并采用了适宜的方式提供，则被认为是有效率的。具体的效率概念包括技术效率和配置效率。

1. 技术效率（technical efficiency）　技术效率回答如何提供健康保健的问题。指生产单位物品或提供单位服务消耗的成本最低，也可表达为在一定的资源下生产最多的产品。健康保健机构在给定预算下，要考虑每日消耗的成本是否尽可能低，或者每天治疗的患者是否尽可能得多，这就需要健康保健机构的管理者合理地配置人力、材料、设备等生产要素。

2. 配置效率（allocative efficiency）　配置效率回答提供什么样的健康服务的问题。指是否有适宜的产出来实现健康的目标。提高配置效率是使健康保健系统获得最大产出的健康规划制订者所必须面临的问题。例如，提供更多的公共卫生服务还是医疗服务？更多的资源用于初级卫生保健还是整形手术？

改善技术效率和配置效率要求健康保健系统更好地利用现有资源。据世界卫生组织估计，被浪费的卫生资源占卫生资源总量的20%～40%。如果能够减少浪费，提高卫生资源利用效率，将极大地提高健康保健系统提供服务的能力，促进全民健康覆盖目标的实现。

（三）健康领域的公平

世界卫生组织提出了健康领域的公平观，为健康政策的制定提供了理论基础。学者也明确了健康保健公平的内涵，为健康保健公平的测量奠定了基础。

1. 健康公平　世界卫生组织提出健康公平是：所有社会成员均有机会获得尽可能高的健康水平，这是人的基本权利。《阿拉木图宣言》明确了健康领域所追求的价值观：社会公正和人人享有更佳的健康权利，参与以及团结（WHO，2008）。健康公平观强调了健康的权利。健康政策的目标应该是消除不同国家之间以及同一国家不同人群组之间健康状况的差异。

2. 健康保健中的公平　健康保健的公平包含可及性的公平和政府投入分配的公平。其中，可及性的公平指不同的人在遇到同样的健康问题时具有同样的可能来获得同样质量的卫生服务。政府投入分配的公平指政府健康补贴应该向低收入人群倾斜。

居民获得健康保健的公平又体现在水平公平和垂直公平，强调以健康保健需要为基础的卫生服务公平。水平公平是指具有等量健康保健需要的人能够获得同等数量和质量的健康保健。垂直公平是指健康保健需要水平不同的人所得到的健康保健量也不同，需要水平高者得到较多的健康保健，需要水平低者得到较少的健康保健。

在一个公平的社会，每个人的健康应不决定于在哪里出生，生活在哪里和收入状况，每个人都应有平等的机会获得长寿而且健康的生命。因此，解决健康不公平的问题是创造更加健康的社会的基础，在这个社会中每个人具有同等的发挥他们潜能的机会。

健康的不公平决定于一系列广泛的社会和经济因素。而一些健康不公平则源于包括种族、失能和性别等比社会经济、地理位置和环境因素更广泛的潜在因素。政府有责任确保其政策满足消除歧视和促进机会平等，并能采取诸如促进不同人群建立良好关系和消除困苦的措施。

三、以健康需要为基础的资源配置

健康领域的公平强调以健康需要为基础，相应地，以健康需要为基础的资源配置成为实现公平的重要手段。

（一）需要与健康保健需要

健康保健领域的公平主要集中在关注人们是否得到了他们所需要的健康服务。需要的概念有很多，不同层面对健康需要的界定也有所差异。

1. 个体层面　个体根据自我对健康的感知和相关知识的认知水平产生对健康保健的需要。由于受主观感受的影响以及个体往往不具备判断自身健康水平和需接受健康保健的能力，个人感知的健康保健需要不能作为资源配置的依据。

2. 行业层面　对于由专业人员判定的健康保健需要，也有不同的定义。如 Culyer 和 Wagstaff

（1993）认为健康保健需要应定义为"最大可能增进健康所必需的支出"；也有学者认为应用最小需要或适当标准来衡量健康保健需要，很多消费者可能得到了过多的健康保健。

3. **社会层面**　健康保健需要水平还受到社会所有公共目标选择的影响。社会总体资源有限，社会发展需要各领域的公共目标，如教育、环境、交通等，政府要在不同的社会公共目标之间进行权衡。公共健康目标的确定决定了社会健康保健需要的水平。例如，我国将"预期寿命增长1岁"作为社会经济规划目标的其中一个指标，那么一定时期为了实现这一目标所需要的健康保健就是健康保健的需要量。健康状况的目标决定了必需的健康保健水平。同时，健康保健利用水平也会影响对健康目标的选择。

健康是人类生存和创造美好生活的基本能力，健康保健可以被视为一种特殊的基本商品，以需要为基础的健康保健机会的公平就显得尤为重要。

（二）以需要为基础的资源配置的问题

在健康领域，以需要为基础的资源配置具有其合理性，但是也存在很多问题。

首先，以需要为基础的资源配置面临社会资源的约束。如果在资源配置时选择技术上可以达到的最高水平的健康目标，对健康资源的消耗可能是巨大的，有可能超出一个经济社会可以承受的范围。因此，以需要为基础的资源配置也要考虑健康保健的成本。在社会角度进行资源配置目标选择时，仍要考虑健康保健与其他社会目标相比的单位货币的边际效用。一个合理的社会健康水平目标的选择必须考虑社会资源约束和社会价值观。

其次，以需要为基础的资源配置也要注重投入产出的效率。健康的获得需要多种健康保健的组合，而健康保健服务提供的各种投入要素之间，以及在健康保健投入与健康生产函数的其他投入之间，存在多种可能的替代选择。因此，以需要为基础的资源配置也面临有效的生产问题。

按需要配置资源、可及的公平和健康的公平有时候并不是简单的线性关系。由于患者自身的认知会影响服务的利用，按需要配置资源不一定带来公平、可及的健康保健服务，公平、可及的健康保健服务也并不一定带来公平的健康结果。

第二节　健康资源配置

一、健康资源配置方法

最基本的健康资源配置方法包括需要法、需求法、服务目标法、卫生资源/人口比值法。其他资源配置方法基本都是在这几种方法的基础上发展起来的。

（一）需要法

根据居民对健康保健的需要量测算健康资源配置量，一般用于床位、大型设备或卫生人力资源配置标准的测算。即：

健康资源需要量＝目标年度的健康保健需要量/所测算资源的标准提供量

目标年度的健康保健需要量，可通过居民卫生服务调查得到；所测算资源的标准提供量，如标准床位利用率或每全日制医师日门诊服务量等，可通过专家咨询等方法获得。例如：

门诊医师需要量＝[区域人口数×两周患病率×两周就诊次数×26×（1＋非日常医师比）]/（每全日制门诊医师日服务量×年有效工作日）

住院医师需要量＝[区域人口数×年需要住院率×平均住院日×（1＋非日常医师比）×（1＋K）]/（每全日制住院医师日服务床日×年有效工作日）

床位需要量＝（区域人口数×年需要住院率×平均住院日）/（标准床位使用率×365）

其中：区域人口数为规划年的区域人口预测值。两周患病率、两周就诊次数、年住院率通过居民卫生服务调查得到。年需要住院率包括两部分，即实际住院率和应住院而未能住院的比例。

平均住院日可根据区域实际情况确定或通过专家咨询法获得。年标准床位使用率为在规划年某类医院应该达到的床位使用率，可通过专家咨询获得，或根据国家的有关规定。非日常医师指从事非日常临床工作（如科研、教学、学术会议、支农、义诊等）的医师数占医师总数的比例。调整系数 K 指主治医师以上人员与住院医师间的比例。例如：县级以上医院住院医师与主治、副主任和主任医师间的比例为 8：4：2：1，则调整系数为 7/8。

该方法对健康资源预测的结果比实际需求高，因为在现实中并非所有患者都会去就医，总是会有部分患者由于种种原因而未去就诊，就诊人数少于发病人数，即有需要而没有产生需求。

（二）需求法

根据居民的健康保健利用情况测算健康资源配置的标准。即：

健康资源需求量＝目标年度的健康保健需求量/所测算资源的标准提供量

用目标年度的健康保健需求量表示健康保健的需求量，可通过居民卫生服务调查得到；所测算资源的标准提供量，如标准床位利用率或每全日制医师日门诊服务量等，可通过专家咨询等方法进行测算。

门诊医师需求量＝[区域人口数×两周就诊率×26×（1＋非日常医师比）]/（每全日制门诊医师日服务量×年有效工作日）

住院医师需求量＝[区域人口数×年住院率×平均住院日×（1＋非日常医师比）×（1＋K）]/（每全日制住院医师日服务床日×年有效工作日）

床位需求量＝（区域人口数×年住院率×平均住院日）/（标准床位使用率×365）

其中：两周就诊率、年住院率可通过居民卫生服务调查得到。

该方法根据实际服务利用为基础测算健康资源配置量，如果实际利用情况是不公平的，可能导致更加不公平的资源配置结果。

（三）服务目标法

服务目标法是先根据现有统计数据，通过趋势预测等方法得出目标年的服务产出量，需考虑人口增长和健康保健需求的潜在增长等因素。再根据各级各类卫生机构、各专业科室提供卫生服务量或者卫生设备配置的目标，计算出所需的人员、床位或大型医用设备数。各级各类卫生机构和专业科室卫生服务提供量目标可通过专家咨询法确定。

1. 床位配置　通过预测目标年床位使用量获得。

基年标准床位数＝Σ（各级医院年实际占用病床日数/365 天）

预测年床位数＝基年标准床位数×（1＋年人口自然增长率）^{n}×（年潜在需求增长率）^{n}/年标准床位使用率

年潜在需求增长率＝1＋年人均收入增长率×医疗服务需求弹性系数

年标准床位使用率：在规划年某类医院应该达到的床位使用率，可通过专家咨询获得，或根据国家的有关规定。

该方法的关键是对测算过程中的有关参数如人口自然增长率和潜在需求增长率做出准确的预测。在实际计算过程中要对潜在需求增长率做出准确的预测是较困难的，而且按照这一公式计算出来的床位配置量往往是外延扩张型的，按此配置医院床位容易造成新的病床资源闲置。

2. 卫生人力配置　以现有健康保健工作量变化趋势为基础，通过预测目标年健康服务工作量和卫生人力服务提供能力获得。

第一步：计算区域内健康保健工作总量。

第二步：预测规划年的健康保健工作总量。

第三步：计算调整健康保健工作总量。

规划年调整的健康保健总量＝规划年预测的健康保健总量×（1＋调整系数）

调整系数：由于私人诊所、健康检查人次数等因素未能考虑在门急诊人次数中，因此引入调整系数,对规划年的健康保健工作量预测值进行调整,调整系数可根据专家咨询结果确定。

第四步:测算规划年医师需求总量,即医师配置标准。

规划年医师需求总量 = 规划年调整的医疗服务总量 /(每全日制门诊医师日诊疗患者数 × 每全日制门诊医师年工作天数)

需要法、需求法和服务目标法是最基本的健康资源配置标准的测算方法,但各有其优缺点。实际健康资源配置过程中会将这些基本的方法结合起来,同时考虑区域健康资源发展的潜力,以确定区域适宜的健康资源配置标准。

(四)卫生资源 / 人口比值法

通过预测、专家咨询等方法可以得到目标年卫生资源 / 人口比值,再利用目标年测量人口数得到各类资源量。

例如《全国医疗卫生服务体系规划纲要(2015—2020 年)》中明确:每千常住人口执业(助理)医师数 2.5 人,注册护士 3.14 人,医护比 1:1.25,公共卫生人员数 0.83 人;每千常住人口基层卫生人员 3.5 人以上,每万居民 2～3 名合格的全科医生;每万人疾病预防控制中心专业人员 1.75 人;以及市办及以上医院床护比不低于 1:0.6 等配置标准。

利于这些卫生资源 / 人口比值,结合对目标年人口数的预测,可以获得目标年各类卫生资源的量。通过比较现有卫生资源的量与规划目标之间的差距,确定规划实施的重点和策略。

二、健康公平的测量

对于健康(不)公平的测量是实现以需要配置健康资源的基础,是改善健康不公平,制定健康公平政策的重要依据。经济学中常用基尼系数测量分配公平,该指标也被用于健康领域,健康经济学家也在此基础上了发展了健康不公平指数。

(一)基尼系数(Gini coefficient)

水平公平体现平等的人被平等对待,是测量和比较国家内部不同人群之间以及不同国家之间健康保健公平性的重要内容。基尼系数是用于分析收入不公平的重要指标,常被用于比较不同国家或同一国家内部的健康保健的水平公平。

用按收入排序的人口累计百分比作为横轴,用收入累计百分比作为纵轴,绘制正方形。对角线代表绝对平均线,对角线上每个收入组所赚取的收入比例相同。以各收入水平组实际获得的收入绘制的曲线为洛伦茨曲线(Lorenz curve)。如果对角线与洛伦茨曲线下的面积用 A 来表示,基尼系数等于面积 A 与对角线下总面积的比。基尼系数是介于 0(完全平等)和 1(完全不平等)之间的数(图 7-3)。

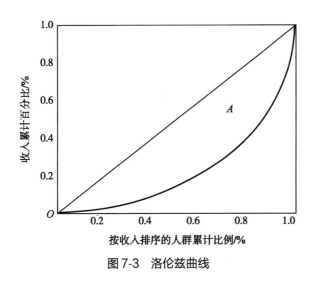

图 7-3　洛伦兹曲线

一般洛伦茨曲线在对角线之下,但是在健康领域有其特殊性。很多国家政府在进行健康资源配置时会采取有利于最贫困人口的做法,可能出现表示实际分布的洛伦茨曲线有位于对角线以上的部分,因此,经济学家用负值表示对穷人有利的不公平现象,用正值表示对富人有利的不公平现象。

(二)健康不公平指数(health inequity,HI)

健康不公平指数是健康经济学家常用的测量水平不公平的工具。健康不公平指数的计算,首先需要计算健康保健需要的集中指数(concentration index),然后用实际健康保健利用的集中指数减去健康需要的集中指数得到。

从 C_M 表示健康保健利用的集中指数。

$$C_M = \frac{2}{\bar{y}} cov(y_i, R_i),$$

$$cov(y_i, R_i) = \sum_{i=1}^{i=n} \frac{(y_i - \bar{y})(R_i - \bar{R})}{n},$$

y_i 代表收入组 i 的人群的平均健康保健利用量,R_i 代表在收入组 i 中的人群的累计比例。

C_M 为正表示对富人有利,表示健康保健的利用趋向于有利于富人;反之如果为负则表示对穷人有利。

用 C_N 表示健康保健需要的集中指数,用健康保健需要的指标代替上式中 y 的值。

健康不公平指数 $HI = C_M - C_N$

健康不公平指数 HI 为负数表示对穷人有利,为正数表示对富人有利。

三、典型国家健康资源配置方法

不同国家健康资源配置的理念不同。例如,美国推崇自由主义的价值观,其健康资源配置形成了以市场发挥主导作用的健康资源配置方式。其医疗服务体系和医疗保险体系均以市场机制为主导,政府对老年人、穷人、残疾人等弱势群体提供公共医疗健康资源。美国以市场为主导的资源配置方式促进了医疗技术的发展,但是也带来了卫生费用的快速上涨,2014 年美国卫生总费用占 GDP 的比重为 17.1%。第二次世界大战后,英国在《贝弗里奇报告》的基础上,提出了建设福利国家的目标,明确国家提供福利保障是基于国家利益而不是某些群体的局部利益,福利制度的建立由国家和个人共同的合作来实现。英国福利国家的理念对欧洲其他国家产生了巨大的影响。随着 1948 年英国国家卫生服务体系(NHS)的建立,成为世界上最大的公共预算卫生服务体系。随之也发展起来了以需要为基础、注重公平的资源配置方法,2014 年英国卫生总费用占 GDP 的比重为 9.1%。新西兰、挪威、瑞典等国也采取相类似的以需要为基础的资源配置方式。英国的健康资源配置方法对于资源有限的发展中国家具有较好的借鉴意义。本部分以英国健康资源配置方法为主,介绍国外健康资源配置方法。

(一)英国健康资源配置方法

英国的 NHS 建于 1948 年,费用占国家 GDP 的 8.4%,提供了超过 87% 的卫生服务。2001—2013 年,英格兰的 NHS 由卫生部管理,下设 152 个地方卫生局,称为初级卫生保健联合体(primary care trusts,PCTs),平均覆盖人口为 40 万。PCTs 完全依赖政府财政预算支持他们的活动。2013 年以后,英国废除了 PCTs,由全科医师临床执业联盟(clinical commissioning group,CCG)所代替。英国的 GP(general practitioner)是守门人,居民签约全科医师,全科医师确定患者接受的医疗服务。所有地方卫生服务成本包含在地方 PCTs(或 CCG)的固定预算中。英国的资源配置方法经历了 3 个阶段。

1. 1977—1990 年:RAWP 方法　1976 年,英国资源配置委员会(Resource Allocation Working Party,RAWP)提出了一套完整的经费配置方案,并在全国实施。RAWP 方法的目的是把预算分配给当时的 14 个地区卫生局, 每个覆盖 400 万人口。服务包含医院的门诊、住院和部分社区服务。该方法首先以 WHO 国际疾病分类为基础, 将卫生服务分解成一个小数量的疾病种类。RAWP 测算每一类特殊疾病的费用, 费用的测算基于人口规模、人口学特征 (年龄性别调整)、附加临床需要的加权 (特殊疾病的地方标准化死亡率)、地方服务投入价格的变化的调整。具体公式如下:

$$RA_i = \sum_j SMR_{ij} \left(\sum_k BEDS_{jk} POP_{ik} \right)$$

RA_i 表示地区 i 的基金配置量; SMR_{ij} 表示地区 i 在条件 j (疾病类型) 的标准化死亡率; $BEDS_{jk}$ 表示年龄/性别人群 k 被诊断为条件 j 的住院床日; POP_{ik} 表示地区 i 年龄/性别人群 k 的人口数量。

人群的年龄性别特征是计算卫生服务需要的基础, 卫生服务利用的差异以国家平均床位利用情况计算, 再根据疾病的标准化死亡比 (SMR) 进行调整。SMR 指既定人口规模下, 一个地区观察到的死亡数占预期死亡数的比例。每个地区总的卫生服务预算是不同疾病别预算之和。

RAWP 公式在英国使用了 15 年, 到 1990 年, 多数地区的卫生费用接近他们的费用目标。

2. 1990—2013 年: 经验模型　随着新数据的获得, RAWP 方法被更复杂的资源配置公式所代替。新的模型基于医院利用数据和小地区 (约 5 000 人) 的社会经济特征。1995 年, 约克公式 (York formula) 被引入。该公式根据人口年龄分解, 并基于 5 个变量对需要进行调整, 包括: 标化的受限的长期疾病比 (75 岁以下)、标化死亡比 (75 岁以下)、失业率、独自生活的退休人员比例、单一照护者家庭抚养比例。

1997 年 5 月, 英国工党提出 "公共健康议程", 目标是 "改善每个人的健康, 尤其是最差的人群"。2001—2002 年, NHS 首次采取 "健康不公平调整" 的方法, 将 13 000 万英镑配置给那些对避免健康不公平贡献最大的 PCTs。虽然这笔经费仅占总费用的 0.5%, 但体现了英国健康公平理念下对资源配置方法的改革。

3. 2013 年至今: 基于个体医院利用数据的经验模型　根据《健康和社会保健法案 2012》, 英国于 2013 年废除了初级卫生保健联合体 (PCTs), 由全科医师临床执业联盟 (CCG) 所代替。通过一定的配置方法将资金分配给 CCG, 来覆盖大部分的 NHS 服务。2013 年以来的资源配置是以个人为基础的资源配置方法 (person based resource allocation, PBRA), 其主要特点是, 使用个体水平的数据 (包括卫生保健服务的使用者和非使用者) 和过去 NHS 诊断的疾病分类 (ICD 分类), 在个体水平预测未来费用, 建立 GP 登记的 500 万患者的样本发展模型。

NHS 英格兰理事会受 NHS 英格兰委托, 负责资源配置工作。例如 2015 年 12 月 17 日, NHS 英格兰理事会通过 2016-17 到 2020-21 基金配置的原则和参数。资源配置咨询委员会 (Advisory Committee on Resource Allocation, ACRA) 是一个独立的专家技术委员会, 其职责是对 NHS 英格兰的资源配置目标公式和卫生部的公共卫生配置目标公式提供建议。ACRA 的成员包括专家、全科医师、NHS 管理者和公共卫生专家。ACRA 于 1997 年建立, 前身是 1976 年建立的资源配置工作委员会 (RAWP)。

英国健康资源配置包括以下步骤: 基于相对需要和相对不可避免的成本决定目标配置量; 建立基线 (在上一年度基础上调整); 计算与目标之间的距离 (基线减目标值); 决定配置规划实现的政策变化, 即通过不同的政策促进各 CCG 地区尽快接近目标值。

资源配置包括 3 方面: 核心 CCG 配置 (core CCG allocations); 专科服务配置 (specialized services allocation); 初级医疗保健配置 (primary medical care allocations)。2016—2017 年度, CCG 核心资源配置量为 705.4 亿英镑, 占总预算的 76.35%; 初级医疗保健为 73.4 亿英镑, 占 7.94%; 专科服务为 145.1 英镑, 占 15.71%。

(二) 其他国家资源配置方法

新西兰、挪威、瑞典等国家与英国相似, 政府通过以需要为基础的资源配置公式对卫生预算进行分配, 具体配置的基础和调整变量根据各国情况有所不同。

新西兰卫生筹资来源主要为政府税收，通过资源配置将卫生预算分配给 20 个地区健康委员会，每个地区平均人口为 23.5 万人。资源配置以医疗需要和成本的差异为基础，并进行相应的风险调整以保证不同健康区域之间的公平。风险调整的变量包括：基于年龄、社会经济状况、民族和性别的成本；基于人口调查数据的未满足的需要；外来人口和农村人口。

挪威有 4 个州卫生局，平均人口为 120 万。卫生资金来源于固定的国家预算（约占 60%）和 DRG 为基础的预算（约占 40%）。资源配置基于预测的医疗需要。1980 年开始使用以需要为基础的资源配置模型并进行风险调整。风险调整的目的是使平等需要的人具有接受同等的医疗服务可及的机会。风险调整的变量包括：年龄、性别、地区特点（急诊服务）；个人水平调查数据（精神卫生服务）；个人水平的登记数据（药品滥用服务）；距离变量（急救服务）。

瑞典有 20 个郡，平均人口为 19.5 万人。卫生预算来源于地方税收和国家救助基金。健康资源配置基于医疗需要和税收能力。风险调整的因素包括税收基础、医疗需要和服务投入成本。

高福利国家的健康资源配置方式是实现全民健康覆盖，改善未满足需要的主要手段，但这些配置方式要基于广泛可用的基础数据和透明公开的配置过程。

第三节　健 康 政 策

政府调节健康资源配置的行动通过健康政策得以固化和落实。本节介绍公共政策和健康政策的基本概念、调整资源配置的健康规划以及国家健康规划政策。

一、公共政策概述

（一）公共政策的基本概念

公共政策（public policy）是政府及其公共部门运用公共权力，在一定的政治背景下，通过科学民主决策的过程选择和制定的，为解决公共问题，维护和实现公共利益的政策。公共政策针对人民普遍关心的社会问题，提出解决方案。社会问题的解决需要政府运用公共权力，对现有资源配置中出现的问题产生影响，协调公共利益，实现公共价值。

（二）公共政策的形成

公共政策的形成过程是政策研究者、政策制定和执行者共同关注的问题，其共同的目标是通过形成高价值的政策，解决特定领域的政策问题。政策的过程同一切事物的生命过程一样，从政策问题的认定到政策的终结形成了具有循环性和周期性的政策过程。一个公共政策过程一般分为政策议程、政策规划、政策决策、政策执行和政策评估五个阶段（图 7-4）。当有新的需要政策制定者处理的问题出现时，新的政策过程又会开始。由于现实的复杂性，公共政策过程的起点和终点都可能是多种多样的。

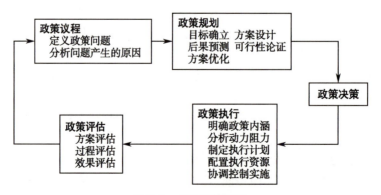

图 7-4　公共政策过程

1. **政策议程** 政策议程是社会公共问题进入政策决策主体的问题清单，成为政策主体特别关注并下决心要加以解决的公共政策问题的过程。包括定义政策问题和分析问题产生的原因两部分。例如，健康政策问题的定义需要从众多公共健康问题中确定影响健康事业发展目标的主要问题和优先需要解决且能解决的问题，需要政策研究者和政策决策者各自发挥优势，协调配合加以确定。明确政策问题后，要分析政策问题产生的原因和作用机制，通过政策问题根源分析抓住主要矛盾，确定主要成因，是形成政策作用机制的基础。世界银行专家 Marc J.Roberts，William Hsiao，Peter Berman，Michael R.Reich 提出了诊断公共健康问题的机制，即健康系统的五大控制柄：筹资、支付、组织、规制、行为。这五个变量决定了一个健康系统的产出，政策的作用机制主要通过这五个控制柄发挥作用。健康政策问题原因的诊断可通过这一作用路径追溯到这五个重要的方面。

2. **政策规划** 公共政策规划是政策主体在对政策问题进行分析、研究的基础上，经过民主的程序和方式，运用专业知识和技术，提出相应的解决政策问题的办法或方案，为政策决策提供必要前提的过程。包括目标确立、方案设计、后果预测、可行性论证和方案优化几个阶段。实际政策规划通过不断的反馈、调整和总结，最终形成可供选择的政策方案。

3. **政策决策** 政策决策主体围绕一定的价值取向和目标，通过一定的程序进行竞争、协商、合作，确定政策行动最终方案的过程。政策决策过程是调节平衡各种利益关系，确立主导性意志和利益，提供集体行动规则的过程。政策决策结果最终要经过合法的程序转化为正式政策。

4. **政策执行** 政策执行者通过建立组织机构，运用人、财、物等各种资源，选择相应的政策工具，采取宣传、试验、实施、协调与监控等各种行动，充分发挥各方的积极性、灵活性和创造性，将已合法化的公共政策付诸实践，从而实现政策既定目标的动态过程。政策执行过程需要明确政策内涵，分析政策的动力和阻力，制订执行计划，配置执行资源，并协调和控制政策的实施。

5. **政策评估** 人们依据一定的标准和方法，对公共政策方案规划、执行情况和政策效果及价值进行估计和评价的活动。当一项政策实施后，需要对这项政策的执行情况和效果进行评估，以判断政策执行之后的基本走向。政策评估是检验政策实践效果的过程。政策评估需要回答政策是否按既定计划实施，政策是否达到预期的目标，政策多大程度上解决了问题，政策带来的社会影响、政策效果等。通过政策评估，如果政策效果明显，说明原有政策问题得到了相当程度的解决，这时该领域的问题优先顺序会出现新的变化，新的问题可能替代老的问题成为关键或焦点问题，政策制定者和研究者的侧重点也会随之转移；如果政策有效但不明显，则面临政策的调整；如果政策实施后没有出现预期的结果，甚至带来一定的负效应，则面临该政策方案是终结还是需要寻找新的方案替代的选择。

二、健康政策体系

健康政策（health policy）是健康领域的公共政策，是政府为解决特定的健康问题、实现一定的健康目标而制定的各种工具的总和。健康政策是各级卫生健康管理者引导卫生健康事业发展方向，调节健康资源配置，协调相关群体利益和矛盾，实现健康规划目标的手段和途径。健康政策的指导思想、卫生健康工作方针和健康发展战略、具体健康政策构成了健康政策体系。健康政策的指导思想是元政策，是健康政策的灵魂。卫生健康工作方针和健康发展战略是健康政策的基本政策，是卫生健康事业管理全局性和战略性的政策。具体健康政策是在国家卫生健康工作方针和健康发展战略的指导下，以解决危害城乡居民健康的主要问题为切入点，结合现有健康资源情况制定的。

（一）健康政策的指导思想

指导思想是执政党和政府实现其政治目标的重要方面。执政党和政府对健康问题重要性的认识及其价值取向,决定了一个国家健康政策的基本走向。如美国的自由经济思想决定了美国以私人医疗服务机构为主体的服务体系和以商业医疗保险机构为主的医疗保险体系;英国的福利经济思想决定了英国国家卫生服务体系的建立。习近平总书记在2016年"全国卫生与健康大会"上强调"健康中国"的建设理念,指出健康是促进人的全面发展的必然要求,是经济社会发展的基础条件,是民族昌盛和国家富强的重要标志,也是广大人民群众的共同追求。要把人民健康放在优先发展的战略地位,以普及健康生活、优化健康服务、完善健康保障、建设健康环境、发展健康产业为重点,加快推进健康中国建设,努力全方位、全周期保障人民健康,为实现"两个一百年"奋斗目标、实现中华民族伟大复兴的中国梦打下坚实健康基础。这一理念体现了中国共产党和中国政府的健康价值观,将成为今后一定时期我国健康政策的指导思想。

(二)卫生健康工作方针

卫生健康工作方针是国家指导卫生健康事业发展的重要指导原则和基本思想,是指导国家各项卫生健康工作和制定各项具体健康政策的依据。卫生健康工作方针需适应国家卫生工作的特定历史背景,具有一定的时代性。2016年之前均使用"卫生工作方针",随着健康中国战略的提出,2016年全国卫生与健康大会上首次使用"卫生与健康工作方针",体现了我国卫生健康工作发展理念的转变。

中华人民共和国成立初期提出了"面向工农兵、预防为主、团结中西医、卫生工作与群众运动相结合"的四大方针,充分反映了中国社会主义卫生事业的本质,符合中国基本国情和卫生事业发展的规律,指导中华人民共和国成立初期我国的卫生事业管理实践,促使20世纪50年代以后中国卫生工作取得了巨大成就。改革开放以来,特别是确立了社会主义市场经济体制以后,随着社会、经济、文化、科学技术的发展,卫生工作发生了巨大的变化,卫生工作的"四大方针"不能完全适应新时期卫生工作发展的趋势。1991年4月,全国人大七届四次会议通过的《国民经济和社会发展十年规划和第八个五年计划纲要》,将卫生工作基本方针修改为"贯彻预防为主,依靠科技进步,动员全社会参与,中西医并重,为人民健康服务"。1997年1月,《中共中央　国务院关于卫生改革与发展的决定》将新时期卫生工作的方针确定为"以农村为重点,预防为主,中西医并重,依靠科技与教育,动员全社会参与,为人民健康服务,为社会主义现代化建设服务"。新时期卫生工作方针根据发展中的中国面临的主要健康问题,确定了卫生工作与社会经济其他领域互动发展的基本思路,适应了转型期中国社会发展的需要,促进了我国卫生工作水平的提升。

2016年全国卫生与健康大会上明确了新时期我国卫生与健康工作方针是"以基层为重点,以改革创新为动力,预防为主,中西医并重,将健康融入所有政策,人民共建共享。"卫生与健康工作方针将卫生工作扩展到健康领域,融入了中国共产党和中国政府的健康价值观。

(三)健康发展战略

健康发展战略是根据改善人民健康的需要和卫生健康事业发展的状况,以卫生健康事业的整体发展规律为依据,以指导卫生健康事业的总体可持续发展为目的,对关于卫生健康事业全局的、长远的、重大的问题进行全局性、规律性、层次性和决策性的谋划。健康发展战略所确定的战略目标、战略重点、战略对策等属于方向性的、原则性的,是卫生健康事业发展的纲领,对各项活动具有指导作用,需要通过具体的政策转化为具体的行动计划。

1. 全球健康发展战略　近50年来,世界卫生组织倡导的全球健康发展目标和策略是全球健康发展战略的经典案例。20世纪70年代,WHO提出"2000年人人享有卫生保健"(health for all by the year 2000)的全球战略目标,其目的是为了提高人类的健康素质,保护和增进人的健康与促进社会进步和经济的持续发展。这项发展战略成为各国政府、组织和机构在实现其预定目标过程中所遵循的行动方针。

1977年,世界卫生大会通过决议指出,各国政府和WHO在未来数十年的主要健康工作目标是"到 2000 年世界上全体居民都能达到在社会和经济生活富有成效的健康水平";1978 年,又提出"初级卫生保健"(primary health care,PHC)是实现上述目标的基本策略和途径。

2000 年,第 55 届联合国大会公布了引领世界卫生发展进程的联合国千年发展目标,提出了全球 2015 年所要达到的具体目标,包括降低儿童死亡率、改善孕产妇健康、抗击艾滋病、确保环境可持续发展、消除极端贫穷和饥饿、促进两性平等并赋予妇女权利、普及小学教育和建立全球合作伙伴关系等 8 个领域。

2005 年,第 58 届世界卫生大会提出了全民健康覆盖的目标。各国能否成功地推进全民健康覆盖是能否实现卫生领域的千年发展目标和人人享有卫生保健目标实现的重要保障。全民覆盖目标包括各会员国确保其卫生筹资系统能够使人们共担风险,避免个人因寻求医疗服务而支付灾难性卫生支出和陷入贫困;确保质量良好的卫生保健基础设施和卫生人力资源的适当和公平分布,使受保人能够获得质量良好和公平的卫生服务;确保用于特定卫生规划或活动的外部资金以有助于发展卫生系统可持续筹资机制的管理和组织。各国能否成功地推进全民健康覆盖是能否实现卫生领域的千年发展目标和人人享有卫生保健目标实现的重要保障。不同国家在此指导之下确立本国卫生发展目标,并通过健康体系规划促进全民健康覆盖目标的实现。

2007 年,国际卫生大会通过了旨在实施以初级卫生保健为基础的公平健康战略的共同宣言,强调人人享有卫生保健的权利,从而全面确立了国际社会促进健康,发展卫生事业的全球性卫生发展战略的基本原则和内容。

2. 健康中国战略　中国政府在 20 世纪 80 年代就明确表示对"2000 年人人享有卫生保健"全球战略目标的承诺;1988 年,进一步阐明实现该战略目标是 2000 年中国社会经济总目标的组成部分。在 1997 年颁发的《中共中央　国务院关于卫生改革与发展的决定》中,确定了中国卫生事业发展的战略重点是农村卫生、预防保健、中西医并重。2007 年中国政府对全面建设小康社会提出了新要求,把"人人享有基本医疗卫生服务、提高全民健康水平"作为加快发展卫生事业和全面改善人民生活的重要目标。2008 年,卫生部召开的全国卫生工作会议,正式提出"健康中国 2020"战略。"健康中国 2020"战略以提高人民群众健康为目标,以解决危害城乡居民健康的主要问题为重点,坚持预防为主、防治结合,采用适宜技术,坚持中西医并重,坚持政府主导,动员全社会参与,加强对影响国民健康的重大和长远卫生问题的有效干预,确保到 2020 年实现人人享有基本医疗卫生服务的重大战略目标。

2016 年 10 月,中共中央国务院正式印发《"健康中国 2030"规划纲要》(简称《纲要》)提出了健康中国"三步走"的战略目标,以及到 2050 年"建成与社会主义现代化国家相适应的健康国家"的长远目标。健康中国战略是健康中国理念、思想和目标的理论化、制度化和政策化,是全面提高中华民族健康素质和水平、实现人民健康与经济社会协调发展的国家战略,是实现"两个一百年"奋斗目标的核心目标和重要保障。

健康中国战略的根本要求是健康优先,基本策略是"健康融入所有政策"(health in all policy,HiAP)。健康融入所有政策是一种以改善人群健康和健康公平为目标的跨部门公共政策制定方法,促进各相关部门在实现政策目标过程中增加健康价值理念,追求制度化地将健康、公平和可持续的考虑作为多部门政策制定过程的一个标准模块,通过部门协作,避免对健康造成不利影响。把健康融入所有政策要求政策制定者从健康影响因素的广泛性、社会性、整体性出发,强调政府统筹协调的责任,突出调动全社会参与的积极性,制度化地把促进健康的理念和要求纳入公共政策制定和实施的全过程。

具体卫生健康政策涉及卫生健康事业管理的各方面,具体包括卫生服务体系建设和改革政策、医疗保障制度建设和改革、药品领域管理政策、卫生管理体制改革政策、卫生经济政策等。可以根据卫生系统的特点划分出子领域,也可以根据要解决的政策问题和政策目标形成特定的政策群。具体卫生政策相互衔接,共同作用,才能实现健康事业管理的最终目标。

三、健康规划

（一）健康规划的概念

健康规划是以需要为基础进行健康资源配置的重要政策手段。规划是一个过程，是重要的政策工具。规划者在健康中国发展理念指导下，通过评价特定区域内或特定人群的健康需要，确定如何通过分配现存或预期可控资源，以一种最有效的方式去满足这些健康需要。

（二）健康规划的过程

规划的过程也是健康政策形成和评估的过程。一般包括形势分析、确定主要健康问题、确定规划目标与指标、确定健康规划的战略重点、规划实施和规划评估与调整。

1. 形势分析　制定规划需要通过形势分析明确区域卫生健康发展的方向、定位，确定发展目标，分析目标与现值之间的差距。形势分析是确定主要健康问题，明确规划目标和策略的基础。

（1）形势分析包括外部环境分析和内部健康体系现状分析两大部分。外部环境分析需要考察当地宏观经济改革的进程；分析当地社会和经济发展规划战略目标和具体指标；分析当地社会和经济发展战略的实施进程和社会环境变化；分析外部环境变化对卫生健康服务体系的影响。通过外部环境分析，明确当地卫生健康服务体系在社会系统中的结构和功能定位；当地卫生健康服务体系的功能和结构的调整任务。内部健康体系现状分析包括区域的健康保健需要、需求、提供和利用。健康保健需要是人群健康状况的反映，区域人口变化、医疗服务质量变化、公共卫生资源、社会经济因素等均可能影响健康保健需要的水平。健康保健需要的状况决定了健康资源配置要重点关注的领域。健康保健需求则考虑人群的购买能力，因此，一般经济学因素、健康状况、服务供给状况、医疗保障制度等因素均可能影响健康保健的需求水平。健康保健供给是指健康保健提供者一定时间，一定价格水平下愿意并且能够提供的健康保健的数量。反映了区域现有的健康资源状况和水平。健康保健利用是需求和供给共同作用的结果，直接反映健康服务体系向人群提供的健康保健的数量，间接反映健康服务体系通过服务对居民健康状况的影响。

（2）形势分析包括回顾性分析和前瞻性分析。回顾性分析掌握内外环境变化及发展的规律，前瞻性分析掌握服务人口健康问题和需要与需求的未来变化趋势。通过对比、综合评价等方法发现地区存在的主要问题及其影响因素。

2. 确定主要健康问题　通过形势分析明确区域的主要健康问题和健康资源配置问题。依据形势分析中所涉及的疾病及健康影响因素的社会危害程度以及各种可能的干预措施的成本与效果确定主要健康问题。健康资源配置问题的确定依据健康资源配置是否符合解决主要健康问题的需要；目前健康资源配置的有效性；体现卫生服务可及和公平的资源保障，以及解决这些问题的可行性。

3. 确定规划目标与指标　结合形势分析和健康事业发展的自身特点，依据可持续发展的原则，确定健康系统发展目标及相应的指标。规划指标体系要保证有效性和合理性，同时评估指标的客观性、灵敏性和特异性，及可操作性。指标及目标值确定后要分析现状与规划目标值之间的差距。

4. 确定健康规划的战略重点　首先要明确健康事业发展目标的逻辑关系，在此基础上，依据目标的重要程度和现实中问题的严重程度，对目标差距的影响，以及该目标实现与其他目标实现的影响程度，确定目标的优先顺序和战略重点。

5. 规划实施　制订实施计划，明确重点任务和责任单位及相应的政策措施。结合地区财政和社会承受能力，编制相应的规划预算，明确规划投入的方向。

6. 规划的评估与调整　为了提高规划的可行性和有效性，要建立规划的监测评估机制，对规划的适宜程度（适合程度、足够程度），进度和结果（效率、效果、效益和影响）3方面进行评估，并根据监测评估结果对规划做出调整。

（三）典型国家健康规划

实施健康中长期战略规划是提高国民健康水平的有效途径。美国、日本等国家均对国民健康的长期发展战略进行了系统研究，制订和实施国民健康规划。

1. 美国的国民健康规划　1979 年美国健康、教育、福利部公共卫生服务部门（Public health service，Department of Health，Education，and Welfare）发表了《健康国民：健康促进与疾病预防报告》，指出通过加强疾病预防和健康促进，能够有效增进美国人民的健康，标志着美国健康国民行动的启动。随后，制订实施了 4 个健康中长期规划（"健康国民 1990""健康国民 2000""健康国民 2010""健康国民 2020"）。其中，"国民健康 2020"（healthy people 2020）被世界卫生组织誉为"健康计划的样板"。目前，美国健康与人类服务部（Department of Health and Human Services）已启动了"国民健康 2030"（healthy people 2030）的研究制定。

美国"健康国民 2020"突出了环境、行为等健康的社会决定因素，提出了"构建一个所有人都能健康长寿的社会"的规划远景，总体目标包括：避免遭受可预防的疾病、残疾、伤害和早死，使每个人享有高质量、长寿的生命；实现健康公平、消除差异、促进各人群的健康；创造能够改善全体公民健康的社会和自然环境；提高各年龄阶段生活质量，促进健康发展和健康行为。确定了 42 个优先领域，近 600 项具体指标，并针对最突出的健康问题，选择了涉及 12 个领域的 26 项指标作为规划的主要健康指标，用于跟踪监测国民健康水平的变化。

2. 日本的国民健康规划　日本于 1978 年实施第一次增进国民健康十年计划（1978—1988 年），提出了"健康一生"的理念，将营养、运动、休息作为主体，以营养改善和合理膳食为重点，突出疾病的早期发现和早期治疗。1988 年实施第二次增进国民健康运动（"实行积极的人生 80 年计划"），以培养国民运动习惯、促进身体活动为重点，建立了从婴幼儿到老年人的健康检查制度，普及了营养需要量标准和运动需要量标准。在老龄化背景下，日本推进了第三次国民健康运动（2000—2010 年）（"健康日本 21"计划），旨在推动个人生活习惯和行为方式的改变以应对慢性病的挑战。2000 年，日本厚生省发出了《关于推进 21 世纪增进国民健康运动的通知》。2002 年日本国会颁布了《增进健康法》，以"健康日本 21"为核心，基本理念是将个人力量与社会力量结合起来，以实现每一个人的终身健康。总目标是促进国民改变不良生活方式，降低慢性病的发病率和死亡率，减少早死，提高生命质量，延长健康寿命。在总目标之下，确定了营养与饮食、身体活动与运动、休养与心理健康、吸烟、饮酒、牙齿卫生、糖尿病、循环系统疾病和肿瘤 9 方面的 70 个目标、100 多项具体指标。

随后，日本提出了《健康日本 2035——通过健康引领全球》，关注医疗卫生体系的变革。目标是：实现人人享有世界最好水准的健康和医疗，构建让国民安心、满意、能理解接受的可持续的医疗卫生体系，为日本及全世界的繁荣做出贡献。提出 3 方面的愿景和行动：建立可持续的精良的医疗卫生体系，更加低成本地提供更高价值的服务；强化个人健康生活规划，强调个人自我健康责任，围绕健康社会决定因素，改善社会环境因素，通过社会支持促进个人自主自律；创建领先全球的医疗保健体制，积极制订全球化规则，向国际输出日本医疗保健模式。

美国和日本的国民健康规划均以不同时期的主要健康问题为切入点，重视广泛的健康影响因素，关注全人群、全生命周期健康，通过实施一系列干预项目实现健康目标。规划制定过程注重政府主导、跨部门协作，社会各界广泛参与，以健康中长期规划统领一定时期内卫生与健康工作，实施将健康融入所有政策。

（四）中国健康规划

2008 年，卫生部召开的全国卫生工作会议中，正式提出"健康中国 2020"战略。在此基础上中国制定了体现战略发展策略的《"健康中国 2030"规划纲要》，阶段性明确卫生健康事业发展的《"十三五"卫生与健康规划》，明确区域资源配置标准的《全国医疗卫生服务体系规划纲要（2015—2020 年）》，以及针对特定领域的专科发展规划，例如《全国护理事业发展规划（2016—2020）》。

各地根据实际情况制定卫生事业发展规划和医疗卫生服务体系规划。

1.《"健康中国 2030"规划纲要》　2016 年 10 月，中共中央国务院正式印发《"健康中国 2030"规划纲要》（简称《纲要》），提出了健康中国"三步走"的战略目标，即"2020 年，主要健康指标居于中高收入国家前列""2030 年，主要健康指标进入高收入国家行列"，并展望 2050 年，提出"建成与社会主义现代化国家相适应的健康国家"的长远目标。

《纲要》明确了健康中国建设的总体战略，要坚持以人民为中心的发展思想，以提高人民健康水平为核心，突出强调 3 项重点内容：预防为主、关口前移，推行健康生活方式，减少疾病发生，促进资源下沉，实现可负担、可持续的发展；调整优化健康服务体系，强化早诊断、早治疗、早康复，在强基层基础上，促进健康产业发展，更好地满足群众的健康需求；将"共建共享　全民健康"作为战略主题，坚持政府主导，动员全社会参与，推动社会共建共享，人人自主自律，实现全民健康。

《纲要》围绕健康影响因素确定主要任务，包括健康生活与行为、健康服务与保障、健康生产与生活环境等方面。并提出普及健康生活、优化健康服务、完善健康保障、建设健康环境、发展健康产业等五方面的战略任务。《纲要》是推进健康中国建设的行动纲领，是具体健康政策的主要依据。

2.《"十三五"卫生与健康规划》　为推进健康中国建设，根据《中华人民共和国国民经济和社会发展第十三个五年规划纲要》和《"健康中国 2030"规划纲要》，2017 年 12 月，国务院印发《"十三五"卫生与健康规划》（简称《规划》）。《规划》确定"十三五"卫生与健康事业的发展目标是：到 2020 年，覆盖城乡居民的基本医疗卫生制度基本建立，实现人人享有基本医疗卫生服务，人均预期寿命在 2015 年基础上提高 1 岁。

《规划》确定了卫生与健康领域要重点推进的 10 项工作任务。一是加强重大疾病防治，建立专业公共卫生机构、综合性医院和专科医院、基层医疗卫生机构"三位一体"的防控机制。二是推动爱国卫生运动与健康促进，推进健康城市和健康村镇建设，提高全民健康素养，增强人民体质。三是加强妇幼卫生保健和生育服务，保障妇女、儿童和青少年健康，有效降低孕产妇死亡率和婴儿死亡率。四是发展老年健康服务，推动医疗卫生与养老服务融合发展。五是维护好贫困人口、流动人口、残疾人等重点人群健康，促进健康公平。六是完善计划生育政策，改革完善计划生育服务管理，保持适度生育水平。七是提升医疗服务水平，保障医疗质量安全，基本建立符合国情的分级诊疗制度。八是加强中医药传承创新，健全中医药健康服务体系，推进中西医协调发展。九是加强卫生计生综合监督执法体系建设，强化食品药品安全监管。十是加快健康产业发展，支持社会力量以多种形式参与健康服务，满足人民群众多样化、多层次健康需求。

通过全面深化医药卫生体制改革，建立公平、有效、可持续的筹资体系，完善卫生计生法制体系，做好国际合作，强化宣传引导，加强组织实施，确保各项任务落实和目标实现。

3.《全国医疗卫生服务体系规划纲要（2015—2020 年）》　2015 年 3 月 6 日，国务院办公厅印发《全国医疗卫生服务体系规划纲要（2015—2020 年）》（简称《规划纲要》）。《规划纲要》是首次在国家层面制定的医疗卫生服务体系规划，是推动深化医改向纵深发展，解决看病难、看病贵问题，打造健康中国的一项重要举措。《规划纲要》从规划目标和原则、总体布局、各级各类医疗卫生机构、卫生人才队伍、功能整合与分工协作、实施保障与监督评价等方面明确了卫生资源配置的标准。

《规划纲要》的基本思路是通过宏观调控，适度有序地发展医疗卫生服务体系，重在调整结构、系统整合、促进均衡。规划目标是：优化医疗卫生资源配置，构建与国民经济和社会发展水平相适应、与居民健康需求相匹配、体系完整、分工明确、功能互补、密切协作的整合型医疗卫生服务体系，为实现 2020 年基本建立覆盖城乡居民的基本医疗卫生制度和人民健康水平持续提升奠定坚实的医疗卫生资源基础。

　　《规划纲要》明确了 5 方面的任务。一是合理确定全国 2020 年医疗卫生资源总量标准,提出到 2020 年每千常住人口医疗卫生机构床位数控制在 6 张。二是科学布局公立医疗卫生机构。明确了各级各类公立医疗机构的建设数量和规模,并明确了各级公立医院适宜的单体规模,引导大型公立医院加强内涵建设。三是大力发展非公立医疗机构。从床位标准、设备购置以及政策扶持等方面对社会办医给予支持,明确到 2020 年按照每千常住人口不低于 1.5 张床位,为社会办医院预留规划空间,同时鼓励公立医院与社会力量以合资合作的方式共同举办新的非营利性医疗机构,个体诊所的设置不受规划布局限制等。四是着力加强医疗卫生人才队伍建设。明确了人才配备、培养和使用 3 个环节的要求,提出了医院、基层医疗卫生机构、专业公共卫生机构的人员配备标准,明确了人才培养培训的目标和方向。五是强化上下联动与分工协作。整合各级各类医疗卫生机构的服务功能,防治结合,建立分级诊疗模式,为群众提供系统、连续、全方位的医疗卫生服务。

　　《"健康中国 2030"规划纲要》、《"十三五"卫生与健康规划》、《全国医疗卫生服务体系规划纲要(2015—2020 年)》、针对特定领域的专科发展规划,以及各地根据实际情况制定卫生事业发展规划和医疗卫生服务体系规划,构成了我国健康规划体系,在规划体系的指引下形成的健康政策是规划目标得以实现的保障。

(韩优莉)

思考题

　　1. 利用埃奇沃思盒状图解释帕累托效率的概念。

　　2. 简述健康公平的概念和健康保健公平的概念。

　　3. 如何测量健康公平?

　　4. 健康资源配置的基本测算方法有哪些?

　　5. 简述我国健康规划体系。

第八章 健康保障

本章要点

1. **掌握** 健康保障的概念；健康保险的需求与供给。
2. **熟悉** 健康保险的需求与供给的影响因素；我国基本医疗保障体系的构成。
3. **了解** 世界典型国家医疗保障制度。

第一节 健康保障概述

一、风险与风险管理

（一）风险的概念

在日常生活中，人们有时会遭遇到意想不到的灾难或损失而使个人和家庭难以承担，即存在着某种风险。对于风险有各种解释，概括起来可以将风险定义为在特定的客观情况下，在特定的期间内，某种损失发生的不确定性。风险包含两层含义：①风险是与损失相关的一种状态；②这种损失是不确定的。

（二）风险的特征

1. **客观性** 风险是一种不以人的意志为转移，独立于人的意识之外的客观存在。如：台风、地震、洪水等。

2. **偶然性** 风险及其所引起的损失往往以偶然的形式呈现在人们面前，即何时、何地、发生何种风险、损失程度如何、由谁来承担损失都是不确定的。

3. **可变性** 风险的性质是可以变化的；风险发生的大小可以随着人们对风险认识的提高和管理措施的完善而发生变化；风险的种类会发生变化。

4. **损失性** 风险的后果必然是造成人们的某种损失。首先是说，风险是未来发生的，而不是过去和现在存在的，或者说风险的损失一定是未来的损失，而不是过去或现在已经存在的损失；其次，风险的后果必然是对人身及其财产的安全造成威胁、形成危害，并可能导致风险损失。损失是风险的必然结果，只是损失的程度不同。

（三）风险构成

一般而言，构成风险的要素有风险因素、风险事故和风险损失。

1. **风险因素** 风险因素是指引起或增加风险事故发生的机会或扩大损失幅度的原因和条件。实质风险因素是有形的，并能直接影响事物物理功能的因素，属于有形的因素。道德风险因素是与人的品德修养有关的无形的因素，即由于个人的不诚实、不正直或不轨企图促使风险事故发生，以致引起社会财富损毁或人身伤亡的原因或条件。心理风险因素是与人的心理状态有关的无形因素。

2. **风险事故**　　风险事故是指可能引起人身伤亡或财产损失的偶然事件，是造成风险损失的直接原因，又是风险因素所诱发的直接结果。

3. **风险损失**　　在风险管理中，损失是指非故意的、非预期的和非计划的经济价值的减少。

图 8-1 表示了风险要素间的关系：风险是由风险因素、风险事故、风险损失和风险载体构成的统一体，风险因素引起风险事故的产生，风险事故导致风险损失。

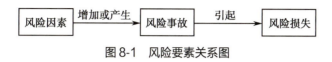

图 8-1　风险要素关系图

（四）风险管理

所谓风险管理，是指经济单位当事人通过对风险进行识别和度量，采用合理的经济和技术手段，主动地、有目的地、有计划地对风险加以处理，以最小成本去争取最大的安全保障和经济利益的行为。

1. 风险管理的主体是各种经济单位，个人、家庭、企业以及其他法人团体都可以看作独立的经济单位。

2. 风险管理强调的是人们的主动行为。

3. 风险管理的目的是以尽可能小的成本来换取最大的安全保障和经济利益。

二、健康保障的内涵与目标

（一）健康保障的概念

医疗保障是以国家或政府为主体，依据有关法律规定，通过国民收入再分配，对公民因患病、年老体弱或意外事故造成身体疾病时，能提供基本医疗服务并给予经济补偿与帮助，缓解因治疗疾病而产生的经济风险，保障国民得到医疗服务的经济制度。医疗保障制度既是健康保障的一部分，又是社会保障体系的有机组成部分，其核心是社会医疗保险制度。医疗保障作为国家的一种社会性保障，与其他医疗卫生政策相比，既有交叉又有不同。

健康保障产生于疾病风险在现代社会的演变，人口老龄化、生活方式变迁、环境恶化等使人们面临更多的健康风险，健康受损不再局限于短期的、显性的疾病，健康维护也不能局限于疾病干预或治疗，健康管理和健康促进成为现代社会的主要课题。

因此，在概念上健康保障制度（health security system）是指在医疗保障基础上，国家为了适应健康标准的变化和医疗保障水平提高的要求，将预防保健、疾病治疗、护理康复、心理咨询、健康教育等作为保障服务的内容，从而形成了健康保障制度。健康保障体系则是指政府或社会依法为公民提供的，旨在保障其身体健康的一系列制度体系。广义上包括所有的健康保险、医疗救助和健康服务。狭义的健康保障主要是保障人类的生命活动和人体功能的正常运转，疾病预防以及生理和心理医疗服务。因此，健康保障制度是一种更高层次的制度安排，医疗保障是其中的一部分。目前对于很多国家，在资源有限的情况下，只能提供最基本的医疗保障。

从社会治理的角度看，健康保障内含一种重要的社会治理理念。即从关注疾病风险转向关注健康风险，从注重分散个体患者的疾病风险转向注重促进整个人群的健康；既关注缓解经济负担的保险属性，又关注改善人群健康结果的健康属性；既关注不同群体的特殊健康利益，又注重不同群体之间的公平；既着眼于当下分配和短期效益，也着眼于未来发展和远期和谐。

（二）健康保障目标

健康保障的宗旨在于应对现有和潜在的健康风险，缓解人群因健康问题导致的经济负担。因此，保护和增进人群健康是一国医疗体系的最终目标，也是世界各国长远的发展方向。实现全民健康覆盖是世界各国健康保障制度设计的出发点与最终目标。全民健康覆盖（universal health coverage）指所有人都获得所需要的卫生服务,而在付费时不会陷入经济困境,同时还应涵盖全面的、高质量的基本卫生服务,包括健康促进、预防、治疗、康复和姑息治疗。

一个社区或国家要实现全民健康覆盖,以下几个因素必不可少:一个有力、高效、运转良好、能够通过以人为本的综合保健服务（包括为艾滋病病毒、结核病、疟疾、非传染性疾病、孕产妇和儿童健康提供的服务）满足重点卫生需求的卫生系统,包括:为人们提供信息,并鼓励人们保持健康、预防疾病;及早发现健康方面的状况;有能力治疗疾病;帮助患者康复。可负担性——建立为卫生服务筹资的制度,确保人们在利用卫生服务时不遭受财务困难。获得基本药物和技术以便诊断并处理医疗问题。受到良好培训并积极工作的卫生工作者拥有提供服务,并以现有最佳证据为基础满足患者需求的充分能力。要实现全民健康覆盖,还要承认所有部门对于确保人类健康均发挥着关键作用,包括交通、教育和城市规划部门。

全民健康覆盖对人口健康有直接影响。获得卫生服务使人们能够更具生产力,从而能够积极为家庭和社区做出贡献。它还确保儿童能够到学校上学。同时,针对财务风险的保护措施可以防止人们因为自费支付卫生服务费用而致贫。因此,全民健康覆盖是可持续发展和减贫的关键组成部分,也是减少社会不公平的关键要素。全民健康覆盖是政府致力于改善其公民福祉的标志。

三、健康保障与医疗保障的异同

（一）健康保障与医疗保障的相同之处

1. 终极目标一致　健康保障和医疗保障都是对人在遭受疾病风险时提供相关保障的制度,通过帮助个人或家庭分散治病过程中的高费用风险,使人们得到合适的医疗服务,最终恢复健康状态。从这个意义上来讲,健康保障和医疗保障的终极目标都是健康。

2. 表现形式相似　健康保障和医疗保障都可以具体为保险和救助两种形式。保险是一定人群在风险发生之前,依据一定规则筹集资金,按照权利与义务相结合的原则,在个体遇到风险时获得相应费用补贴以减轻经济负担,体现的是资产在一定人群中的再分配。而救助主要反映了国家对公民权益进行保护的一种义务,个人获得相应保障的条件不是履行缴费义务,而是达到贫困标准,体现的是个体作为一国公民最基本的获得救助的权利。

（二）健康保障与医疗保障的不同之处

1. 关注重点不同　在健康保障中,"健康"不仅仅指向结果,更重要的是过程。关注全人群的疾病预防,关注受益人在恢复健康的过程中是否接受了健康教育、治疗本身是否有益健康、疾病干预后是否经历了科学的康复训练。这些关注点意味着以健康保险为主的健康保障制度不仅关注费用问题,还关注全人群的健康促进。医疗保障的重点是"医疗",即对疾病干预所产生的医疗费用进行补偿,较少关注疾病预防、健康教育、合理用药和康复训练;相应地,以医疗保险为主的医疗保障制度格外关注患者疾病干预所产生的医疗费用,以及某种疾病干预的成本效果。

2. 对医疗服务提供方的激励不同　由于更关注全人群健康和患者恢复健康的过程,健康保障更有动力激励医疗服务提供方对区域内人口健康状况实施监测,提供医疗服务时更多地考虑患者的整体健康结果;相应地,健康保障基金的支付项目将更加多元,涉及医疗服务的预防、治疗、康复和健康教育的全过程。由于医疗保障的关注点是"医疗",基金主要流向疾病干预环节的服务,从而给医疗服务提供方带来"对当下病症负责"的激励。

第二节　健 康 保 险

一、健康保险的概念与分类

健康保险重点关注人身体的健康状态,通过提前筹集资金,保证被保险人在疾病或意外事故所致健康损失时的费用支出或损失获得补偿的一种保障制度。

基于保障内容的丰富程度,可以将健康保险分为狭义的健康保险和广义的健康保险。广义的健康保险是指不仅对疾病所致的医疗费用进行补偿,而且对预防、保健、康复、健康教育、生育等服务的费用予以补偿,如传染病和寄生虫预防、围生期保健、儿童计划免疫、疗养、体检等。提供的服务可以是针对个人的,也可以是针对群体的。狭义的健康保险,是指参保人在保险期间因疾病、分娩、残疾或死亡时,保险机构依照保险合同规定给予经济补偿。

按照责任主体的不同,健康保险主要分为社会健康保险和商业健康保险。社会健康保险属于社会保险范畴,商业健康保险属于商业保险范畴,二者基本属性不同,在制度设计上也存在区别(表8-1)。

表8-1　社会健康保险与商业健康保险的主要区别

	社会健康保险	商业健康保险
保险性质	是国家倡导建立的一项全民参与的社会制度,具有福利性	是一种经济活动,以营利为目的,个人或团体自愿投保
管理体制	由国家法定机构统一管理,经办机构具有非营利性	由金融机构领导,保险公司具体承办,自主经营、自负盈亏
参保对象	法定参保人可以劳动者为主,也可以包括所有常驻居民	健康状况符合投保要求的个人或团体
费用负担	一般由国家、企业和个人共同承担保险费	一般由个人全部负担
保障范围	依法覆盖大多数需要的医疗服务项目和药品	以保险合同为依据,一般只对指定范围内的特定疾病给予一定金额的补偿
保障功能	提倡社会公平,实现全社会成员的风险共济,保障国民基本健康	为被保险人分担经济风险
保险关系	保险人与被保险人的关系以一国法律为基础,是社会治理的一个内容	保险人与被保险人的关系以保险合同为基础,是一种契约关系

二、商业健康保险的理论与供需关系

由于商业健康保险属于市场行为,与之伴随的需求和供给成为健康保险市场的重要因素。经济学领域对商业健康保险的理论探讨已趋成熟。

(一)商业健康保险的需求

事实上,就某一个人群而言,疾病或意外的发生具有必然性和一定的概率,但就个人而言,疾病或意外的发生及其严重性有其不确定性。而疾病或意外一旦发生,往往会给个人或家庭带来沉重的经济负担,使个人和家庭难以承受。医疗费用可能很高昂,如果没有经济分担机制,有可能导致患者无力支付而得不到有效治疗。健康保险具备分散疾病经济风险的作用,人们为了减轻疾病或意外伤害带来的经济损失而购买健康保险,由此产生了对健康保险的需求。

1. 商业健康保险需求的定义　商业健康保险需求是指在一定时期内、一定价格水平上,消费者愿意并且能购买的健康保险的数量。

消费者健康保险的需求,必须具备两个基本条件:①消费者必须有购买健康保险的欲望;②消

费者必须具备购买健康保险的能力。这两个条件缺一不可。

2. 商业健康保险需求理论 消费者为什么购买商业健康保险,经济学家对商业健康保险需求提出了以下两个基本假设。

(1)消费者追求效用最大化(maximize utility):效用是指消费者所拥有的财富给消费者带来的满足程度,而人们往往追求效用最大化。疾病或意外对个人而言是个随机事件,它是不可预见的,一个人无法预测他什么时候患病或发生意外以及患病或意外伤害的严重程度。当一个人患病后,由疾病或意外伤害而带来的就是健康和经济损失,损失的大小取决于疾病或意外伤害的严重程度。由于消费者无法预料到自己是否会生病或遭遇意外,得病或意外受伤后要花多少钱才能使健康得以恢复,因此为了使效用最大化,他们必须在以下两种办法中做出选择。

1)自我保险,即不购买保险:这种情形下,他会面临两种可能性。①一旦患病或意外伤害(特别是大病)将蒙受较大的经济损失,但这种概率很小;②不患病或不遭遇意外(特别是大病)或者患小病,没有经济损失或者经济损失很小,这种概率很大。

假定消费者拥有财富 W_3,这笔财富给消费者带来的相应效用为 U_3,消费者一旦患病,但又没有购买健康保险时,他需要自己承担治疗疾病或意外伤害所发生的一切医疗费用,这时其拥有的财富将会减少到 W_1,所对应的效用值也将减少为 U_1。

由于患病或意外伤害发生与否是个随机事件,其发生概率在0~1。因为是个概率事件,不能用效用表示,只能计算患者的预期效用。预期效用的计算公式为:

$$E_u = P_i U_1 + (1 - P_i) U_3$$

式中:E_u 为预期效用;P_i 为患病概率;U_1 为患病造成经济损失后的效用;U_3 为不患病时拥有的财富所带给消费者的效用。预期效用反映在图8-2中是一条直线。

2)购买商业健康保险:这样消费者只蒙受一笔小额经济损失,即支付的保险金。但是,这一保险金是在患病之前就要预先支付的,因此这一经济损失为确定事件。如果消费者在支付健康保险金之后的财富拥有量为 W_2,那么相应的效用就是 U_2。

要确定消费者到底是购买健康保险还是选择自我保险,就必须对上述两种选择给消费者带来的效用进行分析。也就是说,分析哪一种选择给消费者带来的效用更大,如果自我保险的预期效用大于购买健康保险的效用,则根据消费者追求效用最大化的理论,消费者就会选择自我保险;反之亦然。

(2)边际效用递减法则:财富所带给消费者的效用服从边际效用递减法则。人们对财富的偏好存在共性,随着人们的财富不断增加,尽管财富带给消费者的总效用也在不断增加,但其财富的增加带给人们的边际效用将会递减。因为财富的额外增加所获得的满足度与个人所拥有的财富多少有关。

根据边际效应递减法则,我们也可以用一条曲线表示总效用、边际效用与财富之间的关系(图8-3)。

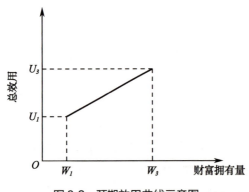

图8-2 预期效用曲线示意图

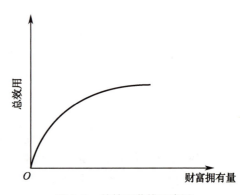

图8-3 总效用曲线示意图

从图 8-3 可以看到,随着个人财富拥有量的增加,其效用也随之增加,但是总效用的增加速度将越来越慢,边际效用增加的比例愈来愈小。这条曲线就是效用对于财富的函数。再把图 8-2 和图 8-3 合并在一起,即把预期效用曲线和效用曲线画在同一个示意图中(图 8-4)。从图 8-4 中可以看出,预期效用曲线的两个端点是总效用曲线上的两个点,预期效用曲线总在总效用曲线之下。

将上述假设和理论应用于健康保险需求。假定某个消费者处于两种状态:①生病之前,个人拥有财富为(W_3)10 000 元,该财富带给消费者的效用为(U_3)100 个单位,即平均每 100 元可带给他 1 个单位的效用。②生一场大病又没有健康保险,医疗费用为 8 000 元,他将全部支付这笔医疗费用,于是他的财富从原来的 10 000 元下降到 2 000 元(W_1),此时他的效用也随之下降到(U_1)20 个单位。

假设消费者的患病概率为 0.025,那么在自我保险的情况下,其预期效用如下。
$$E_U = P_i U_1 + (1 - P_i) U_3 = 0.025 \times 20 + (1 - 0.025) \times 100 = 0.5 + 97.5 = 98.0$$

在预期效用值为 98 个单位时,所对应的财富为 W_2,而 W_2 等于 9 800 元(98×100 元),其预期损失的财富为 200 元。

如果消费者购买了健康保险(图 8-5),而且保险公司按纯保险费来收取,那么消费者支付的保险费为 200 元,即纯保险费 = 患病概率×因患病带来的经济损失 = 0.025×8 000 = 200。这个数值与预期效用的数值相等。消费者在支付了保险费之后,财富的拥有量为 9 800 元,这时的财富所对应的效用为 U_2 为 98 个单位,但是由于效用曲线是高于预期效用曲线,所以购买健康保险的效用大于自我保险的预期效用,对消费者有利,所以消费者会购买健康保险。

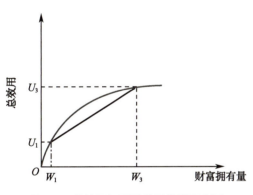

图 8-4 总效用与预期效用曲线示意图

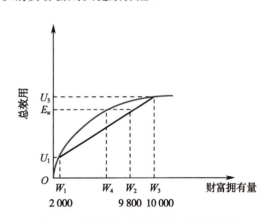

图 8-5 总效用和预期效用与财富的关系

如果消费者的行为符合上述两个基本假设,而且保险费是根据"纯保险费"来确定的,消费者就一定会购买健康保险。因为购买健康保险所带来的效用要大于自我保险的预期效用。这里所谓的纯保险费是指保险公司用来支付医疗费用的钱,而不包括保险公司的管理费、利润等。纯保险费的计算公式为:

纯保险费 = 患病概率×因患病所带来的经济损失

总之,只要消费者支付保险费后个人拥有财富的实际效用仍然大于期望效用,消费者就愿意购买健康保险。然而,保险公司不会按纯保险费出售健康保险的,因为公司运营还包括管理费、索赔手续和利润等其他费用。所以,保险公司向消费者出售健康保险的保险金除了纯保险费之外,还要再加上一些附加的费用。那么,如果是这样的话,消费者还会不会购买健康保险呢?这就需要分析消费者是否愿意购买健康保险以及消费者最高愿意支付多少保险金。

根据前面的例子,随着保险公司收取的保险费用的提高,消费者支付保险金后的总财富将会减少,其对应的实际效用也随之减少。当实际效用减少到等于自我保险的预期效用时,该消费者对是否购买健康保险就无所谓了。如果保费继续增加,总财富减少,使实际效用下降到预期效用水平之下,那么消费者就不愿意损失那么多的财富来购买保险,就会选择自我保险。因为此时自我保险的预期效用高于购买健康保险的实际效用。

从图8-5中可以看出,当实际效用等于预期效用时所对应的财富为W_4。

W_2与W_4之差就是消费者所愿意支付的最高附加费用。W_3与W_4之差就是保险公司所能收取的最高保险费,或称为均衡保险费。

3. 商业健康保险需求的影响因素　健康保险需求的数量主要取决于人们是否能够接受保险费以外的附加费以及接受的最高水平如何。因此,对健康保险需求的影响因素分析也主要从分析纯保险以外的附加费的影响因素入手。

(1)疾病发生的概率。

(2)疾病损失的严重程度。

(3)健康保险的价格。

(4)消费者风险心态:不同的消费者对风险的行为是不同的。一般认为,人对风险的心态有3类:①避险的心态;②对风险抱中立态度;③喜欢冒险。不是所有的人只有一种心态,而且永恒不变。人对风险的心态因事物的性质而异。对健康而言,大部分人是属于避险心态的。有避险行为的消费者在其财富的效用曲线上就会呈现边际效用递减的现象,避险心态越重的消费者,效用曲线递减速度越快,对健康保险的需求也越大。相反,有些消费者喜欢冒险,他们的财富效用曲线是在预期效用曲线之下,财富效用曲线递减的趋势不明显。这样的消费者就不去购买健康保险。

(5)消费者的收入:对收入很高或很低的消费者来说,其对健康保险的需求不大。因为对高收入的消费者来说,病伤所导致的财富损失和购买健康保险所导致的财富减少对其财富总量的影响不大。对低收入的消费者来说,其预期效用曲线和总效用曲线基本重合,这样的消费者不可能愿意出更多的附加费,所以人们对健康保险的需求也较小。只有中等收入的消费者,他们对健康保险的需求比高收入者和低收入者都要大。

(6)其他:除上述影响因素以外,消费者的健康状况、受教育程度、年龄、性别以及种族等,都对健康保险需求有着不同的影响。

(二)商业健康保险的供给

1. 商业健康保险供给的定义　健康保险供给是指在某个特定时期,一定保险费率水平上,健康保险提供者愿意且能够提供的健康保险服务的数量。

形成健康保险供给必须具备两个基本条件:一是健康保险供给方应具有提供健康保险服务的愿望;二是必须具备一定的健康保险服务的提供能力。健康保险供给可以用健康保险机构承保能力来表示,包含着质和量两方面。

2. 商业健康保险供给理论　在市场经济条件下,商业健康保险供给者的行为与其他产品供给者行为是一致的,其目标都是追求利润的最大化。

就一般产品而言,供给者的利润是总收入与总成本的差额,而总收入取决于产品销售量和产品价格,总成本取决于投入的各生产要素数量和要素价格,因此供给者的经济行为就是在各种限制条件下为追求利润最大化而采取的行动。由于保险产品的特点,保险供给者在追求利润最大化的过程中表现出特有的经济行为。

(1)在保险产品生产成本中,除用于生产的生产要素和要素价格之外,很大一部分是用于补偿投保人的健康保险费用。保险供给者可以通过"风险选择"的方式,尽量吸收收入高、支付能力强且健康状况良好的人群参保,扩大保费收入与医疗费用补偿之间的差距,从而获取更大的利润。

（2）在医疗保健系统中，健康保险市场与医疗服务市场是不可分割的整体。保险成本中最重要的部分，即医疗费用补偿金的多少主要取决于医疗服务的运作情况。由于健康保险市场的介入，医疗服务市场由供需双方变成"三角形"关系。在此模式下，医疗服务供需双方的成本意识下降，而健康保险机构的成本上升。为此，健康保险机构会采取多种提高医疗服务供需双方的成本意识，以控制医疗成本的上升。

（3）由于人们对医疗服务的需求不断增长，医疗服务手段不断进步，现有资源无法满足向人们提供所有的医疗服务。因此，健康保险机构往往对承保内容加以限制。

（4）保险机构除了具备组织经济补偿职能外，还有其他融通资金的金融职能。因此保险机构还表现出金融机构的行为规范，把累积的暂时不需要偿付的保险基金用于短期贷款、流动性较强的投资和一部分中长期投资，以此来降低保险机构积累保险基金的机会成本，增加盈利。

3. 商业健康保险供给的影响因素

（1）供给价格：商业健康保险供给量与价格呈正相关关系。价格越高，保险供给者愿意提供的保险商品量越多；反之，则越少。它的前提是：第一，在任何价格水平上供给都能满足在该价格上的需求；第二，价格下降到边际收益＝边际成本时，停止增加供应。关于第一个前提，供给要受到保险公司承保能力的限制。第二个前提，保险价格下降到临界点或以下受到保险机构融资收益水平的影响。

（2）保险成本：一般情况下，商业健康保险成本高，其保险费率就高，对参保人来说，会影响其投保的需求；对健康保险机构来说，成本高就意味着偿付率高和各种开支大，而所得的经济效益就会相应减少，于是健康保险的供给也会减少；反之，健康保险供给量就大。健康保险成本的高低与健康保险供给有直接的关系。

（3）缴费能力：健康保险机构是运用全体参保人手中集中起来的健康保险基金，为参保人提供经济补偿的。参保人员缴纳健康保险费的能力直接影响着健康保险供给的规模。参保人员缴费能力强，健康保险供给就充足；反之，健康保险供给就匮乏。

（4）承保能力：承保能力是指保险机构能够提供健康保险产品的能力。保险机构的承保能力相当于企业的生产能力，是决定保险供给的主要因素之一。承保能力要素包括：保险经营资本（自有资本＋公积金）；纯保险收入（决定保险经营财务的稳定程序）；保险机构数量及其分布的合理程度；保险从业人员的数量和质量；保险业的效率；保险业的信誉程度。

（5）商业健康保险机构的信誉度：保险机构的信誉度主要是指赔付的速度和合理性。赔付的速度快且赔付水平合理，则保险机构信誉度就高。而高信誉度的保险机构将会吸引更多的人来参保，因而供给量也就越大。

（三）商业健康保险与市场失灵

一般认为，市场机制通过价格、供求、竞争3个主要要素的循环运动和自我调节，能够满足每一个市场参与者的利益，并达到资源的有效配置。但是，由于本身的一些特点，商业健康保险所在的市场并不能使这些要素完美地发挥作用，出现"市场失灵"。

其一，健康保险市场存在广泛的信息不对称。首先，健康保险供方和健康保险需方存在着信息不对称：投保时，保险人无法清晰了解投保人的健康状况，可能导致参保人的逆向选择。其次，卫生服务市场也存在信息不对称现象，相对于患者和保险机构，医疗服务提供方拥有更多的专业优势，加之疾病的不确定性，加剧了患者和保险机构的劣势。其二，健康保险市场由保险机构、参保人、医疗服务机构三方共同构成，参保人向保险机构缴纳保费，由医疗服务机构提供医疗服务，保险机构对医疗服务机构进行第三方付费，保险机构与医疗机构之间、参保人与保险机构之间、参保人与医疗机构之间分别形成不同目标的委托 - 代理关系，导致参保人和医疗服务提供方出现逃避经济责任的机会主义倾向，引发道德风险。因此，在理论上，健康保险市场的市场失灵可以概括为3种：逆向选择、风险选择和道德风险。

1. **逆向选择**

（1）逆向选择（adverse selection）的含义：健康保险公司的信息也是不完全的，消费者个人比保险公司更了解自己的健康状况，由于所掌握的信息不完全，保险公司只能根据平均预期和平均风险计算保险费。那些高风险消费者会比低风险者更愿意购买和参加健康保险，这样的现象称为"逆向选择"。

（2）逆向选择的结果：逆向选择的结果是参保人群中医疗服务需求高的人群比例高于普通人群，从而导致整个保险的需求水平比测算水平高，造成保险机构入不敷出。如果保险机构再提高保险费，那么保险人群中又有一部分进行逆向选择，最后保险人群就是高危人群，导致疾病风险难以分散，最终导致保险公司的破产。

控制逆向选择有两种策略：第一是强制参加保险；第二是按人群的年龄、性别、职业和健康水平精准地计算不同价格水平下的保险费。

2. **风险选择（risk selection）**　保险方有目的地选择投保者的行为，称为风险选择，也有人形象地把它称为"撇奶油"（cream skimming）。由于健康保险参保人群的逆向选择问题带来两个后果，一是参保对象会选择适合自身的特定保险，以避免支付医疗卫生服务高风险所引起的高价格。二是承保方为了避免损失，会采取各种措施区别不同风险的消费者，进而选择那些期望损失相对较低的健康人群，尤其是选择预期损失低于纯保险费的人群，以增加利润。事实上，对于保险方而言，即使他们在同等价格水平下能够提供更为优质的服务，这种保险方案也无利可图，因为高风险人群参加保险后将引起成本的上升。

3. **道德风险**

（1）道德风险（moral hazard）的含义：人们参保后，由于医药费可以报销，看病时自己直接支付的费用减少，相当于医疗服务价格下降，提高了消费者实际购买能力。在这种情况下，某些消费者产生过度利用医疗服务的行为，这种行为被称为"道德风险"。

（2）道德风险的后果：一方面在有"道德风险"的情况下，"过多的"医疗服务被消费掉；另一方面，"道德风险"还会间接影响消费者对健康保险的需求。因为道德风险行为会导致消费者医疗服务需求量增加，进而导致保险费的增加。而保险费的增加有可能超过低风险人群所愿意支付的保险费水平，从而导致对保险需求量的下降。

控制道德风险的两大策略：第一是通过采取不同的支付制度限制医疗服务提供方对医疗服务的提供量；第二是通过实行费用分担机制和对投保人的宣传教育，增强投保人的费用意识等措施，控制医疗服务需求。

三、社会健康保险的理论与供需关系

社会健康保险是国家通过法律的形式向全体或多数公民征收保费，形成保险基金，以保障参保人平等享受基本层面的医疗服务为目标，保证公民不因疾病而降低基本生活水平。因此，社会健康保险不同于商业健康保险，它不完全遵循市场领域的供给与需求理论和规则。

（一）社会健康保险的需求

社会健康保险与商业健康保险不同，从竞争性市场角度难以对社会健康保险给予合适的理论解释，主要有以下几方面的原因：

1. **社会健康保险关注全人群的疾病风险**　社会健康保险往往由一国政府主导建立，面向全体或多数居民制定政策，最终目标是促进全人群的健康。因此，社会健康保险着眼于全人群分散疾病费用风险的需求。对于个人而言，疾病是一个不确定事件，具有不可测性。然而，对于全人群而言，疾病或不健康状况具有必然性和确定性。在特定时期和特定环境下，人群患病的概率、种类和可能的经济损失可经由数据做相对精准的测算，因此具有较高的可测性。损失的确定性决定了无法从市场中获得足够的保险产品，不适合用市场的观点来分析保险需求。

2. 社会健康保险的强制性使被保险人的需求表现不明显 无论是发达国家还是发展中国家，社会性的健康保险大都实施强制参保，第三方付费的方式大大改变了常规的消费心理和行为，个性化需求被部分甚至超额满足，保费水平对需求的影响非常有限，从而不能简单使用效用曲线来解释被保险人的需求变化。

3. 统一的保费征收标准强化了社会健康保险的社会再分配功能 商业健康保险可以实现风险在所有购买保险产品者之间的再分配，而社会健康保险反映的是通过国家力量将风险（或财富）在所有社会成员中的广泛再分配。与商业健康保险关注个体保费与待遇精算平衡不同，社会健康保险的保费与保障待遇主要考虑社会层面的精算平衡。

4. 社会健康保险对于参保人的意义远远超出经济范畴 虽然对于参保人个体而言，参加社会健康保险意味着可以在发生疾病费用风险时获得相应的经济补偿，但是作为社会成员之一，参保人还关注制度的公平性、政府承诺的兑现程度和制度的可持续性。因此，对社会健康保险需求的分析不能采用经济学单一视角，还要涉及公共管理学、政治学、社会学等学科的综合分析。

（二）社会健康保险的供给

社会健康保险主要由一国政府发起，相应的保障供给不同于商业健康保险供给。一个国家之所以有建立社会健康保险的意愿，不是为了赚取利润，而是为了维护公众利益；之所以有建立社会健康保险的能力，不仅仅因为经济实力，还因为有"取信于民"的政治权威。因此，在经济学领域，社会健康保险供给既有着与商业健康保险供给共性的特征，又有着自身的特别之处。

1. 社会健康保险供给的特点

（1）与医疗服务领域紧密联系：社会健康保险作为医疗服务的第三方付费者，承担着双重功能：一方面，保障参保人一定的医疗消费水平，对合规医疗费用进行补偿；另一方面要控制医疗服务供需双方的不合理行为。在社会健康保险成为医疗机构主要的筹资来源时，社会健康保险的战略购买功能对于优化医疗资源的配置来说将具有非常重要的意义。

（2）社会健康保险供给范围有限制：医疗技术的进步、疾病谱的改变、人口老龄化、经济水平提升，都会引起医疗服务需求的快速增加，但并不是所有能够实现的医疗服务和能够采用的医疗技术都可以包含在社会健康保险范围之内，考虑到基金规模和制度的长期持续需求，必须界定清楚社会健康保险的保障范围。

（3）社会健康保险供给有较强的政策性：社会健康保险是社会保障体系的重要组成部分，社会保障是现代国家必须向全体国民提供的基本公共服务，保障社会健康保险可持续发展，并惠及全民，是各级政府的共同责任。因此，各级政府都不同程度地参与到社会健康保险政策制定、基金管理、经办等环节。在我国，医疗保障体系的发展目标和改革方向都作为每个五年规划中的重要内容，显示了社会健康保险具有较强的政策性。

2. 社会健康保险供给的影响因素

（1）缴费能力：社会健康保险将全体参保人缴纳的保费集中为健康保险基金，为参保人提供经济补偿。参保人的缴费能力直接影响着社会健康保险供给的规模。在一定阈值内，参保人员缴费能力越强，社会健康保险的供给就会越充足，同时越具有可持续性。同时，参保人的缴费能力还决定了政府和企业等利益相关者的缴费行为。比如，对于低收入人群或贫困家庭，国家或其他组织要通过财政转移或其他方式帮助这些人群缴纳保费，当这一做法上升为一种制度时，可能就会成为社会健康保险的有益补充，比如我国的城乡医疗救助制度。

（2）承保能力：在社会健康保险领域，承保能力是保险责任方能够提供保障的能力。承保能力要素包括：保费收入，管理和经办机构及其分布的合理程度，管理和经办人员的数量和质量，机构运行效率，政府信用程度。

（3）国家的社会治理理念：社会健康保险属于社会政策范畴，反映了一国治理社会的价值取向和治理脉络。对公平与效率、政府与市场责任边界的不同认识决定了一国社会健康保险的覆盖范围、保障水平和社会地位。比如，美国遵从民众的意见，选择市场主导的健康保障制度，使公共健康保险制度主要覆盖了以老年人和低收入人群为主体的弱势人群；德国强调"社会团结"，建立了覆盖大多数的法定疾病保险制度，并引入高度自治的基金组织管理和经办保险业务。

四、社会健康保险与医疗资源的有效配置

从微观上看，社会健康保险费用的支付是保险机构和被保险人向医疗服务提供方支付服务报酬的形式；从宏观上看，社会健康保险费用支付是一个国家主要卫生费用和资源的分配与使用形式。从某种意义上说，卫生费用的控制和医疗资源的合理分配主要依赖于健康保险费用支付。卫生资源的稀缺性与卫生服务需求的无限性是一个长期存在的矛盾。供方支付方式与水平是调控医疗服务供求数量、质量与结构的重要手段。在我国，要发挥医保支付制度对医药服务提供方式、服务规范与利益调节等基本方面的内在影响效应，重建医疗机构及医生的医疗服务激励与约束机制，重构医疗服务利益新机制。

社会健康保险充当了医疗服务购买及医疗费用的关键调节角色，不但要保障国民的健康权益从而保证医疗服务的有效供给，而且要通过费用分担与支付机制来约束供求行为，特别是供方医疗服务行为，促进卫生资源的合理配置与有效利用。

五、社会健康保险与医疗服务提供

在社会健康保险覆盖多数居民的国家，医疗服务系统的主要筹资来源就是社会健康保险的费用支付。因此，社会健康保险的支付方式和支付数量直接影响了医疗机构提供服务的质量和数量。当医疗服务领域普遍存在的信息不对称与健康保险中的委托代理关系同时发挥作用时，逐利的医疗机构将占据相对优势地位，供方道德风险问题产生，医疗机构利用信息优势获得更多经济利益。社会健康保险需要代表参保人利益向医疗机构实施监督，防止保险基金的浪费。

对于医疗机构而言，社会健康保险的支付方式既是有力的调节杠杆，也是高效的监督工具，通过一定程度的打包预付，可以在一定程度上激励医疗机构和医生提供质高价廉的医疗服务。同时，适当的支付方式还能进一步引导医疗机构更加注重患者健康，通过预防、教育和康复训练的手段，以最小的医药干预提升患者健康获得感，而这正是慢性病领域正在探讨的话题。

除了内在激励机制，社会健康保险经办机构在日常管理中也有重要的监管职责，通过现场监督和非现场监督结合的形式对医疗机构和医生的诊疗行为、用药行为、患者满意度等进行实时监测，及时纠正医疗服务提供方的不当行为。因此，在建立全民医保的国家（如德国）或地区中，健康保险经办机构对医疗服务提供方的监管权利和能力正在逐步增强，社会健康保险在医疗领域的影响力也逐步增加。

六、社会健康保险与医疗费用控制

社会健康保险主要对参保者治疗疾病或获得健康服务所产生的医疗费用进行补偿。疾病是影响医疗费用发生额大小的第一因素，疾病越重，患者对医疗服务需求越大，医疗费用也就越高。从宏观角度看，医疗费用的高低受到政府政策、文化教育、人口结构、经济因素、医疗技术等多方面因素影响。从微观角度看，医疗费用的高低一方面直接受到患者的医疗服务需求、治疗手段偏好和支付能力等因素影响，另一方面还受到医疗机构和医生的诊疗方式和用药行为的影响，由于客观的信息不对称，在其他激励或监管手段缺位的情况下，医疗机构和医生的行为在医疗费用水平中的贡献往往比较大。因此，通过适度监管和激励，促进医疗服务提供方合理诊疗，引导患者合理就医，成为社会健康保险制度的重要任务。

社会健康保险发挥医疗费用的控制作用主要是通过激励或约束医疗服务需求方和提供方的医疗行为来实现，其工具是支付方式。按照支付对象分类，可分为需方支付方式和供方支付方式。

（一）需方支付方式

需方支付方式是指参保人在享受健康保险待遇过程中分担一部分医疗费用的方法。主要包括以下几种：

1. 起付线方式　起付线方式（deductible）又称为扣除保险，是指参保人发生医疗费用后，首先自付一定额度的医疗费用，超过此额度的医疗费用才由医疗保险机构来分担，这个自付额度称为"起付线"。

（1）优点：一是起付线以下的医疗费用由被保险人个人负担或被保险人与其雇主分担，增强了被保险人的费用意识，有利于减少浪费；二是将大量的小额医疗费用剔除在医疗保险支付范围之外，减少了保险结算工作量，有利于降低管理成本；三是小额费用由被保险人个人负担，有利于保障高额费用的疾病风险。

（2）难点：起付线的高低直接影响医疗服务的利用效率和被保险人的就医行为。起付线过低，可能导致被保险人过度利用医疗服务，不利于有效控制医疗费用；起付线过高，可能超过部分参保人的承受能力，抑制正常的医疗需求，可能导致少数被保险人小病不及时就医而变成大病，反而增加医疗费用。另外，过高的起付线可能影响公民参加健康保险的积极性，造成健康保险覆盖面和受益面下降。

2. 共同付费方式　共同付费方式又称比例分担，从保险的角度可称为共付保险（coinsurance），即医疗保险机构和被保险人按一定比例共同支付医疗费用，相应的分担比例被称为共同负担率或共同付费率。共同付费可以是固定比率，也可以是变动比率。

（1）优点：一是简单直观，易于操作，被保险人可根据自己的支付能力适当选择医疗服务，有利于调节医疗服务消费，控制医疗费用；二是由于价格需求弹性的作用，被保险人往往选择价格相对较低的服务，有利于降低卫生服务费用。

（2）难点：自付比例的高低直接影响被保险人的就医行为。自付比例过低，对被保险人制约作用较小，达不到控制医疗费用不合理增长的目的；自付比例过高，可能超越被保险人的承受能力，抑制正常的医疗需求，加重患者经济负担，达不到保险的目的。另外，不同人群和不同收入状况采用同一自付比例，可能出现卫生服务的不公平现象。

3. 最高限额方式　最高限额方式也称封顶线（ceiling），是与起付线方式相反的费用分担方式。该方法先规定一个医疗费用封顶线，医疗保险机构只支付低于封顶线以下的医疗费用，超出封顶线以上的医疗费用由被保险人或由被保险人与其雇主共同负担。

（1）优点：一是在社会经济发展水平和各方承受能力比较低的情况下，医疗保险只能首先保障受益人群广、费用比较低，各方均可承受的基本医疗服务，因此需要将高额医疗费用剔除在医疗保险支付范围之外；二是有利于限制被保险人对高额医疗服务的过度需求，以及医疗服务供方对高额医疗服务的过度提供；三是有利于鼓励被保险人重视自身的身心健康，提高身体素质，防止小病不治酿成大病。

（2）缺陷：可能对发生大额医疗费用的人群不能发挥减轻医疗负担的作用。在保险方式单一的情况下，难以对大病、重病提供有效的医疗保障。因此，封顶线的设置需要综合考虑被保险人的收入水平、医疗保险基金的风险分担能力、医疗救助的能力等因素，通过建立各种形式的补充健康保险，完善健康保障体系，对超出封顶线的费用给予补偿。

以上3种需方支付方式各有优缺点，在实际操作中，往往将两种及以上的支付方式结合起来，更有效地促进参保人合理的医疗服务需求，控制医疗费用的过度上涨。

（二）供方支付方式

供方支付方式是指医疗保险机构或第三方付费者代表受益人向签约医疗机构基于协议范围内的医疗服务支付相应费用的方法、标准或规则。供方支付方式主要包括以下几种：

1. 按服务项目付费   按服务项目付费（fee for service，FFS）是所有支付方式中最传统的一种。它是指对医疗服务过程中的每一个服务项目制定价格，患者在接受医疗服务时按服务项目价格和数量的加总来计算费用，然后由医疗保险机构向患者或医疗服务提供方支付费用。所支付的费用额取决于各服务项目的价格和实际的服务量。

（1）优点：被保险人对医疗服务的选择性较大，对服务的各种要求容易得到满足；由于医疗服务提供方的收入与医疗服务的实际数量直接联系，按服务项目付费有利于调动医疗服务提供方的工作积极性，提高工作技能、引进新技术和新设备，改善服务态度；操作方法比较简单，所需配套条件较少；由于支付规则符合常规市场规则，医疗保险各方比较容易理解，易推广实施。

（2）缺点：属于后付制，只能在事后对医疗服务的账单进行监督检查，从而激励医疗提供者诱导医疗需求，以提供更多服务；医疗服务提供方不承担治疗成本的风险，被保险人和保险机构承担服务成本的全部风险；由于医疗服务项目种类繁多，制定合理的服务价格困难不少，保险机构必须对医疗服务逐条审核，工作量大，管理成本相对较高。

2. 按人头付费   按人头付费（capitation）是指医疗保险机构按合同规定的时间（1年或1季度），根据医疗服务的参保人数量和每个人的支付定额标准，预先支付一笔固定的费用，在此期间医疗提供方提供合同规定的医疗服务均不再另行收费。医疗机构的收入与服务人数成正比，服务人数越多，医院的收入越高。

（1）优点：是一种预付制方式，将大部分经济风险转嫁给医疗服务提供方，有利于费用控制；有利于激励医疗服务提供方强化内部管理，增强费用意识和经济责任，控制过度医疗行为；按人头付费将促使医疗机构主动开展预防工作，以尽量减少服务对象发生疾病，降低费用支出；适用范围较广泛，管理成本相对较低。

（2）缺点：按人头付费实行定点医疗，减少了参保人对医疗服务的选择性，可能不利于医疗机构之间的竞争；医疗服务提供方可能会出于自身利益而减少服务数量，降低服务质量，进而引发医患矛盾；按人头付费可能刺激医疗服务提供方选择性地接受健康或病情较简单的参保人，以最大限度地降低风险，不利于实现区域全人口的健康目标。

3. 按服务人次付费   按服务人次付费又称平均定额付费（flat rate），即制定每一门诊人次或者每一住院人次的费用支付标准，医疗保险机构根据医疗服务供方实际提供的服务人次，按照每一人次的费用支付标准向医疗服务提供方支付医疗费用。

（1）优点：在服务人次支付标准确定的前提下，按服务人次付费将一部分经济风险转嫁给医疗服务提供方，能够促使医疗机构降低服务成本，减少过度用药和过度利用高新医疗技术的现象；由于每一门诊人次或每一住院人次的费用支付标准是固定的，延长住院时间意味着医疗服务供方的收入减少，因此，按服务人次支付有利于缩短患者住院时间；医疗保险的结算、审核等监督管理相对简单。

（2）缺点：由于按服务人次付费，医院的收入与服务次数直接相关，医院可能通过诱导需求和分解服务人次增加收入；医疗服务提供方出于控制医疗成本的需要，可能减少对参保人的服务数量，降低服务水平，从而影响医疗服务质量；按服务人次付费使得医院选择病情较轻的患者，从而控制成本，增加服务人次；尽管按服务人次付费的结算、审核比较简单，但由于各级各类医疗机构的特点、患者的疾病情况以及疾病种类等都存在较大的差异，采用统一的支付标准不符合医疗服务实际，而根据医院、患者及疾病种类的不同分别制定不同的服务人次支付标准工作量较大，也难以实现。

4. 按病种付费   按病种付费（case-based payment）是以病种为计价单位向医疗服务提供方支付费用，超支不补、结余留用。该方法以单一病种为计费单元，在同级别医疗机构、同一诊断和治疗标准的基础上，科学测算出各级别医疗机构、各病种的支付标准。按病种付费主要在临床路径规范，治疗效果明确的常见病和多发病领域开展。在实践中，按病种付费出现了单病种付费和 DRGs（diagnosis related groups）付费的区分。前者主要针对相对简单的病种分类（在我国得到广泛实施），后者则相对复杂，是根据国际疾病分类法将住院患者按照诊断分为若干组，每组又根据疾病的轻重程度及有无并发症、合并症分为几级，对每一组不同级别分别制定不同的价格，并按该价格向医院一次性支付；美国、澳大利亚、德国等国家都将这一支付方式作为短期危、急、重症住院医疗费用支付的主要方式。

（1）优点：有利于医疗服务提供方控制参保人每次住院的费用，促使医院提高工作效率，降低服务成本，缩短住院天数，减少诱导性医疗费用的支出；准确有效的诊断和治疗，意味着医疗服务提供方服务成本的降低，因此按病种付费将促使医院和医生不断提高诊断治疗水平，促进医疗质量的提高。

（2）缺点和难点：由于病情的轻重和复杂程度与病种支出的标准成正比，为了获得更多的收入，医疗服务提供方可能夸大患者的病情，诱导患者手术和住院，让患者出院后再入院，减少使用高新技术的机会等；由于每一病种的支付标准是固定的，医疗服务提供方从自身的经济利益考虑，可能减少对患者的必要服务，降低服务成本，从而影响医疗服务质量和患者的利益。

5. **总额预算制**　总额预算（global budget）又称总额预付，是由医疗保险机构与医院协商确定每家医院由医疗保险机构支付医疗费用的年度预算总额，医院的预算总额一旦确定，其收入就不能随着服务量的增加而增加，医疗服务提供方必须为参加医疗保险的患者提供规定的医疗服务。预算总额一般每年协商调整一次。

（1）优点：预算一旦确定，医院的收入就不能随着服务量的增加而增加，因此有利于控制医疗费用总量；由于医疗保险机构对医院的预算额度是确定的，因此，医疗服务提供方有控制医疗成本的动力，提高资源的利用率，促进卫生资源的合理配置；总额预算将医疗服务提供方从控制费用的被动方转变为积极主动的参与者，大大减少了医疗保险机构的工作量，使结算相对简单，节省了管理费用。

（2）缺点：由于医疗保险机构对其支付的预算额度是固定的，可能会降低医疗服务提供方的积极性和主动性，导致服务数量减少，出现推诿患者现象；同时，医疗服务提供方可能失去提高医疗技术、更新医疗设备的积极性，阻碍医疗技术的更新与发展；由于总额预算的确定需要考虑多方面因素，并非适用于所有医院，而且总额预算的确定关乎医院的生存和发展，因此，对制定合理的预算总额提出非常高的要求。

国际范围内，支付方式改革的基本趋势是将后付制支付方式转变为预付制支付方式。然而，单一预付制支付方式并不是完美的，也会存在不良的激励结果，因此，在我国提倡复合型支付方式，在国外也出现了辅助性的支付方式以保证预付制实现预期的控费提质效果，如按绩效付费（pay for performance，P4P）、附加支付（add-on payment）、基于人群的付费（population-based payment）等，反映了支付方式改革越来越注重医疗服务对健康水平的贡献，而非局限于当期疾病治疗的效果。总体来看，社会健康保险利用支付方式杠杆来控制医疗费用的不合理增长，并不是、也不应以牺牲医疗服务质量和全人群健康为代价，而应该兼顾费用和质量，以健康为最终目标。

（三）基金使用的监管

除了供方与需方支付方式的激励和引导，要切实实现费用控制的目标，还需要对医疗服务供需双方的行为加强监管，主要体现为依靠法律或行政执法的手段所开展的监管。对医疗服务提供方和医疗服务需求方不当使用保险基金，甚至套取、骗取基金的行为实施法律或行政制裁。2019 年 4 月 15 日，国家医疗保障局发布了《医疗保障基金使用监管条例（征求意见稿）》，旨在加强医疗保障法制建设，规划医疗保障基金监督管理，维护医疗保障相关主体合法权益。强化监督和控制，是增强基金安全性、杜绝基金浪费的有力途径，客观上将有助于控制医疗费用的不合理增长。

第三节　健康保障制度的典型模式

一、英国的医疗保障制度

英国的国家卫生服务体系（NHS）建立于 1948 年，它是建立在国家提供服务基础上的全民医疗保障体系。在经历 70 多年的发展与完善后，已经成为英国福利制度的一项特色工程。

（一）英国医疗保障制度的主要特征

国家卫生服务制度由政府提供卫生服务经费，由国家统一管理卫生保健事业。其主要特点有：

1. 政府通过税收筹集卫生经费，然后根据各地区的人口规模并考虑年龄、性别、健康水平等因素，将资金分配给各地区，由各地区的卫生管理部门向卫生机构直接拨款。国家实行总额预算制。

2. 医疗卫生服务系统基本上归国家所有，卫生资源的筹集与分配、卫生人员的管理、卫生服务的提供等均由国家统一管理。由政府举办的公立医疗机构 95% 的经费来自政府财政拨款，另 5% 来自服务收费等。医院医生和管理人员属于国家公职人员，享受国家统一规定的工资待遇。

3. 重视社区卫生服务　社区卫生服务由国家卫生行政部门统一计划管理，从管理和经营两方面形成了完善的社区卫生服务网络，各部门、各种专业人员之间能较好地协调合作，全民能够享受到包括全科医疗、预防、康复、保健和社区服务等方面的综合性卫生服务。

4. 免费服务　英国的国家医疗保障制度的筹资渠道是税收，基于患者的需要而不是支付能力，免费为全体公民提供卫生服务。

（二）英国医疗保障制度的改革

由于以上特点，多年来英国医疗体系给大多数人留下了比较稳定的印象：

1. **福利普遍且高水平**　全体居民被 NHS 体系覆盖，享受低廉的医疗服务，人们可以得到大部分基本水平的医疗服务。

2. **NHS 筹资主要来源是税收，主体是政府**　国家主要通过一般税收筹集资金，中央政府对医疗服务资源、资金的筹集和分配具有最高的控制权力。

3. **实行严格的守门人制度**　患者要在 NHS 内就医，必须首先注册一名家庭医生，后者负责患者的首诊和转诊。

英国是世界上最早实行全民医疗保障制度的国家，虽然这一体制在很大程度上保证了医疗卫生资源在国民之间分配的公平性，但是在政府高度垄断的单一医疗体制下，医疗卫生服务提供过程中资金不足、计划体制对公立医院和医护人员缺乏激励、公立医院服务效率低下等问题，成为国家卫生服务体制的桎梏。

1989 年以来，英国政府相继实施了一系列改革措施，旨在提高政府资助的医疗服务供给机构的竞争力。两大原则推动了整个改革的步伐：第一是提高 NHS 的竞争力，其中，提高消费者在医疗体系中的作用是刺激竞争的较好方式；第二，医疗服务的提供能够有效地与患者的需求相对应，并且需求最好能够在社区层级上进行评估和鉴定。改革的核心做法是"内部市场化"，内部市场模型的第一个基本观点是，创造一个能够与供给方分离的需求方或购买代理人，这一模式使得区卫生局作为医疗服务的购买者。区卫生局根据自身的专业性对区内流行病进行监控，并且评估患者的偏好；通过这些专业知识以及市场调查数据，卫生局能够更有效地为患者提供服务。各个区卫生局能够自行选择医疗服务的提供者，需要强调的是，这些提供者并不局限于该区内部。

与改革伴随的是治理结构的变化。2012 年以来，NHS 治理结构较 20 世纪 80 年代发生了显著变化。2010 年，保守党和民主自由党的联合政府执政，对 NHS 的结构做了更多改变。以英格兰为例，2012 年颁布《健康和社会照顾法》（下文简称"2012 年法案"）后，医疗服务的筹资责任从卫生部转移到 NHS 英格兰（NHS England，一个非政府的公共组织）。NHS 英格兰筹集到的资金分 3 个主要的去向：第一，NHS 英格兰分设 4 个区域中心，其下设 27 个地区小组（area teams），这些地区小组负责直接委托 254 亿英镑（2013/2014）的医疗服务，其中主要包括全科医生及其他独立的基础医疗服务（111 亿英镑）和专科服务（120 英镑）。第二，NHS 英格兰向 211 个全科医生联盟医疗委托小组（clinical commissioning groups，CCGs）分配资金。这些新成立的机构取代了原来的初级保健信托（PCTs），从 2013 年 4 月起为当地人口购买非专科医疗服务。CCGs 在 2013/2014 年度控制了英格兰 NHS 预算的 2/3，覆盖了医院非处方药费用、非专科二级医疗服务费用和社区医疗服务费用。第三，基层卫生局负责为当地人口购买公共卫生服务，一半资金来自 NHS 英格兰设立的公共卫生筹资，另一半资金来自卫生部的公共卫生专项基金。

（三）英国医疗保障制度的理念

1. 政府责任为内核 在英国国家卫生服务制度中，政府既负责筹资又负责提供服务，所涉及服务的全过程主要是政府行为。国家按政府的意愿有力地调节卫生服务供需状况，调节卫生资源的配置方向，消除供方的不良经济刺激。

2. 市场竞争为手段 虽然重视政府的责任，但在运行机制上并没有全部通过行政手段实施制度、调配资源，而是引入"内部市场"，区分医疗服务的购买者和提供方，双方各有激励机制，实现供需分离。这种手段一定程度上提升了制度运行的效率。

3. 社会公平为价值 社会公平价值的贯彻一方面体现为基础医疗公平可及，英国 NHS 自建制以来一直强调初级卫生保健（primary care）是维护全人群健康的重要途径，因此，制度的建设优先保证人人都能得到基础医疗服务；在此基础上贯彻第二个方面的公平，即医疗费用公平可负担，NHS 基本覆盖全体国民，医疗服务基本为免费或低收费服务，以使人人不因费用问题而延误一般疾病的治疗。

二、德国的法定健康保险制度

德国的健康保障主要由三部分组成：法定健康保险（SHI）、私人健康保险（PHI）和其他健康保障（如事故保险、养老保险、社会救助、战争受害者照顾与补助、警察和军队的免费医疗等）。整体而言，德国的健康保险制度以法定医疗保险为主，私人健康保险为辅。其中，法定健康保险即我国所称"社会健康保险"的范畴，根据被保险人收入水平所对应的自愿选择资格，法定健康保险又分为强制参与的法定健康保险和自愿参与的法定健康保险。

德国对公民的收入规定一个门槛值（如 2017 年为 57 600 欧元 / 年），所有就业公民和其他群体——如养老金领取者和收入低于门槛值的个人，参加强制性法定健康保险，其无收入家属可免费投保。总收入超过门槛值的个人和自雇人员可以参加自愿性法定健康保险或购买替代性私人健康保险。在德国有 3 类人群不强制参加法定健康保险，即国家公务员、自我雇佣人员（包括企业家）和高收入者；不属于法定健康保险对象的参保者可以选择参加私人健康保险或风险自理。自 2009 年 1 月 1 日起，德国所有居民必须参加任何一种健康保险，即使是健康费用能够完全自理的富豪阶层也要强制加入健康保险，实现了健康保险的全民覆盖。

（一）法定健康保险的保障内容

法定健康保险福利包的 95% 由联邦层面的社会立法决定。法定健康保险金支付范围相对较宽泛，根据社会保障法案第 5 版，法定健康保险提供的保险利益包括实物支付和现金支付两大类。具体而言，保障内容不仅包括门诊、医疗、牙医诊治、住院治疗以及药品，康复和辅助器具供给等核心领域必要的医疗措施，还包括了许多补充性的供给，例如门诊和住院治疗形成费用的补助，心理疾病的社会治疗，或者运动康复的补助。还有补助是面向各种预防保健服务、各种药品和辅助医疗品供给、患病（包括不孕）期间的服务、各种康复性服务、免费或部分免费就诊所需的交通费用等。

德国社会立法特别严格控制了费用分担,只存在小部分共付费用,所有疾病基金之间的共付费用是统一的。但是,为了区分他们的产品和吸引参保人,疾病基金有机会自愿提供必需福利包之上的补充福利。疾病基金必须覆盖参保人及其家属的所有医疗费用,因此具有完全的经济责任。

(二)法定健康保险的管理和经办

1. **医保管理**   联邦政府设立健康保险局,该局隶属于国家卫生部,主要职责:负责拟订健康保险立法草案、法律、法规,提交国会讨论通过,制定健康保险相关政策与规定;负责审批关于保险经办机构(疾病基金会)的成立、关闭及合并等事宜,并监管各经办机构的公平竞争与合法经营,但不直接介入经办机构的运营;负责法定健康保险基金的分配和调整(保险基金的分配首先是根据专用税率和各经办机构的投保人数,同时根据各经办机构投保人的年龄结构、健康状况、疾病构成及提供保险项目等因素进行调整,最后确定各经办机构的年度基金总额)。负责接受投保人对于经办机构的投诉,投诉人可依据《法定健康保险法》对经办机构的违规提起上诉,医保局应接受上诉申请,并予以仲裁,责成当事人执行处理决定;负责审核批准特殊医疗需求申请,联邦医保局设有医生健康保险鉴定委员会,对经办机构提出的成熟医疗技术及方法纳入医保支付项目的申请等,通常是先进行小样本的人群模拟试验后,然后在3~8年内决定是否采纳该项申请,纳入法定健康保险范围。

2. **医保经办**   德国健康保险经办机构为疾病基金。德国疾病基金建立之初为私法组织,1989年卫生改革法案通过以后,德国的各类疾病基金才统一成为公法组织,延续至今。德国疾病基金分为7类,即地区疾病基金、企业疾病基金、手工业疾病基金、海员疾病基金、农民疾病基金、矿业疾病基金(此6类被称为"传统疾病基金")以及替代性疾病基金。各类疾病基金一般均成立有联邦疾病基金协会以及邦疾病基金协会,但矿业疾病基金协会只有联邦一个层级,地区疾病基金、企业疾病基金、手工业疾病基金则有3个层级。2008年7月1日,德国在7类疾病基金联邦协会的基础上成立一个全国法定健康保险最高联合会,为公法主体,代表各个疾病基金行使共同的自我管理权限,而原7类疾病基金的联邦协会都要变成民法主体。

1994年,德国放开了投保人选择疾病基金的权利。投保人每18个月可以换一次疾病基金,疾病基金不得拒绝任何投保人。1994年以来,德国引入并不断更新风险结构补偿机制,既为了保证疾病基金不拒绝任何投保人,也为了平衡疾病基金之间的财务收支。2009年,德国建立了一个中央卫生基金(即中央再分配基金池),由其负责按照经风险调整的人头费向各个疾病基金拨付资金(图8-6)。

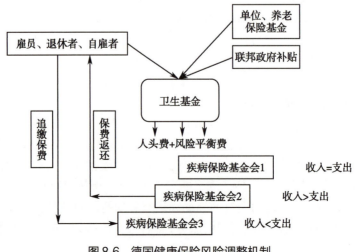

图8-6 德国健康保险风险调整机制

（三）德国健康保险制度的理念

1."社会团结"理念 "社会团结"理念体现在德国健康保险就是强调个人责任与互助共济并重。遵循社会保险的一般法则，即"强制性、互济性和补偿性"。强调权利与义务相对应，要求雇主（包括行政机构）为雇员缴纳健康保险费，雇员个人也要缴费，国家一般不承担费用或仅给予一定补助。

2. 社会化治理理念 政府不参与法定健康保险的具体操作，国家也没有统一的健康保险经办机构，仅在其中担任中介及仲裁的角色。社会化管理的健康保险机构作为"第三方支付"组织，代表参保人统一管理健康保险基金，并按规定向为参保人提供医疗服务的医疗机构支付医疗费用和其他待遇。

三、新加坡的健康保障制度

在 1984 年之前，新加坡借鉴英国实行国家医疗保障模式，由国家税收承担社会成员的医疗费用，所有社会成员享受免费医疗。随着医疗费用不断增长，基于对福利制度的疑虑和对未来人口老龄化的忧虑，新加坡政府对原有福利性医疗保障体系进行了反思和改革，强调医疗保障的个人责任，建立了世界上第一个储蓄性医疗保障制度。1984 年，新加坡建立了保健储蓄计划（Medisave Scheme），随后又不断进行完善，逐步建立了健保双全计划（Medishield Scheme）、乐龄健保计划（Elder Shield Scheme）以及医疗基金（Medifund），形成了个人负责、政府补贴、部分商业运营的医疗保障制度。

（一）保健储蓄计划

保健储蓄计划作为新加坡医疗保障制度的主体，是一项个人强制性储蓄计划，为中央公积金会员的未来医疗费用，尤其是为年老退休之后的医疗费用提供保障。

保健储蓄计划是新加坡医疗保障制度的重要组成部分，其支付范围广泛。可用于支付住院患者和日间外科手术患者在急症医院、社区医院和外科诊所的住院医疗费用，还可以支付化疗、放疗、肾透析门诊治疗费用，也能用于支付健保双全、私人健康保险在内的社会健康保险费用，同时也能用于支付乐龄健保计划、乐龄健保额外保障计划长期护理保险费用。此外，保健储蓄计划还可用于支付慢性疾病管理计划（Chronic Disease Management Program）、部分海外住院费用、健康筛检费用、生育费用、辅助受孕费用和接种疫苗费用。

为了满足未来医疗需求，新加坡中央公积金局还限定了保健储蓄账户最低存款（Medisave minimum sum）。当公积金成员 55 岁之后可以取走基金时，保健储蓄中没有达到最低限额的，将用普通账户或特殊账户中的结余来填补最低限额。当前保健储蓄最低存款为 40 500 美元，从 2014 年 7 月 1 日起，保健储蓄最低存款额调整至 43 500 美元；新加坡中央公积金局还限定了保健储蓄存款顶线（Medisave contribution ceiling），超出部分将根据情况转移到其他账户，55 岁以下的将转移至特殊账户；55 岁以上没有达到公积金最低存款的将转移至退休账户以补足公积金最低存款；55 岁以上达到公积金最低存款的转移至普通账户。当前保健储蓄存款顶线为 45 500 美元，从 2014 年 7 月 1 日起，保健储蓄存款顶线将调整至 48 500 美元，以更好地满足公积金会员长期医疗需求。截至 2012 年，保健储蓄账户共有 600 亿美元余额，平均每个保健储蓄账户有 19 400 美元余额。

（二）健保双全计划

重大疾病医疗费用高昂，保健储蓄计划难以提供充分的保障。为了解决这一问题，保障社会成员大病医疗风险，新加坡中央公积金局于 1990 年建立了健保双全计划。健保双全计划根据大数法则原理建立，参保者缴纳一定保费形成风险池，具有社会统筹功能，是一项由中央公积金局管理的大病健康保险制度。

新加坡中央公积金局对各类具体医疗项目设定索赔限额，并规定每个保单年度最高提款限额不超过 70 000 美元,终身保额不超过 200 000 美元,受保年龄顶限为 92 岁(下一个生日年龄)。为了让老年参保者更能够负担得起健保双全计划保费,并且吸引人们积极参加健保双全计划,新加坡中央公积金局规定 60 岁(下一个生日年龄)之前的参保者在 71～90 岁(下一个生日年龄)能够享受保费折扣,并且连续参保的越早,保费折扣就越大。

为满足中央公积金会员更高的医疗需求,新加坡中央公积金局于 1994 年开始实施增值健保双全 A/B 计划(Medishield Plus),为希望在 A/B1 级病房住院、私人医院就医的中央公积金会员提供保障,为他们提供更多的医疗补偿,同时保费、自付额也同样提高。2005 年 10 月,增值健保双全计划交由私人保险公司职总英康公司运营,成为私人保险公司运营的健康保险。此外,其他私人保险公司也开始运营健康保险作为健保双全计划的补充,这些由私人保险公司运营的健康保险被整合成为私人综合保健计划(Medisave-approved Private Integrated Shield Plan),为中央公积金成员更高的医疗需求提供保障。老年人在 90 岁之后将被排除在健保双全计划之外;最后,一些家庭成员并没有参加健保双全计划,为解决这些问题,新加坡中央公积金局于 2015 年实施终身健保双全(Medishield Life),以提高保障水平,实施终身保障,实现全民保障。

(三)乐龄健保计划

乐龄健保计划是一项严重残疾保险计划,它为需要长期照顾的中央公积金会员尤其是老年人提供基本保障。乐龄健保计划按年缴纳保费,保费标准由中央公积金会员参加计划时的年龄来决定,并且不随年龄增长而增加,一经确定就不再变动。加入计划时年龄越大,缴纳保费标准就越高,女性缴费标准要高于男性,老年人失能风险要高于年轻人,女性由于预期寿命高于男性,其失能风险要高于男性,乐龄健保计划缴费标准的设计体现出缴费标准与风险相一致,风险高的人群缴费标准就越高。总体来看,越早参加计划的参保者所缴纳的总保费就越少,最早 40 岁加入该计划的参保者要比最晚 64 岁加入该计划的参保者少缴几百美元的总保费。中央公积金会员可以用保健储蓄账户基金支付自己和直系亲属的乐龄健保计划保费,如果保健储蓄账户资金不够,也可以用现金支付。中央公积金会员参加计划后需要缴纳保费直至 65 岁,65 岁以后就不再缴纳保费,参保人在余生的任何时候都能受益。

2007 年,为满足中央公积金会员逐渐增长的保障需求,新加坡卫生部开始对乐龄保健计划进行改革,一方面建立了乐龄健保 400 计划,提高了被保险人的补偿水平。另一方面建立了乐龄健保额外保障计划(Elder Shield Supplements),满足中央公积金会员更高的保障需求。中央公积金会员通过向乐龄健保计划指定的保险公司购买乐龄健保额外保障计划,可以享受更高的补偿水平,更长的偿付期限。

(四)保健基金

新加坡政府在 1993 年 4 月注资 1.5 亿美元建立保健基金,旨在为已经获得保健储蓄计划和健保双全计划补偿,但仍然无法负担医疗费用的贫困患者提供医疗救助,是新加坡医疗保障制度的终极安全网。保健基金是一项留本基金,只能使用利息收入进行支付医疗费用,不能动用资本金,在财政盈余时可以追加资金注入保健基金。为使保健基金救助更有针对性,新加坡政府分别建立了银发族保健基金(Medifund Silver)和少儿保健基金(Medifund Junior)。

2007 年 11 月,从医疗基金中分配出 5 亿美元建立银发族保健基金。2013 年 3 月起每年分配 800 万新元建立少儿保健基金。保健基金指定专门的医疗机构提供医疗服务,包括中期护理中心、长期护理中心、医院、国家专科中心(National Specialty Centres),只有在指定的医疗机构就医才有可能获得保健基金救助资格。除了要在指定医疗机构就医,要获得保健基金救助资格,还需要满足其他 3 个条件,首先是新加坡公民;其次是补贴患者;最后是在保健储蓄、健保双全计划偿付之后,在政府补贴之后还是难以负担医疗费用。只有全部满足上述 4 个条件,才有资格获得保健基金救助资格。

医疗社会工作者(the medical social workers)在患者申请保健基金过程中提供指导,并对申请者的资格进行初审,然后交由医院医疗基金委员会(Medifund Committees)复审、批准。为了实现让保健基金救助最需要患者的目标,在决定患者能否获得救助以及所获得救助的水平时,医疗基金委员会被赋予了很大的弹性,各个案例根据情况不尽相同。

(五)新加坡健康保障制度的理念

1. 强调个人自我保障的意识和责任　健康保障筹资机制呈现"T"形结构,个人纵向积累与横向的社会共济统筹相结合,但以前者为主,强调个人的责任和患者对费用的分担,个人储蓄账户只能用于个人和家庭成员的医疗消费。

2. 基本医疗服务人人平等　保健储蓄、医保双全、保健基金形成"三道防线",再加上政府补贴共同构成新加坡的医疗保障网,保证每一个国民都能获得基本医疗服务,各阶层之间在待遇上基本没有差别。

四、美国的健康保障制度

目前,美国医疗保障的制度构成涉及公共、私人提供两大类,包含 4 种医疗保障模式(图 8-7)。

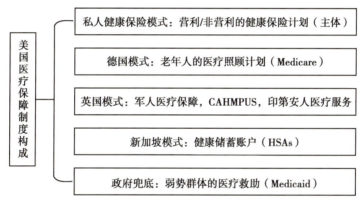

图 8-7　美国医疗保障的制度构成

(一)私人健康保险

美国大部分居民在退休前没有公共健康保险项目,主要参加由各种营利和非营利机构举办的、市场化运行的私人健康保险计划,它构成了美国医疗保障制度的主体。美国大多数企业为雇员向私人健康保险公司购买健康保险,资金由雇主支付,健康保险费免缴个人所得税。在医疗待遇方面,私人健康保险是由许多不同的产品构成的,可归纳为五大类:基本住院费用险、基本外科费用险、基本医疗服务费用险、主要医疗费用险和综合医疗险。大多数采用费用分摊的共同保险方式,以降低保险费率。雇主会根据自身情况为雇员购买健康保险产品,一般情况下,大型企业会购买待遇标准高的产品。20 世纪 70 年代以来,为了控制医疗费用的快速上涨,一种集医疗服务提供和经费管理为一体的健康保险模式,即被称为"管理型医疗"的新型健康保险组织得到快速发展。采用这种模式的健康保险机构大量涌现,如健康维护组织(HMO)、重点服务计划(POS)、优先医疗服务提供者组织(PPO)、专项服务提供者组织(EPO)等,甚至部分政府提供的老人医疗照顾计划和穷人的医疗救助计划也采用了管理型健康保险模式。

(二)健康储蓄账户

布什政府于 2003 年推动国会通过了"医疗照顾计划处方药、改进措施和现代化法案",提出建立新的"健康储蓄账户"。法案规定 HSAs 须与自付额较高的健康保险计划配合使用。健康储蓄账户所有者及其雇主可以单独或共同为相应账户缴费,这一缴费享受免税待遇,但对缴费设上限,每年会随物价进行调整。2013 年的缴费限制规定,个人的自付费用上限为 3 250 美元,家庭的自付费用上限为 6 450 美元。

（三）老年人医疗照顾计划

老年人医疗照顾计划（Medicare）是具有社会保险性质的制度安排。它主要针对65岁及以上的老年人、领取社会保障残障保险津贴超过24个月的残疾人，以及患有晚期肾病的患者等群体。Medicare共分4部分：A计划主要是住院服务的支付体系，包括急性住院、护理、临终关怀等服务，是强制性的住院保险；其筹资来源于雇主和雇员缴纳的工薪税。B计划针对的是门诊服务以及医生的劳务部分，同时也包含了A计划不包含的住院服务，是自愿的、须付低廉保费的公共补充保险，其筹资有两部分组成，一是参保人缴纳的保费（约占25%），另一部分来自联邦政府的一般税收（约占75%）。C计划（Medicare+Choice，1997年出台，2003年更名为Medicare Advantage）是一个增值计划，可供参保人员自愿选择，一般是对A计划和B计划的商业保险补充。D计划（2006年1月1日生效）指处方药保险部分，其保费的75%来自联邦一般税收。一般地，将A计划和B计划合称为传统Medicare（traditional Medicare），C计划和D计划是在制度发展中为了解决特定问题而产生的。

（四）医疗救助计划

医疗救助计划（Medicaid）成为政府构筑的医疗保障兜底网，是专门针对贫困弱势群体的社会救助项目，资金来源于美国联邦和州及地方政府的财政收入，为保障对象提供住院、门诊、护理等医疗服务。

（五）特殊群体的医疗保障

美国联邦和州及地方政府还为不同的特殊人群设立了独立的医疗保障系统，如军人医疗保障，退伍军人管理，公共卫生部门、国家海洋和原子能局等领域人员的医疗保健（CAHMPUS）以及印第安人医疗服务等，由政府及相关组织为其直接提供免费的医疗服务。

（六）奥巴马医改及其结果

由于美国医疗保障制度的公平性差、效率低下等弊端，多任总统致力于建立一个覆盖全民的医疗保障体系，但因种种原因而以失败告终。2010年3月23日，时任美国总统奥巴马正式签署《患者保护与平价医疗法案（ACA）》，简称"奥巴马医改"，于2014年1月生效。

可及性（access）、费用（cost）和质量（quality）在改革中具有优先性。在医疗费用方面，主要涉及医疗费用绝对水平和增长率的控制；在医疗质量方面，ACA主要基于美国医疗费用与医疗质量不成正比的现状，提出降低医疗费用增长、提高医疗质量的政策目标。而可及性方面的改革是目前动作较大、影响深远的部分，主要涉及扩大私人保险和公共保险项目的覆盖范围、减少无保险人口是增加可及性的手段，即扩大Medicaid覆盖范围；建立州级美国健康保险交易计划，强制个人和家庭购买健康保险；建立独立的交易计划，鼓励小企业购买小团体健康保险；为没有Medicaid资格的低收入人群提供购买个人保险的财政补贴；强制大企业为员工提供健康保险。因此，ACA之后美国的公共保险项目种类没有变化，私人健康保险分为大企业雇主健康保险和交易计划，后者包括小企业雇主交易计划（也称小团体医疗计划）和个人交易计划。另外，提高可及性的改革措施还包括：监管保险公司向所有申请人提供产品、实行社区费率制，制定基本福利包政策以解决保障不足问题，取消保险公司的预先病症限制条款，取消终身最高赔付额和年度最高赔付额的设置等。ACA主要条款中，关于医疗可及性的法律条款占去了的大部分空间，也是政府干预最突出的部分。

（七）美国健康保险体系的理念

1. 强调效率原则　实行多贡献多受益，不搞平均化。

2. 崇尚多元治理　健康保障按不同项目，由联邦政府、州政府、地方政府各有关机构和民间机构分别管理，相互协作，形成遍布全美国的组织机构体系。联邦政府的社会保障机构制定各种法律和实施监督职能，州政府和地方政府职能相对独立，主要负责贯彻执行，也可以制定本州的地方性法律和保障项目。保险公司和医疗服务机构对需求反映灵敏，保障范围广。

3. 国家预算支出保两头、舍中间　所谓保两头,即重点保障老人和儿童;舍中间,即对劳动年龄以内人群的医疗保险等基本由职工和雇主负责。

4. 提倡竞争　商业健康保险机构遵循市场原则参与竞争。医疗服务机构在保险公司的激励下竞争更加激烈,保险公司所选择的合作医院必定具有很强的竞争力,有更好的发展前景,这就促使各医疗机构努力改变自己的现状,以适应新形势的需求。

五、全球健康保障制度的发展趋势

纵观世界各国的健康保障制度建设现状,可以总结为如下的发展趋势:

1. 通过制度改革不断提高医疗保障制度的保障水平　在实现全民医保覆盖的基础上,通过优化医保筹资方式和水平,提高医疗保障制度的保障水平。

2. 通过支付方式改革合理控制医疗费用增加　西方发达国家先后提出和实行了按床日付费、按人次付费、按疾病相关组付费(DRGs)、总额预算等支付方式。相比于按项目付费,这些支付方式在不同程度上让医疗服务提供方承担了财务风险,从而减少了医院和医生提供过多服务的激励,一定程度上起到了控制医疗费用的作用。

3. 强化医疗服务质量管理　近年来,健康保障的医疗服务质量备受关注。如何保证医生不减少必要医疗服务并提高医疗服务质量,是健康保险公平与效率的焦点所在。目前一些国家(如加拿大、澳大利亚、英国等)正致力于建立相应的组织,采取专门措施监督医疗质量,保障参保人的利益。

4. 越来越重视健康管理　由于慢性病已成为世界各国人群的主要死亡原因,在健康保险中通过制度设计鼓励人们接受健康管理,采用更好的健康或者预防的行为。比如,德国 2004 年实施了《法定医疗保险现代化法》,鼓励投保人要参与疾病预防和及早诊治的计划;日本在 2008 年4 月实行了特定健康检查和特定保健指导,这些费用由保险负担。这是走向疾病治疗的前端,包括疾病的预防服务和健康行为。

5. 健康保险与社区卫生服务的互动发展　健康保险的发展客观上需要社区卫生服务的相互协调,一方面保险基金是社区卫生服务机构经费的主要来源,保险管理条例规范着社区卫生服务的运营;另一方面,健全的社区卫生服务能有效减少医院服务,节约大量保险基金,促进卫生保健制度的持续发展。德国、英国等国家非常重视社区卫生服务机构的建设,健康保障制度通过基金支付引导参保人首先在社区机构就诊,更加注重社区卫生服务的连续性和责任性。

6. 信息化管理　完善的健康保险管理需要以全面、及时、准确的统计数据为基础,医疗服务的复杂性对信息利用和管理提出了更高要求。各国健康保障体系的完善与进步,无不与信息化水平的提升有关。比如美国各家健康保险机构都有直属于总裁的信息部门,配备专业人员,还有一整套从信息收集、输送、存储到应用的工作程序和方法;对于保险公司来说,信息积累的历史和数量是公司实力和财富的象征。泰国健康保险卡制度的顺利推行也得益于信息化管理。卫生服务系统网络化,尤其是社区医院信息系统和健康档案的建立,为保障中低收入阶层的基本医疗需求提供了重要的信息支持。

第四节　我国健康保障体系建设与实践

一、我国健康保障体系建设的战略构想

2016 年,党中央、国务院召开了新世纪以来第一次全国卫生与健康大会,颁布实施《"健康中国 2030"规划纲要》,勾画了打造健康中国的美好蓝图,这是我国卫生与健康事业发展的重要里

程碑，对于全面提升中华民族健康素质、实现"两个一百年"奋斗目标具有重大的现实意义和深远的历史意义。

在全民医保的基础上，我国健康保障体系的建设应该以健康中国战略为理念基础，将实现全人口健康为最终目标，提升人民的健康获得感。立足于现实，着眼于未来。一方面，加强健康保障的制度体系建设，提升人民对医疗服务的购买力；另一方面，加强医疗卫生服务体系的建设，提升人民对医疗服务的可及性。具体来说，一是继续完善现有的医疗保险和医疗救助，将医疗保险发展为健康保险，扩大医疗救助的覆盖范围；二是推进整合型医疗卫生服务体系的建设，加强不同层级医疗机构的纵向整合，通过基层、二级和三级医疗机构之间的沟通与协调，重构医疗机构的职能和相互关系。总之，只有实现医疗卫生服务供给和需求的平衡，才能建立起健康保障体系。

二、我国医疗保障制度体系的建设进程

以基本医疗保险制度为基础，医疗救助托底线，补充健康保障为补充，结合我国城乡差异的实际情况，我国目前的医疗保障制度可以总结为"两纵三横"制度格局（图8-8）。"两纵"即城镇职工基本医疗保险与城乡居民基本医疗保险，"三横"即基本医疗保险、补充健康保障和医疗救助。

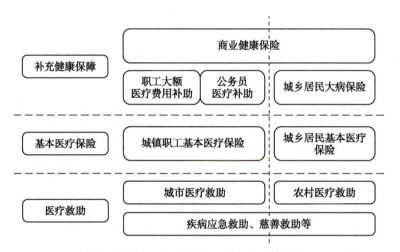

图 8-8   我国"两纵三横"的全民医疗保障制度格局

由于经营主体、保障目标和覆盖人群的不同，补充健康保障的内容非常丰富，种类多样，随着人民健康需求的不断提升，补充健康保障的发展仍然处于不断变化之中。而以国家为主导的基本医疗保险和医疗救助，伴随着我国经济社会各方面的改革和变迁，不断走向成熟，实现了全民覆盖，成为我国医疗保障制度的主要内容。本章将对国家主导的医疗保障项目的发展历程进行简要梳理。

（一）城镇职工基本医疗保险制度发展历程

1951年，政务院颁布《中华人民共和国劳动保险条例》，劳保医疗制度正式建立。保障对象为企业职工，一般由企业自行管理。1952年公费医疗制度正式实施。公费医疗的资金来源于政府财政拨付，实行专款专用、单位统一使用的原则。其享受对象为行政机关、事业单位、人民团体的干部职工、退休人员以及高等院校的大学生和二级乙等革命伤残军人。

随着社会环境的变化，人民医疗服务需要多元化，企业和政府无法承担医疗费用负担逐年加重的事实。1966—1976年历经10年"文化大革命"，整个医疗保险制度发展基本处于停滞状态。

20世纪80年代，随着社会主义市场经济开始逐步取代计划经济，劳保医疗和公费医疗覆盖面窄、抗风险能力差、社会化程度低的问题逐步显现。改革劳保医疗和公费医疗迫在眉睫。1994年，国务院决定选定镇江、九江"两江"两个中型城市，全面系统地开启了职工基本医保制度改革探

索。1998 年,《国务院关于建立城镇职工基本医疗保险制度的决定》出台,中国城镇职工基本医疗保险制度在全国范围内全面实施。

进入 21 世纪,城镇职工基本医疗保险获得稳步发展,参保人数逐年提高;保障待遇水平保持了整体稳定,政策范围内住院费用医保基金支付比例稳定在 81% 以上,实际住院费用医保基金支付比例稳定在 72% 以上。

(二)城乡居民基本医疗保险制度发展历程

1. 合作医疗制度变迁与重建 1950—1960 年,随着农业合作化的兴起,在一些农村地区出现了由农业合作社举办的医疗保健站,这是我国最早出现的社区合作医疗保障制度。1966 年前后,合作医疗成为我国农村地区医疗保障制度的主要形式。10 年"文化大革命"期间,农村地区的医疗卫生工作持续发展。1978 年,我国农村地区开始实施家庭联产承包责任制,农村合作医疗制度赖以生存的经济基础瓦解,很多地区的合作医疗制度逐渐解体、停止。

2002 年 10 月,国务院出台了《关于进一步加强农村卫生工作的决定》,提出建立一种由政府组织、引导、支持,农民自愿参加,个人、集体和政府多方筹资,以大病统筹为主的新型农村合作医疗制度。2003 年,卫生部、财政部、农业部共同出台了《关于建立新型农村合作医疗制度的意见》,提出建立新型农村合作医疗制度,随后开展了试点工作,并逐步推开。2008 年年底,全国所有地区都实现了制度全覆盖。2015 年,新农合参保人数超过 8 亿人,参合率超过 98%。

2. 城镇居民基本医疗保险制度的建立和发展 2007 年,国务院出台《关于开展城镇居民基本医疗保险制度试点的指导意见》,并在全国 79 个城市进行城镇居民基本医疗保险制度试点工作。2010 年,该保险参保率达到 80%。2011 年,实施城镇居民基本医疗保险门诊统筹。2015 年,参保人群超过 3.77 亿人,参保率超过 95%。

3. 城乡居民基本医疗保险制度的建立与发展 2016 年,国务院出台《关于整合城乡居民基本医疗保险制度的意见》,提出整合城乡居民基本医疗保险和新型农村合作医疗两项制度,建立统一的城乡居民基本医疗保险制度,实现统一覆盖范围、统一筹资政策、统一保障待遇、统一医保目录、统一定点管理、统一基金管理。城乡居民基本医疗保险制度覆盖的人群主要包括城镇居民医保和新农合所有应参保人员。从筹资机制来看主要由个人和政府分担,2019 年各级财政的补助标准达到人均 500 元,个人缴费全国平均水平标准达到人均不低于 200 元。

(三)城乡居民大病保险制度的建立与发展

为了进一步降低城乡居民因高额医疗费用导致的灾难性卫生支出发生率,2012 年,国家发展和改革委员会等 6 部委出台《关于开展城乡居民大病保险工作的指导意见》(以下简称《指导意见》),开展城乡居民大病保险试点工作。2015 年 7 月,全国范围内正式实施城乡居民大病保险制度。该制度的筹资主要来源于城镇居民医保基金、新农合基金,通过每年划拨一定比例或额度作为大病保险资金,要求补偿实际支付比例不低于 50%。按医疗费用高低分段制定支付比例,原则上医疗费用越高则支付比例越高。2018 年初,我国城乡居民大病保险已实现 100% 地区实施、100% 参保人群覆盖、100% 待遇支付兑现。

《指导意见》指出,城乡居民大病保险采取向商业保险机构购买大病保险的方式。地方政府制定大病保险的筹资、报销范围、最低补偿比例,及其就医、结算管理等政策要求,通过招标选定承保机构。截至 2017 年年底,共有 16 家保险公司在全国 31 个省(区、市)开展了大病保险,承保 10.6 亿城乡居民(其中城镇职工约 5 000 万人),大病保险保费收入 388.6 亿元,人均筹资标准 37 元左右,赔付支出 268.56 亿元。2017 年,全国大病保险患者实际报销比例在基本医保的基础上平均提升了 13.99%,切实减轻了老百姓的经济负担。

(四)城乡医疗救助制度建设

为了解决城乡困难群众卫生服务可及性差的问题,2003 年,民政部出台《关于实施农村医疗救助的意见》,从医疗救助对象、救助方法、救助服务、资金筹集、管理上做出制度安排;2005 年,民政部门出台《关于建立城市医疗救助制度试点工作意见的通知》和《关于加强城市医疗救助基金管理的意见》，城市地区的医疗救助制度开始实施；2006 年年底，农村医疗救助制度覆盖所有地区；2008 年年底，城市地区全部建立起医疗救助制度。医疗救助的资金来源于政府投入和社会捐助，救助方式主要包括资助参保和医疗费用补助。

（五）健康扶贫与医疗保障政策

为了进一步加强保障农村贫困人口享有基本医疗卫生服务，推进健康中国建设，防止因病致贫、因病返贫，2016 年国家卫生和计划生育委员会等十五部委出台《关于实施健康扶贫工程的指导意见》（以下简称《意见》），针对农村贫困人口因病致贫、因病返贫问题，突出重点地区、重点人群、重点病种，进一步加强统筹协调和资源整合，采取有效措施提升农村贫困人口医疗保障水平。《意见》提出"提高医疗保障水平，切实减轻农村贫困人口医疗费用负担。对患大病和慢性病的农村贫困人口进行分类救治。实行县域内农村贫困人口住院先诊疗后付费。加强贫困地区医疗卫生服务体系建设。实施全国三级医院与连片特困地区县和国家扶贫开发工作重点县县级医院一对一帮扶。统筹推进贫困地区医药卫生体制改革。加大贫困地区慢性病、传染病、地方病防控力度。加强贫困地区妇幼健康工作。深入开展贫困地区爱国卫生运动"九项任务。

在地方实践中，基本医疗保险和大病保险补偿政策向贫困人口倾斜。大部分地区采取了降低基本医疗保险和大病保险起付线，提高报销比例和封顶线等方式。以吉林省为例，2016 年起，吉林省新农合对全省建档立卡农村贫困人口实行大病保险起付标准下调 40% 和分段支付比例提高 5% 的倾斜性支付政策，起付线为 6 000 元。2017 年，实行起付标准下调 50% 政策，起付线调整为 5 000 元。

三、我国健康保障制度建设面临的问题与挑战

（一）我国健康保障制度建设面临的问题

1. 基本医疗保险制度整合尚未完成　2016 年，新农合与城镇居民医保的整合实现了全国统一医疗保险制度建设的第一步，然而至 2018 年年底，城乡居民医疗保险在全国范围内出现基金结余与亏空并存的现象，整合后的医保基金平稳运行压力越来越大，制度整合走到进退两难的境地。应该选择什么样的制度整合道路，是摆在医保主管部门面前的难题，也引起学术界的广泛讨论。医保制度整合的话题具有开放性，需要基于理论和国情做进一步的研究。

2. 基本医疗保险筹资和待遇机制有待优化　首先，我国根据人口户籍和就业状态分步实现全民医保的扩张方式，造成地域间、制度间、人群间制度和基金状态的差异，职工医保与居民医保之间存在一定程度的筹资和待遇倒挂问题，这些差异所带来的影响正逐步影响着地区经济和人才竞争水平。其次，限于历史原因和分灶吃饭的财政体制，政策调整权限过低，地区间制度差异逐步拉大。再次，制度内在待遇结构不均衡，保障高度集中在住院补偿，门诊补偿缺失，个人账户对慢性病患者保障能力不足，难以适应未来以初级卫生保健和慢性病管理为主的服务需求。最后，多数地区的城乡居民医保尚未形成内生的筹资和财政补贴自动调整机制，个人账户没有体现社会保险的互助共济属性，区域间政策协调机制和医保基金风险调整机制尚未建立。

3. 基本医疗保险战略购买能力有待提升　基本医疗保险发挥战略购买功能，意味着医保政策制定和经办部门在医疗服务购买中具有主动、积极的地位，对所购买的医疗服务内容、范围、标准、品质和可及性有着多方面的关切。供方支付方式是医疗保险发挥战略购买功能的一个工具，借此撬动对医疗机构的激励，从而实现影响医疗行为、提升被保险人收获感的良性效果。目前，支付方式改革已经在全国各地展开，按人头付费、按病种付费以及总额预算等复合型支付方式获得广泛试点，但是医保在控制医疗费用和提升医疗质量方面的作用依然有限，在"三医联动"的背景下，支付方式改革在药品领域的作用仍然处于探索之中。客观来讲，仅将支付方式改革作为医保战略性购买的唯一动力源，不会带来整个医疗系统的有效改善。2018 年国家医疗保障局

的成立,为医保发挥战略购买功能创造了好的契机。

4. 医疗保障"不平衡"和"不充分"并存　十九大报告指出,我国社会主要矛盾已经转化为人民日益增长的美好生活需要和不平衡不充分的发展之间的矛盾。在医疗保障领域,这种矛盾同样存在。我国以职工医保的建设为起点,按人群安排制度、按地区进行统筹,分步实现全民医保的路径,使得当前地域间、制度间、人群间的政策和基金状态存在差异,这可以总结为医疗保障的"不平衡"。

限于风险管控手段的局限,各层次医疗保障制度都聚焦于政策范围内医疗费用的分散,政策范围外费用缺乏有效的保障手段。限于筹资能力,医疗救助难以兜底;商业健康保险发育不足、无法满足高端人群需求,致使基本医疗保险和大额医疗补助(含大病保险)的支付责任需要向上、向下延伸,出现定位混乱的问题;基本医疗保险支付压力大,而为了可持续运行,基本医疗保险不得不囿于"保基本"的制度定位,城乡居民基本医疗保险保障水平低。多层次医疗保障在保障水平上总体呈现"不充分"。

(二)我国健康保障制度建设面临的挑战

当前以及未来,我国健康保障制度的建设将面临以下几个主要方面的挑战。

1. 社会主要矛盾的变化　十九大报告指出,中国特色社会主义建设进入新时代,社会主要矛盾已经转化为人民日益增长的美好生活需要和不平衡不充分的发展之间的矛盾。不平衡是结构问题,不充分是总量问题。医疗保障发展虽然取得了巨大的历史性成就,但与人民对健康福祉的需要之间依然存在不平衡不充分的矛盾。主要体现在筹资和待遇在城乡之间、区域之间、群体之间、医疗服务项目之间的不平衡,医疗费用支出与健康获得之间的不平衡,医疗保障待遇尚未满足人民群众不断增加的健康需求。

2. 健康中国战略的更高要求　2016 年,全国卫生与健康大会的召开,以及随后颁布实施的《"健康中国 2030"规划纲要》,勾画了健康中国的美好蓝图。健康中国战略是习近平总书记关于卫生与健康事业的新理念、新思想、新战略。在健康中国战略下,医疗保障制度体系的功能定位应逐步超越原有单纯疾病诊疗费用的分散功能,逐步向"健康保障"延伸,从简单支付参保人享受的医疗服务向支付有价值的医疗服务转变,从保障诊疗行为到保障国民的健康结果转变,逐步走向"价值医保"。健康中国战略将国民健康提高到了国家战略角度,既是医疗保障制度建设的重要机遇,也对制度发展提出更高的要求和任务。

3. 宏观人口形势的变迁　新时期,我国将不得不面临宏观人口在年龄结构、健康状况和生存状态等方面的重要变化所带来的挑战,即人口老龄化、慢性病流行、人口流动常态化。首先,我国正进入高速老龄化、高龄化、少子化的历史阶段,其直接的挑战是老年人在医疗、康复和护理方面的"刚性需求"。其次,我国居民慢性病死亡人数占总死亡人数的比例高达 86.6%,造成的疾病负担已占总疾病负担的 70%,成为影响国家经济社会发展的重大公共卫生问题。最后,城镇化、外地务工或就医、就学等原因导致的人口流动和迁移,在新时期已经成为我国宏观人口普遍的生存状态。宏观人口形势的变迁影响着当下医疗保险制度的效果,也给医疗保障制度的可持续发展带来长期性的挑战:一是医疗保险制度的筹资能力和可供用于补偿的基金规模受到限制,尤其在退休人群不缴费和更高个人账户划入比例的情况下,职工医保的统筹基金支撑能力日益削弱;二是医疗保险的支付需求不断增加;三是伴随人口流动和迁移的普遍化,异地就医和异地照料的问题和压力逐步凸显。

以上挑战将迫使我国现有的医疗保障从治理理念和制度设计上向健康保障转变。

四、我国健康保障制度体系的构建与完善

医疗保障的最终目标是实现健康,但与其仅关注疾病治疗的补偿机制矛盾。现实中,由于个体行为、生活方式、环境、医疗卫生服务、遗传等因素影响着人们的健康,进一步影响着整个社

会的健康水平，健康受损不再局限于短期的、显性的疾病，健康维护也不能局限于疾病干预或治疗。因此，有必要转变理念、关口前移、关注疾病的预防与管理，致力于提升全民健康覆盖的质量，推进"医疗保障"向"健康保障"转型。即从关注疾病风险转向关注健康风险，从注重分散个体患者的疾病风险转向注重促进整个人群的健康；既关注缓解经济负担的保险属性，又关注改善人群健康结果的健康属性；既关注不同群体的特殊健康利益，又注重不同群体之间的公平；既着眼于当下分配和短期效益，也着眼于未来发展和远期和谐。

制度理念和设计的转型离不开对现有制度的反思与转变。

1. 有必要界定基本医疗保险的边界，明确基本医疗保险"基本"的内涵与外延。有效圈定基本医疗保险的保障范围，确定医保基金与健康需求之间的平衡机制，在此基础上划定补充医疗保险、商业健康保险和医疗救助的保障范围。在明确基本医疗保险与其他各种形式补充医疗保险的责任边界之后，医疗保险体系的制度内涵将更加清晰，也更便于引导舆论和公众行为，推进医疗保险体系的健康发展。

2. 医疗保险战略购买功能的扩展。在现行的复合型支付方式改革的基础上，增加对治疗效果的测量和激励，从部分有治愈效果的疾病入手，试行按疗效付费，为实现价值医保做准备。同时，注重医保支付激励对资源配置的引导作用，促进不同层级医疗机构的分工协作，鼓励医疗服务系统逐步转变为全科医学服务和专科医学服务相互竞争、相互协作的现代化体制。将医保对药品的战略购买从部分药品扩展至所有医保药品，同时，在药品支付价格形成机制方面，逐步实现市场机制和政府机制的有机结合。国家和地方各层级医疗保障局的成立，将有利于扩大医疗保险在医疗服务系统中的谈判力量，支付方式改革可以作为杠杆支点，带动医保机构更加积极、主动地参与医疗体系的更广泛治理中。

3. 逐步推进医保经办管理服务的社会化改革。逐步实现经办管理服务的社会化，允许经办机构从医保基金中提取管理费用，同时打破地域限制，允许参保人自由选择经办机构，"钱随人走"，既有利于增进经办机构之间的竞争，又便于人口流动下的转移接续。

4. 优化医疗保险与医疗救助的衔接。医保管理部门要以中国特色的医疗保障制度建设为契机，进一步明确和理顺基本医保和医疗保险的责任边界，落实部门责任，加强沟通协调、数据信息共享和政策协同。

5. 增进健康扶贫与医疗保障制度的互通。健康扶贫涉及医疗服务的供给侧与需求侧。供给侧的优化需要医疗卫生服务体系的改革与完善，而需求侧则依赖医疗保障体系的全覆盖和精准保障。长期来看，健康扶贫的长效推进一方面要求完善现有的基本医疗保险和大病保险制度，科学界定补偿范围和医保目录，保证病有所医，医有所保，预防因病致贫；另一方面要求强化医疗救助的兜底能力，建立医疗救助稳定的筹资增长机制，设立有别于保险制度的补偿机制，并与家庭实际医疗支出核查相结合，实现精准救助。

（顾雪非）

 思考题

1. 与健康有关的风险有哪些？这些风险具有什么特征？
2. 如何理解医疗保障与健康保障的区别？
3. 试述英国、美国、德国、新加坡四国健康保障制度的共性与差异。
4. 结合我国国情，试述建设健康保障系统的必要性和可行性。

第九章 卫生费用与评价

 本章要点
1. **掌握** 卫生费用的基本概念与特点。
2. **熟悉** 卫生费用分析要点与研究意义。
3. **了解** 卫生费用发展历程、核算方法与政策应用。

第一节　卫生费用概述

一、卫生费用的基本概念

卫生费用（health expenditure，HE）是卫生费用核算结果，是卫生资源总量的一种表述方式，以货币形式作为综合计量手段，全面反映一个国家或一个地区在一定时期内（通常为一年）全社会用于提供医疗卫生服务所消耗的卫生资源的总和。卫生费用是国家宏观卫生政策研究的核心议题，是观察理解经济体制改革背景下国家宏观卫生政策与宏观经济发展关系的最佳角度之一，是研究分析社会发展与经济发展的关系模式、社会发展战略与提高综合国力的基础性议题，是国家发展、社会发展、经济社会环境资源可持续发展和人的全面发展的制度化保障机制。

卫生费用有以下特征。

（一）卫生费用是全社会的概念

卫生费用不仅反映卫生部门内部资源和资金的运行，也包括卫生部门以外的各行各业对医疗卫生的投入，比如：行政企事业单位、社会办医、村或集体经济、社会捐赠、国外捐款等。

（二）卫生费用是信息工具

卫生费用从不同层次和不同角度研究卫生资金的运行过程，评价卫生资源的筹集、分配和使用效果，为政府调整与制定卫生经济政策的依据。评价卫生费用的总量以及占国内生产总值（GDP）的比例可以用于评价社会对人群健康的重视程度。低收入国家需要拥有一定的卫生资金，并且这些资金支持在未来的年份中可以持续增长，才能保证这些国家可以扩大卫生服务覆盖面，保证国民的基本健康。随着卫生系统的不断发展，对于更多服务、更高质量和／或更高水平经济风险保护的需求将不可避免地随之而来，高收入国家也在不断地寻求资金来满足国民不断增长的需求和期望。卫生费用也是分析卫生经济政策公平与效率的重要指标。世界卫生组织（WHO）2008 年发布的年度报告中指出：尽管较高的卫生资源投入往往伴随着较好的健康效果，但各国之间在健康效果方面却存在着明显差异。世界卫生组织公布的数据表明，2015 年美国卫生费用为 30 631.22 亿美元，高居世界第一，占同年 GDP 的 16.8%，但是美国的平均期望寿命为 78.69 岁，在经济合作与发展组织（Organization for Economic Co-operation and Development，OECD）国家中排 27 位，说明其卫生资源配置效率需要进一步提高。

（三）卫生费用具有动态性

卫生费用研究卫生领域资金运行的全过程。首先卫生资金由各种渠道流入，如政府、社会和居民个人卫生支出。当卫生资金流入卫生领域以后，将分配到各级各类医疗卫生机构，如医院、公共卫生机构、城市医疗卫生机构、农村医疗卫生机构，成为这些机构提供医疗卫生服务的生产要素。上述医疗卫生机构利用这些生产要素生产出不同种类的医疗服务，如医疗、卫生监督、疾病控制、孕产妇保健等，体现为卫生费用的不同服务功能。当卫生服务需方在市场上购买这些卫生服务，政府、社会或者个人进行支付时，实现卫生资金的补偿即再筹集。卫生资金筹集、卫生资金分配、卫生资金使用和卫生资金补偿是卫生资金的运行周期，这种运行不断地循环往复。

二、卫生费用与国民经济

（一）经济增长与卫生费用的关系

社会经济发展是卫生工作得以开展的前提和基础，是人民健康水平提高的根本保证，社会经济发展水平最终决定着一个国家和政府对卫生投入的规模和力度。当然经济增长和卫生费用之间并不一定是线性关系。有研究者选取 OECD 34 个国家 1995—2009 年人均 GDP 和卫生费用占 GDP 比重的数据，分析两者之间的关系，发现随着人均 GDP 的增长，OECD 国家卫生费用占GDP 比重呈现先增加后不变或减小的变化趋势，说明卫生费用占 GDP 的比重不会随着经济发展持续增长，伴随人均 GDP 的增长，卫生费用占 GDP 的比重会增加到一定程度后，保持在相对稳定的水平或出现拐点（图 9-1）。

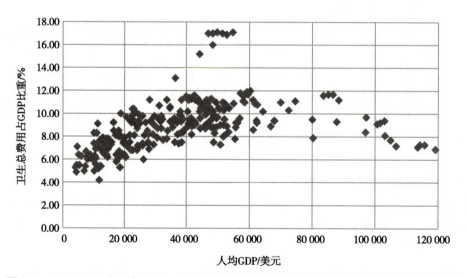

图 9-1　OECD 33 个国家 2000—2014 年卫生费用占 GDP 的比重与人均 GDP 的散点图

（二）卫生投入对经济发展的影响

卫生投入可以从 4 方面对经济发展产生影响：减少因生病而带来的生产损失；促进自然资源利用；可以增加儿童入学人数，并提高学习效率；可以减少在疾病治疗方面的投入，从而让有限的资源投入其他方面的消费和投资。

因疾病而损失的工作日减少了，工作时候劳动生产率提高了，向更高收入工作岗位的流动性增大，工作寿命延长。更健康的工人可以挣更多的钱，因为他们可以做更多的工作，并有能力找到更高收入的工作。从长远来看，增进健康的受益还可能影响工作的组织和实施方式。如果有健康的劳动力，雇主在生产安排中可能降低休闲成本，在人员培训上更多投资，并利用专业化优势。

卫生投入可以促进对自然资源的利用,例如在 11 个撒哈拉以南非洲国家,随着 20 世纪 70 年代开始对盘尾丝虫病实施控制计划,使得大量的移民进入了土地肥沃的尚未开发地区。盘尾丝虫是一种寄生虫病,它产生大量在人体内移动的幼虫,引起奇痒、衰弱和失明。这种病是通过黑蝇(蚋属)叮人吸血进行传播。盘尾丝虫病控制计划是由联合国粮农组织、联合国开发计划署、世界银行和世界卫生组织发起的,通过从飞机上喷洒杀虫剂以消灭盘尾丝虫幼虫中间宿主——一种黑蝇。该计划于 20 世纪末结束,保护了约 3 000 万人免受盘尾丝虫病危害,使大约 2 500 万公顷原来荒芜的土地更适合于安居和耕作,从而促进农业生产。

毫无疑问,教育会带来更高的收入。六年小学教育能使农民的年劳动生产率平均提高 9%。有研究表明在学校期间学得越好,工作中将会有更多的收入。在加纳、肯尼亚和巴基斯坦的研究发现,那些在识读测验中得分比平均分高 10% 的人,预计在工资收入方面会高 13%~22%。健康和营养状况不良会减少学校教育带来的好处。在巴西东北部的贫困地区,营养不良的儿童与营养正常的儿童比较起来,在两年的时间里考试成绩要落后 20%。

减少疾病发生的支出可大大节省治疗成本。在 9 个发展中国家和 7 个高收入国家的一项研究表明,扣除一生的医疗费用以后,预防 1 例艾滋病平均将节省 2 倍的人均国民生产总值(gross national product,GNP),在一些城市地区,节约额可能高达人均 GNP 的 5 倍。

三、卫生费用研究的发展历程

(一)国际发展历程

卫生费用研究最早始于 20 世纪 50 年代,世界上许多国家采用《卫生资金的筹集与支出》的调查方法,全面和系统地研究卫生领域的经济活动。1963 年,英国卫生经济学家艾贝尔·史密斯受 WHO 的委托,使用标准化调查表对 6 个国家的卫生资金筹集和支出情况进行比较全面系统的调查和分析。1967 年,艾贝尔·史密斯将调查国家扩大到 29 个。1983 年,艾贝尔·史密斯和麦克共同撰写了《卫生事业筹资计划的编制》,详细介绍了卫生费用的概念、数据收集方法和分析方法。同年,法国杉地尔撰写了《评价和分析卫生费用的方法》,深入介绍了卫生费用评价原则、数据信息收集和分析方法,以及如何从卫生政策角度分析和利用这些信息。

OECD 长期关注成员国卫生保健筹资问题,为推进卫生费用国际对比,OECD 在 20 世纪 80 年代初期开发和建立了一套卫生费用核算系统,以及比较稳定的数据收集统计制度和数据库,系统地收集和整理卫生费用数据,定期发表卫生费用测算结果,并进行国际比较。2001 年,OECD 秘书处为支持卫生政策的经济分析,开展卫生费用数据的国际比较,在历经 15 年研究和实践的基础上,通过国际组织的许多专家多次讨论,由 OECD 卫生政策部完成出版了《国际卫生费用核算数据收集制度》第 1 版(A System of Health Accounts for International Data Collection Version1.0,SHA1.0)。SHA 的目的是从支出的角度来描述医疗卫生系统,无论是用于国际比较还是国内分析的目的。SHA1.0 从筹资方案(A Classification of Health Care Financing Schemes,ICHA-HF)、服务提供机构(A Classification of Health Care Providers,ICHA-HP)和服务功能(A Classification of Health Care Functions,ICHA-HC)3 个维度提出核算卫生费用的方法,强调卫生费用核算的最终结果要用矩阵式平衡表格(matrix)体现,为各国建立卫生费用核算统计报告制度奠定了理论基础。随后世界卫生组织 / 世界银行 / 美国国际开发署在 2003 年出版了专门针对中低收入国家卫生费用核算的指导手册——《卫生费用核算体系指南》。为制定卫生费用核算的国际标准,2007 年 OECD、欧盟统计局和 WHO 共同组织开展 SHA 指导手册修订工作,于 2011 年联合出版了《卫生费用核算体系 2011》(A System of Health Accounts 2011 Edition Concise version,SHA2011)。

(二)中国发展历程

中国卫生费用研究可以分为 3 个历史发展阶段,每个阶段与宏观环境和制度背景,财政体制改革与公共财政体制建设状况,医药卫生体制改革重点和优先领域,卫生政策与卫生经济学研究重点,医疗机构的筹资模式与筹资渠道等方面密切相关。

1. 卫生费用研究萌芽孕育和研究初期(1981—1986 年)　中国卫生费用研究始于 20 世纪 80 年代初期,1981 年世界银行对中国卫生事业进行首次考察,英国卫生经济学家 Nicholas Prescott 与卫生部计财司对中国卫生费用进行首次估计和测算,探讨卫生费用水平、资金来源、构成与医疗改革关系等议题,卫生费用测算拉开了序幕。在国际专家的帮助下,原上海医科大学和哈尔滨医科大学分别对上海、黑龙江、北京、辽宁等地区样本县卫生费用进行调查研究。但是,由于当时的中国正处于经济体制变革时期,卫生资金来源分散,筹资渠道多样,费用支出概念和分类口径缺乏一致性与可比性,筹资机构之间缺乏数据沟通机制,卫生费用测算的收集工作非常困难,并没有形成完整的费用核算的框架和体系。这意味着卫生费用的研究主体是国际组织、中国政府卫生部门和专家学者,呈现多元化趋势。

2. 卫生费用研究全面起步和迅猛发展时期(1987—2002 年)　1987 年,世界银行对中国卫生部门的第二次考察,在世界银行贷款项目"综合性区域卫生发展"的推动下,于浙江金华、江西九江和陕西宝鸡开展了卫生费用调查研究。卫生费用核算工作从卫生费用概念、计算口径、调查研究设计、数据处理软件、预测分析与评价方法以及政策应用建议等方面进行了理论探索和经验积累。1989 年 11 月 2 日,卫生部卫生经济研究所(现为国家卫生健康委卫生发展研究中心)在北京成立,卫生经济逐渐成为一个重要的学科。1991 年,卫生部与世界银行学院合作建立"中国卫生经济培训与研究网络",研究与培训内容包括区域卫生规划与社区卫生服务、卫生费用筹资和卫生事业费分配等在内的 7 项基础研究议题,卫生费用与卫生投入成为独立的研究方向。1992 年"中国卫生费用课题组"成立,专门研究中国卫生费用和投入问题。1993 年,受卫生部规划财务司委托,卫生部卫生经济研究所承担国家级卫生费用核算工作,并对外公布测算结果,作为卫生政策制定和评价的宏观经济信息。1995 年,杜乐勋、赵郁馨、孟建国重新组建"中国卫生费用研究"课题组,进一步完善筹资来源法,同时开始研究分配流向法与实际使用法。该课题组编写了《卫生费用调查工作指导手册》,从筹资来源层面建立了卫生费用核算的方法和体系;并且将筹资来源法和实际使用法的测算结果以矩阵形式进行综合平衡,争取与国际卫生费用核算体系接轨。

这个时期,同时推进了地区级卫生费用核算。1994 年,卫生部规划财务司正式下文,要求各省、自治区、直辖市卫生计划财务部门开展本地区卫生费用核算和分析研究,逐步将卫生费用核算作为计划财务部门的经常性工作。1997 年,湖北、山西、甘肃等 14 个地区掌握了卫生费用筹资来源法核算方法,完成了 1993—1995 年本地区卫生费用的核算工作。1999—2002 年,在世界银行加强农村贫困地区公共卫生规划(ASEM)项目支持下,安徽开展了筹资来源、机构流向和实际使用 3 种方法的卫生费用核算,探索了平衡核算,首次建立了比较完整的省级卫生费用的核算体系和方法。

随着研究的深入,卫生费用研究成为卫生发展规划战略目标,成为政府制订宏观卫生政策的重要依据。例如 1991 年卫生部公布的《卫生事业第八个五年计划及 2000 年规划设想》,首次明确规定"八五"期间"力争实现全国卫生费用占 GNP 的比例上升至 3.5%~4%,2000 年上升至 4.5%~5%"。

为进一步加强卫生费用核算信息系统建设,建立规范官方信息发布系统,2002 年《中国统计年鉴》公开发布卫生费用测算结果与主要评价指标,标志着卫生费用已经正式纳入国家信息发布系统。

3. 卫生费用研究改革与发展阶段(2003 年至今)　随着我国经济体制转轨,卫生费用的核算指标和口径发生了变化。比如,随着社会医疗保障制度的改革和建立,城镇职工基本医疗保险制度、新型农村合作医疗制度和城镇居民基本医疗保险制度逐步完善,公费医疗经费逐步减少,相关报表统计科目相应增减。在核算指标不断完善和调整过程中，逐渐形成了具有中国特色的卫生费用核算指标体系和方法。

这个时期卫生费用研究方法和研究思路日趋深化、细化，研究重点由费用水平、结构转变为卫生费用与医药卫生体制改革的关系，尤其是卫生费用筹资公平性、卫生费用快速增长影响因素、政府财政预算卫生经费支出结构缺陷和现存体制问题等方面。

卫生费用研究由全国逐步向省级和不同地区扩展。2008 年 4 月，根据我国卫生改革进展，为了进一步推动省级卫生费用核算研究纵深发展，为卫生改革与卫生发展服务，由卫生部规划财务司领导，依托卫生部卫生经济研究所和中国卫生经济培训与研究网络，重新组建了全国性、跨地区的卫生费用核算研究协作组，开始了省级层面的研究。到 2013 年，全国已有 31 个省、自治区、直辖市开展了卫生费用筹资来源与机构流向的核算工作。为进一步细化核算口径，增加核算维度，提高数据的国际可比性，满足日益增长的政策分析需要，2010 年 7 月 SHA2011 形成初稿时，WHO 邀请中国卫生费用核算课题组张毓辉、万泉等实施 SHA2011 的实验研究工作。项目组按照新的核算体系和方法在天津市进行了实验性研究，严格按照新核算要求对天津市 2009 年卫生费用进行了核算，完成了核心维度和全部扩展维度的核算。截至 2014 年，天津、吉林、甘肃、福建四省（直辖市）完成了基于 SHA2011 的核算研究工作，2015 年核算试点工作扩大到安徽、福建、浙江、山西、陕西、四川、天津、辽宁八省（直辖市），2016 年全国全面推广，开启了卫生费用核算的新时代。

第二节　卫生费用核算

一、卫生费用核算体系基本概念

卫生费用核算（national health accounts，NHA）也称国民卫生账户，是国民经济核算体系（system of national accounts，SNA）的重要组成部分，也是国民经济核算在卫生领域的进一步延伸。卫生费用核算是以整个卫生系统为核算对象，建立卫生费用核算的主要内容和基本框架，反映卫生系统资金运动过程、资金来源和医疗卫生产品与服务的使用情况。

卫生费用核算是一种特殊的工具，它为包括政策设计、执行、对话、监测、卫生干预政策的评价在内的卫生政策管理程序提供信息。它为政策制定者提供精准决策依据，提高决策的科学性和合理性。

二、卫生费用核算的口径

（一）一般口径

根据 WHO 的定义，卫生系统包括"所有以促进、恢复或维持健康为基本目标的活动"。OECD 提出卫生服务的口径为一个国家的卫生活动，包括机构或个人运用医学、辅助医学和护理学的知识技术，来实现下列目标的活动：促进健康，预防疾病；治疗疾病，减少过早死亡；对因患慢性疾病而需要护理的人提供关怀服务；对因损伤，失能和残障而需要护理的人提供关怀服务；提供和管理公共卫生；提供和管理卫生规划、健康保险和其他保健基金。卫生费用被限定为以医疗技术为基础的活动。上面所确定口径所包括的活动有一个重要的特征，即对资源的利用。如果没有对资源的使用就没有交易活动，这样的活动也就不会被纳入卫生费用核算。例如，很显然戒烟与健康有关。然而，只有当产生与戒烟有关的医疗产品和服务消费时，这些费用才进入卫生费用核算，而戒烟活动本身的费用并不是。再如，一个家庭成员照顾另一个家庭成员所消耗的商品和服务应包含在卫生费用内，但那种护理人员的无偿劳动，与用来测量经济活动总的产出相似的处理方法一样，不被计入卫生费用。表 9-1 是对卫生活动如何界定的具体例子。

表 9-1　卫生活动界定的举例

活动类型	可能与卫生有关的活动	可能与卫生无关的活动
供水和相关卫生活动	饮用水质量检测；以消除水源疾病为目的的水质保护建设活动	建设和维持巨大的城市供水系统，以保证城市居民用水
营养维持活动	进行营养辅导和实施喂养规划以降低儿童营养不良	以收入补助和保障为目的的普通学校午餐项目和食品价格补助
教育和培训	对医务人员和辅助医务人员的医学教育和在职培训	对医师或卫生工作者所进行的普通中学教育
研究	医学研究，以提高规划绩效为目的的卫生服务研究	生物学和化学方面基础科学研究

（二）空间口径

卫生费用核算是覆盖全国家的，但这种测算不仅局限于在国家境内发生的活动。准确地说，它被定义为全国的公民或居民的卫生活动。即卫生费用核算包括那些暂时在国外的公民或居民的卫生服务费用，以及外国机构在我国所支付的卫生费用部分（双边援助机构）。卫生费用核算不包括外国公民的卫生费用，这在技术上是卫生服务的"输出"。在实际中很难做到，在核算时往往忽略，因为这个数目不大，即使卫生核算不包括"输出"服务也不会降低对卫生核算的精确性。

（三）时间口径

第一，确定卫生活动所发生的时期，通常是一个财政年度或一个公历年度。中国的财政年度和公历年度可认为基本一致。第二，需要进行权责发生制（accrual accounting）与收付实现制（cash accounting）的选择。卫生核算应该使用权责发生制核算方法，费用记录在发生经济价值的时期内，而不是使用收付实现制方法，现金收支发生后才将费用记录。例如，如果住院日发生在上一个财政年度的最后一个月，但支付是在新财政年度的第二个月，那么这项业务应当计入上一个财政年度。在测算时，应尽可能地将所有的数据转换为按照权责发生制进行核算。

三、卫生费用核算的原则

（一）政策相关性

卫生费用核算具有较强的应用性，其主要目的是立足于为国内卫生政策服务，为政府制定和调整卫生政策，制定卫生规划和管理决策提供经济信息与科学依据。因此，对卫生费用在核算框架制定和指标体系分类，要符合国内相关数据来源口径的惯例和卫生政策的需要。

（二）数据可比性

国内各地区卫生费用的核算要按照统一的指标体系、口径和资料来源，收集、整理和分析数据，保证不同地区、不同时期具有可比性。同时，还要照顾到数据的国际可比性，核算范围和口径尽可能地遵循和反映国际标准与惯例。

（三）可靠性

卫生费用核算的数据来源应该最大限度地保证权威性和准确性，使用公开发布、常规统计年报以及医院信息系统数据。调查时要进行科学的抽样设计，控制调查误差，保证数据的代表性。数据收集过程中，要比对统计口径，核实数据的真实性，保证为决策者提供可靠的信息。

（四）时效性

政府决策部门进行政策分析和决策时，需要各方面的信息支持系统提供大量最新数据和决策依据。卫生费用作为宏观经济信息，应该具有及时性。特别是目前中国正处于卫生改革的关键时期，医疗保障制度逐步建立和完善，各项医药卫生改革措施陆续出台，对卫生费用核算提出更高的要求。因此，在保证数据质量的前提下，应该尽量缩短卫生费用核算和核算结果发布时间，满足其时效性要求。

（五）操作的可行性

卫生费用核算设计和操作过程中，各项指标和数据来源都应该具有可行性。因此，需要关注国民经济各相关系统常规统计报表口径的变化和医院病案首页、信息系统统计指标的变化，及时调整核算指标体系和数据收集计划，保证核算工作平稳、有效进行。

（六）制度性与连续性

卫生费用核算制度化建设包括核算常规化、数据收集规范化、信息发布制度化等。无论是国家级还是地区级的卫生费用核算，原则上都应建立卫生费用的年度报告制度，由官方定期发布卫生费用数据信息，并且使卫生费用核算范围和口径、数据来源、指标分类和测算方法保持相对稳定，必要时进行统一调整和修订，以保证核算结果的一致性。

四、卫生费用核算的方法

（一）卫生费用来源法核算

卫生费用来源法核算是卫生费用核算体系的第一个层次，以卫生服务过程中的资金为核算对象，按照卫生资金筹集来源渠道和筹集方式收集相关数据，核算全社会卫生资金投入总量及构成的方法。主要回答"资金从哪里来"，反映一个国家或地区在一定的时期内（通常是一年），为开展卫生服务活动从全社会筹集到的卫生资金总额，分析评价政府、社会和个人对卫生费用的分担情况，评价筹资的公平性。

1. 核算口径

（1）国内核算口径：为适应我国国情和卫生政策的需要，经过多年的测算和论证，目前形成了三分法来源法测算体系。根据我国的 HE 核算分类框架，分为政府卫生支出、社会卫生支出和居民个人现金卫生支出（out of pocket, OOP）（表 9-2）。

表 9-2　三大卫生支出的内涵

分类	含义	组成
政府卫生支出	各级政府用于卫生保健事业的财政预算拨款	包括各级政府用于医疗卫生服务、医疗保障、行政管理事务、计划生育事务和其他政府性基金卫生投入等
社会卫生支出	政府外的社会各界对卫生事业的资金投入	包括社会医疗保障费、商业健康保险费、社会办医支出、社会捐赠援助、行政事业性收费收入等
个人现金卫生支出	居民直接向医疗卫生机构支付的医疗卫生费，包括药品费、医疗费、医疗器具和其他卫生支出	分为城镇居民个人现金卫生支出和农村居民个人现金卫生支出

（2）国际核算口径：国际上一般以 OECD 的 SHA 为依据确定测算口径。国际 HE 核算中，一般从筹资来源、筹资机构、服务提供机构、服务功能、资源利用与支出等角度进行核算。筹资机构即筹资者，是通过各种渠道筹集和分配资金的机构或实体。根据 SHA 的国家卫生账户国际分类（ICHA）体系中的筹资机构分类方法（ICHA-FA）规定，HE 筹资机构可分为：一般政府、保险公司、企业（除保险公司外）、为住户服务的非营利机构、住户和国外机构（表 9-3）。根据筹资机构的性质划分，国际上一般将卫生费用分为广义政府卫生支出和私人卫生支出。

2. 数据来源　来源法卫生费用核算的原始数据主要依据现有卫生统计信息系统和社会经济统计资料，包括《卫生健康财务年报》《卫生健康统计年报》《社会经济统计年鉴》《中国劳动统计年鉴》和《中国农村统计年鉴》等。有些数据需要到相关部门进行调查或访谈，调查或访谈部门主要包括：财政部门、人力资源和社会保障部门、统计部门、卫生部门、民政部门、红十字会、残疾人联合会以及慈善总会等。个别数据需要进行现场典型调查,或利用现有资料及相应的参数进行估算。

表9-3　OECD卫生费用核算筹资机构的国际分类(ICHA-FA)

ICHA-FA 编码	描述
FA.1	一般政府
FA.1.1	中央政府
FA.1.2	州/区域/地方政府
FA.1.3	社会保障机构
FA.1.9	其他一般政府单位
FA.2	保险公司
FA.2.1	商业保险公司
FA.2.2	互惠的和其他非营利保险组织
FA.3	企业(除保险公司外)
FA.3.1	健康管理和服务提供企业
FA.3.2	企业(除卫生服务提供机构外)
FA.4	为住户服务的非营利机构
FA.5	住户
FA.6	国外机构
FA.6.1	国际组织
FA.6.2	外国政府
FA.6.3	其他国外实体

(二)卫生费用机构流向法核算

卫生费用机构流向法核算是卫生费用核算体系的第二个层次,核算一个国家或地区在一定时期内(一般指一年),从全社会筹集到的卫生资金在各级各类卫生机构分配的总额,它反映了卫生资金在不同部门、不同领域和不同层次的分配。

1. **核算口径**　按照 OECD 的 SHA 指标并结合我国现有卫生服务提供体系,我国机构法卫生费用核算中,根据机构类别的不同,分为以下 6 类:医院费用、门诊机构费用、药品及其他医用品零售机构费用、公共卫生机构费用、卫生行政和医疗保险管理费用及其他卫生费用。

(1)医院费用:指流入某地区各级各类医院的卫生资金总额。核算机构法卫生费用时,医院又区分为城市医院、县级医院、社区卫生服务中心(含街道卫生院)、乡镇卫生院和疗养院。

(2)门诊机构费用:指流入某地区各级各类门诊部、诊所、护理站、医务室、卫生室等机构的卫生资金总额。门诊机构可细分为门诊部、诊所、卫生所、医务室、护理站、社区卫生服务站和村卫生室。

(3)药品及其他医用品零售机构费用:指流入某地区药品及其他医用品零售机构的卫生资金总额。药品及其他医用品零售机构指主要面向个人或家庭消费,对公众提供药品和其他医用品零售服务的机构。

(4)公共卫生机构费用:指流入某地区各级各类公共卫生机构的卫生资金总额。公共卫生机构指提供疾病控制、预防保健、监督监测、妇幼保健、药品检验、计划生育、采供血和其他提供公共卫生服务的专业机构。

(5)卫生行政和医疗保险管理机构费用:指流入某地区卫生行政和医疗保险管理部门,用于开展卫生和医疗保险管理服务的卫生资金总额。卫生行政管理机构指主要从事卫生部门管理工作以及全局性卫生政策工作的机构;医疗保险管理机构包括社会医疗保险管理机构和商业医疗保险管理机构，其中社会医疗保险管理机构主要指从事城镇职工基本医疗保险、城镇居民基本医疗保险和新型农村合作医疗管理工作的机构。

（6）其他卫生费用：指上述项目未包括的卫生机构费用。主要包括各级各类卫生机构的固定资产投资、干部培训机构费用、医学科研机构费用和其他部门费用。

2. 数据来源　机构法卫生费用核算，主要依据卫生部门《卫生系统财务年报》和《中国卫生健康统计年报》，个别数据来自有关年鉴资料或现场访问调查。

在进行机构法卫生费用核算时，需要测算卫生部门以外的工业及其他部门卫生机构费用。由于工业及其他部门许多卫生机构不是独立核算单位，没有财务数据积累和常规统计报表，资料来源不规范，工作难度很大，所以采用卫生部门卫生机构财务数据作为测算参考数据，对全社会卫生机构费用总额及其分布进行推算，估算全社会卫生费用。

（三）卫生费用核算体系 2011 介绍

为适应医学知识和医疗技术的进步与革新，应对人口老龄化和新发疾病带来的卫生政策的优先领域变化；对卫生资金的全部流动过程进行核算研究，结合其他统计数据对卫生系统绩效进行监测和评估；满足国际国内比较研究需要。2007 年，OECD 和欧盟统计局（European Union statistics office，EUROSTAT）组成国际卫生费用核算专家组，开始对 SHA1.0 进行修订，经过多轮论证和实验性研究，于 2011 年修订完成 SHA2011。SHA2011 使卫生费用核算更具政策相关性，可行性和可持续性。

1. SHA2011 核算框架　SHA2011 按照医疗卫生服务的筹资、生产和消费 3 个环节，将卫生费用核算的维度划分为核心维度和扩展维度。核心核算框架是围绕三轴体系组织卫生费用记录，包括卫生服务功能分类（ICHA-HC），卫生服务提供机构分类（ICHA-HP）和筹资方案分类（IHCA-HF）。主要回答 3 个基本问题：什么样的医疗卫生用品和服务被消费了；哪些卫生服务提供机构提供了这些医疗卫生用品和服务；什么筹资方案对这些医疗卫生用品和服务进行补偿。扩展维度中的筹资环节主要进一步回答筹资方案的资金是从哪里来的以及如何进行筹资；生产环节进一步回答卫生服务提供机构在生产医疗产品和服务时所消耗的资源成本和资本投入有哪些；消费环节进一步回答卫生服务都是被谁消费了，其疾病别、年龄别、性别、地区及经济水平分布等（图 9-2）。

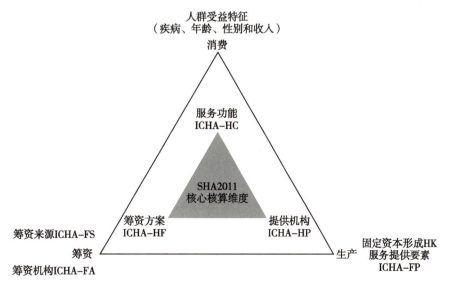

图 9-2　经常性卫生费用核算维度

SHA2011 与 SHA1.0 相比，在很多方面做了改变并进行了完善。首先，强化了作为卫生核算体系基础的三个维度的相互关系，对卫生服务和长期护理等服务功能的消费从服务提供和筹资等方面进行全面描述。其次，核算体系更符合国民经济核算体系（SNA）的原则，SHA2011中各核算维度的分类更适应近年来卫生体系的变化，更接近于产业分类，与国民经济核算数据的可比性显著提高。SHA2011提供了更完整的功能分类，如预防服务和长期护理服务；更简洁的卫生服务提供机构分类，并尽可能接近标准行业分类；采用更新的筹资方案使对卫生资金筹集的追踪更为精确。此外，SHA2011修订过程中所遵循的一个总原则是，进一步从现有的统计系统中选取已被联合国和其他国际及地区组织核准并确定的定义和概念，加强各国之间卫生支出和卫生费用筹资数据的可比性。

2. SHA2011核算口径

（1）卫生费用的总量概念：SHA2011按照卫生服务消费严格区分两类服务活动：一类是直接与医疗卫生用品和服务消费关联的交易活动，这类交易活动的目的是维持、改善和促进个体或群体的健康状况；另一类是通过发展技术、人力资源和资本投入等对卫生服务提供起到支持性作用的相关活动，如固定资本的形成、卫生教育与培训和医学科研。因此，SHA2011将SHA1.0卫生费用中的经常性卫生费用（current health expenditure）和资本形成（capital formation）分开核算。经常性卫生费用反映居民对医疗卫生服务提供机构提供的医疗卫生用品和服务的最终消费，资本形成是卫生服务提供者提供医疗卫生用品和服务的资本投入，是不同时点的两个交易活动，如果像SHA1.0中把两部分加在一起会容易造成误解，故SHA2011建议使用"经常性卫生费用"这一概念，将资本形成作为独立账户单独核算。

（2）卫生服务功能分类（ICHA-HC）：从核算角度来讲，一个"功能"就是指满足需要的一个交易或一组交易的类型或所追求目标的种类。卫生服务功能是指有特定卫生目的的最终使用者（如居民）所消费的一组卫生保健货物和服务。卫生服务的消费有两种形式：一种是群体性的，另一种是个体性的。由于健康状况是每一个个体的属性，大多数卫生服务消费都是个体性消费；当目的是提高卫生标准或卫生系统的效率和效果时，服务的目标即为全体人群。根据服务功能的不同，分为8类：治疗服务，康复服务，长期护理服务（卫生），辅助性服务（具体功能不明确），医疗用品服务（未区分具体功能），预防服务，治理、卫生行政和筹资管理服务，其他未分类的服务。

1）治疗服务包括以减轻疾病或损伤症状、减轻疾病或损伤的严重性，或阻止威胁生命或正常功能的疾病或损伤的恶化和/或并发症的发生为首要目标的就诊行为。

2）康复服务是一个旨在为伤残人士或可能伤残的人士提供服务的整体性战略，以实现和维持其最佳的功能、体面的生活质量和更好地融入社区社会。

3）长期护理服务（卫生）包括一系列以减轻在一定程度上需长期照护患者的疼痛和苦楚、减少健康状况恶化为目的的医疗服务和个人护理。

4）辅助性服务（具体功能不明确）通常是服务包中诊断和检测相关的主要部分。对于治疗服务中的住院服务、日间服务和医院门诊服务来说，辅助性服务通常不是单独的类别。只有一部分辅助性服务消费是明确的，记录为"具体功能不明确"才归属于此类。

5）医疗用品服务（未区分具体功能）这个功能分类主要包括所有具体功能不明确和提供模式不明确的医疗用品消费。在住院、门诊和日间服务消费中消费的药品和其他医疗用品不能分离出来，不应归属在此类。

6）预防服务的目的是防止和减少损伤和疾病，及其后遗症和并发症的数量或严重程度。包括各类预期产出，这些产出通过一系列的干预措施完成，组织形式为一级预防、二级预防和三级预防。

7）治理、卫生行政和筹资管理服务并不局限于政府政务服务，包括政府政策的制定和管理，标准的制定，对生产者的规制，许可或监管，资金筹集的管理，卫生资源的监测和评估等。

8）其他未分类的服务包括没要包括在前述各分类下的任何其他卫生保健服务。

（3）卫生服务提供机构分类（ICHA-HP）：卫生服务提供机构（health care provider，HP）包括以提供卫生保健货物和服务为主要活动的组织和参与者，也包括卫生服务提供仅是其众多服务中的一种组织和参与者。所开展的主要活动类型是卫生服务提供机构分类的基本准则。ICHA-HP分类一是与服务功能分类相联系，有助于理解各国卫生服务提供的背景差异；二是与卫生费用筹资分类相结合，可以清楚地阐明各国在卫生服务筹资机制的差异。为了保证分类体系的完整性，卫生服务提供机构将所有提供某种形式卫生服务的机构都包括在内，无论卫生服务提供是机构的主要活动还是次要活动。共分为8类：医院、可居住长期护理机构、门诊服务提供机构、辅助性服务提供机构、医疗用品零售机构及其他机构、预防服务提供机构、卫生行政与筹资管理机构、其他经济单位、国外卫生服务提供机构。

医院是指获得许可的，主要从事向患者提供医疗、诊断、治疗服务，包括外科、护理和其他医疗服务，或患者所需的专业性膳宿服务机构。可居住长期护理机构主要包括从事提供集护理、监护或居民其他需求的服务为一体的可居住长期护理服务提供机构。门诊服务提供机构主要包括直接向需要门诊服务而不需要住院服务的患者提供卫生服务的机构，包括全科诊所、专科诊所及专门从事日间服务和提供家庭护理服务的机构。辅助性服务提供机构包括那些在卫生专业人员监督下，直接向患者提供具体辅助性服务的机构，这些辅助性服务未被由住院、医疗护理、门诊服务提供机构或其他机构提供的治疗服务所涵盖。医疗用品零售机构及其他机构包括首要活动是向公共部门提供零售医疗产品，以满足个人或家庭消费或利用需要的专门机构。预防服务提供机构主要包括提供群体性预防服务项目，以及为特殊人群或多数人群提供公共服务项目的机构，例如健康促进机构、疾病防护机构或公共卫生机构，以及首要目的是提供以及预防服务的专门机构。卫生行政与筹资管理机构包括主要从事卫生服务机构的活动规制以及对卫生部门统筹管理的机构，包括卫生费用筹资管理机构。其他经济单位包括提供家庭卫生服务的住户、将卫生服务作为次要活动的组织、其他相关行业等。国外卫生服务提供机构包括所有提供卫生保健货物和服务以及相关服务的外国单位。

（4）卫生费用筹资方案分类（ICHA-HF）：卫生费用筹资方案（health care financing schemes，HF）是卫生费用筹资系统的功能构成，是卫生费用筹资安排的主要形式，通过筹资方案人群获得卫生服务。卫生费用筹资方案包括家庭对卫生服务和产品的直接支付以及第三方筹资安排。在卫生费用核算核心维度中，筹资维度是中枢，分别与卫生服务提供机构和服务功能进行平衡分析。筹资方案分为政府方案及强制性卫生费用筹资方案、自愿医疗保健支付方案、家庭卫生支出、国外筹资方案等四大类。

政府方案及强制性卫生费用筹资方案包括所有旨在确保整个社会、大部分社会人群，或者至少是某些脆弱人群对基本卫生保健可及的方案。包括政府方案、社会医疗保险、强制性私立保险和强制性医疗储蓄账户。

自愿医疗保健支付方案包括所有国内的预付医疗保健筹资方案，这些方案中医疗服务的获得由私人主体自行决定。具体包括自愿医疗保险、为住户提供服务的非营利性机构筹资方案以及企业筹资方案。

家庭卫生支出也是一种方案，就是没有涉及第三方支付者，利用家庭原始收入或储蓄直接支付医疗服务，服务利用者在接受服务时进行支付，包括费用共担和非正式支付（现金和实物形式）。个人现金卫生支出（OOP）表示的是家庭在接受服务时直接负担的医疗成本。OOP支付（方案）的特征有：参与模式是以个人或家庭支付意愿和支付能力为基础；权利享有资格前提是个人支付费用；资金收集的基本方法是基于家庭使用卫生服务的决定，自愿支付。

国外筹资方案包括涉及多个机构单位（或由多个机构管理）的筹资安排，这些机构设在国外，但是代表国内居民从事筹集、统筹资源及代表国内居民购买卫生保健货物和服务，不接住国内方案"运送"这些资金。

（5）卫生服务提供要素（ICHA-FP）：服务提供要素（factor of health care provision，FP）维度为SHA2011新增维度，是在资源成本维度（resource cost）的基础上结合国民经济核算口径进行修订。服务提供要素的费用支出等同于经常性卫生支出。FP 是指卫生服务提供机构在提供医疗卫生用品和服务过程中所消耗的人力和物力等投入，既包括具体的卫生资源消耗，也包括非卫生的投入。按照不同的资源类别，卫生服务提供要素分类包括雇员补偿，自我雇佣者的报酬，材料和服务使用，固定资本消耗以及其他资本消耗等。

雇员补偿包括企业在一个会计期内根据员工的工作表现支付的所有报酬，无论是现金还是实物形式。包括工资和薪金，也包括各种形式的社会福利，以及加班费或夜间工作额外补偿。

自我雇佣者报酬是指独立开展卫生服务的自我雇佣的专业人员的报酬，包括独立从业者酬劳，不受薪自我雇佣专业人员的收入以及受薪卫生人员通过独立执业获得的补充的或额外的收入。

材料和服务使用包括在提供卫生服务和产品（非家庭生产）中所消耗的购自其他提供机构或行业的产品和服务的总价值。

固定资本消耗是生产的一种成本，可以定义为在核算期间卫生服务提供机构的固定资产由于物理磨损、预见性老化、正常或意外损害造成的现值减少的成本的总称。

其他资本消耗包括所有的金融性成本，例如借款利息、税等。

（6）基于受益人群特征的卫生费用：人群受益（beneficiary）为新增维度，主要分析经常性卫生费用在不同年龄、性别、疾病别、经济水平人群中的分布以及地理区域分布等，以分析资源分配的公平性，确定疾病控制的优先领域和重点人群等。

根据年龄和性别分类的费用信息是体现受益人群费用分布情况最常见的形式。国际上，当报告年龄分组的费用信息时，建议以 0 岁单独为一组，以后年龄 5 岁为一组，直到 95 岁。

疾病分类可以采用两个标准，疾病种类聚合水平较高的全球疾病负担分类（global burden of disease，GBD）以及国际疾病分类（international classification of diseases，ICD）。

不同社会经济状况水平人群的健康结局不同，这些差异正是各国的主要政策关注点。WHO健康问题社会决定因素委员会已经号召所有政府对这种差异进行常规监测。

地理区域的分类必须在每个国家单独完成，并同时考虑政策需要和数据的可得性与可行性。

（7）资本形成：了解一个卫生系统在基础设施和设备等方面的投入可以对机构的服务提供能力进行评估。资本形成（capital formation）核算为新增维度，主要包括固定资产形成（如房屋和救护车等）、存货变动（如库存中疫苗）和贵重物品的获得减处置（如艺术品）。

3. 数据来源　数据主要来源于现场数据调查和现场访谈调查。

（1）现场数据调查：需设计数据调查表，收集 3 类数据信息：第一类，用于确定各筹资方案总量，如财政部门的医疗保险基金收支表；第二类，用于核算机构预防服务成本、收入以及预防服务的筹资方案，暂统称为预防服务核算调查表；第三类，用于治疗费用的受益人群分析的门诊调查表、住院调查表。现场调查应注意样本代表性。

（2）现场访问调查：核算的部分常规信息数据，还可以通过政府其他相关部门和单位直接获取，例如卫生健康委员会、人力资源和社会保障局、民政局、慈善总会、红十字会、医院、疾病预防控制中心、健康教育机构、卫生监督机构、妇幼保健机构、急救中心、血液中心等。

第三节　卫生费用分析

卫生费用分析可以从多个角度开展，比如从卫生资金的筹集角度，分析卫生资金的筹资水平和卫生资金的筹资结构；从卫生资金的分配角度，可以从不同部门、不同地区、不同领域和不同层次对其进行分析卫生资金的分配情况，反映资源配置的公平性和效率；SHA2011 测算框架提供了卫生服务的筹资、生产和消费三者之间的平衡分析，让卫生费用的分析更加全面和深入。

一、卫生费用筹资水平分析与评价

（一）卫生费用筹资水平

卫生费用筹资（health financing）有广义和狭义之分。就广义而言，卫生费用筹资涉及卫生资金的筹集、分配和使用的全过程。从狭义看，卫生费用筹资仅指卫生资金筹集。

1. **卫生费用筹资总体水平**　从资金来源角度看，卫生费用是从全社会的角度反映以治疗疾病、促进健康为主要目的的人力、物力等卫生资源投入。卫生费用筹资总体水平可以用卫生费用的绝对值来表示。对同期卫生费用筹资水平进行比较时，采用卫生费用名义值。卫生费用名义值是按报告期当年价格水平反映的卫生费用，反映当年卫生费用总体水平，包含了价格变动因素。对不同时期的卫生费用筹资总额进行比较时，因为其变化受价格因素的影响，应采用卫生费用实际值。卫生费用实际值是指按基期的可比价格水平计算得到的卫生费用，反映了不同时期卫生费用，扣除了价格变动因素，具有可比性。如中国卫生费用从 1978 年 110.21 亿元增长到 2017 年的 52 598.28 亿元，按照当年价格计算增长了 476.23 倍数；扣除价格因素，按可比价格计算（1978 年 =100），卫生费用实际增长了 72.28 倍。根据世界银行公布的数据，美国作为世界上经济总量最大的国家，其 2015 年的卫生费用水平也是世界上最高的国家，达 30 631.22 亿美元，中国为 6 578.68 亿美元，为美国的 21.48%。

2. **人均卫生费用**　人均卫生费用是指消除人口因素对卫生费用的影响，按照每人平均享受的卫生费用水平计算的卫生费用人均值。该指标可以用来分析评价不同国家（或地区）人均卫生资源拥有量，也有实际值和名义值。

$$人均卫生费用 = 卫生费用 / 同期平均人口数$$

1978 年中国人均卫生费用为 11.45 元，增长到 2017 年的 3 783.83 元，名义值增长了 329.47 倍，实际值（1978 年 =100）增长了 49.74 倍。在 OECD 国家中，2015 年瑞士人均卫生费用排名第一为 9 817.99 美元，美国第二位 9 535.95 美元，中国人均卫生费用为 425.63 美元，低于在 OECD 国家中排位最后的土耳其（453.61 美元）。

3. **卫生费用与 GDP 的关系**　考察卫生费用与 GDP 关系常用的指标有卫生费用相对于 GDP 的比值。该指标反映一个国家（或地区）在一定时期内，一定经济发展水平下，对卫生事业的资金投入力度，评价全社会对卫生工作的支持程度和对居民健康的重视程度。一个国家或地区，卫生费用在国民经济总量中占多大比例才合适？《亚太地区卫生费用筹资战略（2010—2015）》提出，在包括税收筹资和社会健康保险在内的公共卫生费用筹资约占 GDP 的 5% 的国家，全民覆盖更易实现。卫生总支出应至少占 GDP 的 4%～5%，这是亚太地区所有国家的一个重要目标，旨在最终实现全民覆盖。1978 年至今，中国卫生费用占 GDP 的比重在 2009 年首次超过 5%（5.03%），以后各年随着新一轮医药卫生体制改革的持续推进，卫生投入机制的逐步建立和完善，至 2012 年开始，该比值均稳定在 5% 以上。2014 年，36 个 OECD 国家卫生费用占 GDP 的比值均超过 5%，其中最高的国家为美国，高达 17.10%，瑞典和瑞士紧随其后，分别为 11.90% 和 11.70%，比值最低的是土耳其，为 5.40%。

$$卫生费用占国内生产总值的比重 =（卫生费用 / 国内生产总值）\times 100\%$$

考察卫生投入与国民经济增长之间的适应度，常用的指标是卫生服务弹性系数。卫生服务弹性系数是指卫生费用增长率同 GDP 增长率之间的比值。弹性系数 >1，表示卫生费用的增长快于国民经济的增长；弹性系数 <1，表示卫生费用的增长慢于国民经济的增长；弹性系数 =1，表示卫生费用增速与国民经济增速持平。根据世界银行公布的数据，2014 年 OECD 国家中美国、法国、德国、瑞士和韩国等国家卫生费用的增长速度快于 GDP 的增长速度，卫生服务弹性系数分别为 1.357、2.191、1.145、1.919 和 1.491；英国和芬兰等国家卫生费用的增长速度略低于 GDP 的增长速度，卫生服务弹性系数分别为 0.936 和 0.772。健康是人的基本权利，是国家发展

和繁荣的重要基础。为更好地满足人民群众的健康需要，2009年中国启动了新一轮深化医药卫生体制改革，卫生事业处于高速发展时期，2010年后，各年卫生服务弹性系数均>1。

$$\text{卫生服务弹性系数} = \text{卫生费用增长率} / \text{GDP增长率}$$

4. 卫生费用的发展变化趋势　卫生费用年增长速度，反映一个国家（或地区）各年卫生费用增减变化趋势。但在测算时需要注意，消除价格因素的影响，把当年价格换算成可比价格，用可比价格进行测量。增长速度分为环比和定基比，公式如下：

$$\text{卫生总费用增长速度（环比）} = \frac{\text{某国（或地区）报告期卫生总费用（可比价格）}}{\text{某国（或地区）报告头一期卫生总费用（可比价格）}} \times 100\% - 1$$

$$\text{卫生总费用增长速度（定基比）} = \frac{\text{某国（或地区）报告期卫生总费用（可比价格）}}{\text{某国（或地区）基期卫生总费用（可比价格）}} \times 100\% - 1$$

反映一个国家（或地区）卫生费用各年平均增长变化趋势可以使用卫生总费用年平均增长速度，公式如下：

$$\text{卫生总费用年平均增长速度} = \sqrt[n]{\frac{a_n}{a_0}} - 1$$

其中：a_n——报告期卫生费用，a_0——基期卫生费用，n——总计年数。

表9-4呈现了1978—2017年卫生费用各年环比增长速度，卫生费用占国内生产总值比例和卫生消费弹性系数。

表9-4　中国卫生费用

年份	国内生产总值		卫生费用		卫生费用占国内生产总值比例/%	人均卫生费用/元	卫生消费弹性系数
	名义值/亿元	增长速度（上年=100%）	名义值/亿元	增长速度（上年=100%）			
1978	3 678.70		110.21		3.00	11.45	
1979	4 100.50	7.60	126.19	10.53	3.08	12.94	1.39
1980	4 587.60	7.81	143.23	9.37	3.12	14.51	1.20
1981	4 935.80	5.17	160.12	9.28	3.24	16.00	1.79
1982	5 373.40	8.93	177.53	10.94	3.30	17.46	1.22
1983	6 020.90	10.84	207.42	15.57	3.44	20.14	1.44
1984	7 278.50	15.14	242.07	11.16	3.33	23.20	0.74
1985	9 098.90	13.44	279.00	4.59	3.07	26.36	0.34
1986	10 376.20	8.94	315.90	8.16	3.04	29.38	0.91
1987	12 174.60	11.69	379.58	14.38	3.12	34.73	1.23
1988	15 180.40	11.23	488.04	14.70	3.21	43.96	1.31
1989	17 179.70	4.19	615.50	16.10	3.58	54.61	3.85
1990	18 872.90	3.91	747.39	14.85	3.96	65.37	3.80
1991	22 005.60	9.29	893.49	12.06	4.06	77.14	1.30
1992	27 194.50	14.22	1 096.86	13.46	4.03	93.61	0.95
1993	35 673.20	13.87	1 377.78	9.04	3.86	116.25	0.65
1994	48 637.50	13.05	1 761.24	6.00	3.62	146.95	0.46
1995	61 339.90	10.95	2 155.13	7.65	3.51	177.93	0.70
1996	71 813.60	9.93	2 709.42	18.05	3.77	221.93	1.82
1997	79 715.00	9.23	3 196.71	16.10	4.01	258.58	1.74
1998	85 195.50	7.84	3 678.72	16.11	4.32	294.86	2.06
1999	90 564.40	7.64	4 047.50	11.44	4.47	321.78	1.49

| 年份 | 国内生产总值 | | 卫生费用 | | 卫生费用占国内生产总值比例/% | 人均卫生费用/元 | 卫生消费弹性系数 |
	名义值/亿元	增长速度（上年=100%）	名义值/亿元	增长速度（上年=100%）			
2000	100 280.10	8.49	4 586.63	11.03	4.57	361.88	1.30
2001	110 863.10	8.34	5 025.93	7.38	4.53	393.80	0.89
2002	121 717.40	9.13	5 790.03	14.51	4.76	450.75	1.59
2003	137 422.00	10.04	6 584.10	10.83	4.79	509.50	1.08
2004	161 849.20	10.11	7 590.29	7.79	4.69	583.92	0.77
2005	187 318.90	11.40	8 659.91	9.81	4.62	662.30	0.86
2006	219 438.50	12.72	9 843.34	9.37	4.49	748.84	0.74
2007	270 232.30	14.23	11 573.97	9.07	4.28	875.96	0.64
2008	319 515.50	9.65	14 535.40	16.47	4.55	1 094.52	1.71
2009	349 081.40	9.40	17 541.92	20.85	5.03	1 314.49	2.22
2010	413 030.30	10.64	19 980.39	6.50	4.84	1 490.06	0.61
2011	489 300.60	9.54	24 354.91	12.66	4.98	1 806.95	1.33
2012	540 367.40	7.86	28 119.00	12.80	5.20	2 076.67	1.63
2013	595 244.40	7.76	31 668.95	10.17	5.32	2 327.34	1.31
2014	643 974.00	7.30	35 312.40	10.59	5.48	2 581.66	1.45
2015	689 052.10	6.90	40 974.64	15.93	5.95	2 980.80	2.31
2016	743 585.50	6.72	46 344.88	11.85	6.23	3 351.74	1.76
2017	827 121.70	6.86	52 598.28	9.03	6.36	3 783.83	1.32

（二）卫生费用筹资结构

从筹资角度看，卫生总费用包括政府卫生支出、社会卫生支出和个人卫生支出三部分。

1. 政府卫生支出分析 政府卫生支出与中国财政体制密切相关。改革开放前，卫生支出主要是政府采用计划手段配置，卫生系统中的固定资产投资、卫生机构经常性经费和医疗保障经费都由政府发挥主要筹资作用。改革开放之初，我国财政体制以"分权让利"为主要特点，在之后的一段时间出现了政府财政收入占国民收入比例严重下降的局面。1994年的"分税制"体制改革后，财政收入占GDP比例过低的局面得到了有效扭转。但由于尚未建立制度化的卫生费用筹资保障机制，对于政府在卫生领域的投入水平缺少制度约束，政府卫生支出占财政支出比例仍不断下降，到2002年该比例已经降为4.12%。近些年，特别是2003年之后，随着科学发展观的提出和公共财政体制建设的推进，政府对卫生事业的重视程度显著提高。《中共中央 国务院关于深化医药卫生体制改革的意见》中要求，逐步提高政府卫生投入占卫生总费用的比例，政府卫生投入增长幅度要高于经常性财政支出的增长幅度，使得政府卫生投入占经常性财政支出的比例逐步提高。2012年《卫生事业发展"十二五"规划》再次强调完善政府卫生投入机制，政府卫生投入增长幅度要高于经常性财政支出增长幅度，逐步提高政府卫生投入占经常性财政支出的比例，合理划分中央和地方各级政府卫生投入责任。"健康中国2030"的阶段目标明确了以政府主导为原则的健康投入机制，政府履行对基本健康服务需求的卫生支出责任，实质是通过有效干预解决公平可及和系统连续的健康服务问题。在一系列政策和规划的推动下，各级政府对卫生投入的力度增强。

政府卫生支出占卫生费用的比例分析可以反映出卫生投入政策的变化，20世纪80年代，我国卫生费用中政府卫生支出比例曾一度接近40.00%，此后该比例不断下降，2000年达到历史最低点，为15.47%。随着政府加大对卫生的投入力度，政府卫生支出占卫生费用比例下降的趋势得以扭转,特别是 2006 年之后,政府投入迅速增长,2013 年政府卫生支出占卫生费用比例达到 30.14%,以后各年基本稳定在 30% 左右(表 9-5)。

表9-5　中国卫生费用筹资构成

年份	卫生费用(来源法)/亿元	政府卫生支出		社会卫生支出		个人现金卫生支出	
		绝对数/亿元	占卫生费用比例/%	绝对数/亿元	占卫生费用比例/%	绝对数/亿元	占卫生费用比例/%
1978	110.21	35.44	32.16	52.25	47.41	22.52	20.43
1979	126.19	40.64	32.21	59.88	47.45	25.67	20.34
1980	143.23	51.91	36.24	60.97	42.57	30.35	21.19
1981	160.12	59.67	37.27	62.43	38.99	38.02	23.74
1982	177.53	68.99	38.86	70.11	39.49	38.43	21.65
1983	207.42	77.63	37.43	64.55	31.12	65.24	31.45
1984	242.07	89.46	36.96	73.61	30.41	79.00	32.64
1985	279.00	107.65	38.58	91.96	32.96	79.39	28.46
1986	315.90	122.23	38.69	110.35	34.93	83.32	26.37
1987	379.58	127.28	33.53	137.25	36.16	115.05	30.31
1988	488.04	145.39	29.79	189.99	38.93	152.66	31.28
1989	615.50	167.83	27.27	237.84	38.64	209.83	34.09
1990	747.39	187.28	25.06	293.10	39.22	267.01	35.73
1991	893.49	204.05	22.84	354.41	39.67	335.02	37.50
1992	1 096.86	228.61	20.84	431.55	39.34	436.70	39.81
1993	1 377.78	272.06	19.75	524.75	38.09	580.97	42.17
1994	1 761.24	342.28	19.43	644.91	36.62	774.06	43.95
1995	2 155.13	387.34	17.97	767.81	35.63	999.98	46.40
1996	2 709.42	461.61	17.04	875.66	32.32	1 372.15	50.64
1997	3 196.71	523.56	16.38	984.06	30.78	1 689.09	52.84
1998	3 678.72	590.06	16.04	1 071.03	29.11	2 017.63	54.85
1999	4 047.50	640.96	15.84	1 145.99	28.31	2 260.56	55.85
2000	4 586.63	709.52	15.47	1 171.94	25.55	2 705.17	58.98
2001	5 025.93	800.61	15.93	1 211.43	24.10	3 013.88	59.97
2002	5 790.03	908.51	15.69	1 539.38	26.59	3 342.14	57.72
2003	6 584.10	1 116.94	16.96	1 788.50	27.16	3 678.67	55.87
2004	7 590.29	1 293.58	17.04	2 225.35	29.32	4 071.35	53.64
2005	8 659.91	1 552.53	17.93	2 586.41	29.87	4 520.98	52.21
2006	9 843.34	1 778.86	18.07	3 210.92	32.62	4 853.56	49.31
2007	11 573.97	2 581.58	22.31	3 893.72	33.64	5 098.66	44.05
2008	14 535.40	3 539.94	24.73	5 065.60	34.85	5 875.86	40.42
2009	17 541.92	4 816.26	27.46	6 154.49	35.08	6 571.16	37.46
2010	19 980.39	5 732.49	28.69	7 196.61	36.02	7 051.29	35.29
2011	24 345.91	7 464.18	30.66	8 416.45	34.57	8 465.28	34.77
2012	28 119.00	8 431.98	29.99	10 030.70	35.67	9 656.32	34.34
2013	31 668.95	9 545.81	30.14	11 393.79	35.98	10 729.34	33.88
2014	35 312.40	10 579.23	29.96	13 437.75	38.05	11 295.41	31.99
2015	40 974.64	12 475.28	30.45	16 506.71	40.29	11 992.65	29.27
2016	46 344.88	13 910.31	30.01	19 096.68	41.21	13 337.90	28.78
2017	52 598.28	15 205.87	28.91	22 258.81	42.32	15 133.60	28.77

Note

　　无论富裕还是贫穷，所有的国家都在努力筹集国民需要的卫生服务所需的资金。尽管富裕国家的卫生系统可能会面临预算限制——通常在老龄化和劳动力收缩的双重压力下加剧——但是卫生投入还是相对较高。国际口径 HE 分为广义政府卫生支出和私人卫生支出，图 9-3 为 2014 年 OECD 国家筹资构成。

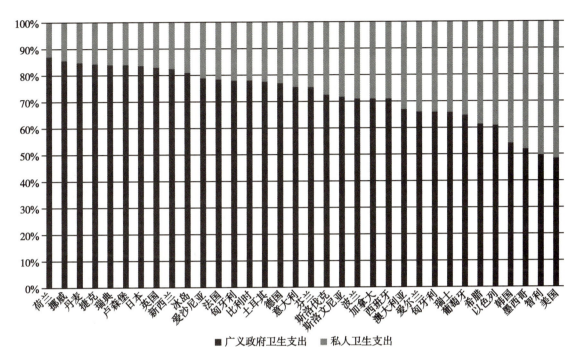

图 9-3　2014 年 OECD 国家筹资构成

　　2. 社会卫生支出分析　1978 年以后，伴随着农村家庭联产承包责任制的推行，集体经济逐步解体，合作医疗也丧失了原有的生存基础。随着市场经济的逐渐建立，公费医疗和劳保医疗的弊端逐渐显露，一是医疗保障制度覆盖面太窄，享受人员在整个国家的社会成员中仅占少数；二是医疗费用完全由国家、企业包揽，没有任何制约机制，促使医院和患者吃国家、企业大锅饭，造成医疗资源严重浪费；三是缺乏合理的医疗经费筹措机制和稳定的医疗费用来源。当时的三大社会医疗制度都出现了不同程度的缺陷，导致在经济体制转轨的历史时期，出现了公共筹资作用下降、对个人筹资过度依赖、卫生费用筹资公平性较差等问题。为解决上述问题并配合国有企业改革的实施，我国政府于 1998 年开始城镇职工基本医疗保险制度改革，此后在 2003 年又主导建立新型农村合作医疗，2007 年全国推广城镇居民基本医疗保险，2016 年推行新型农村合作医疗和城镇居民基本医疗，"两保合一"为城乡居民基本医疗保险。另外，于 20 世纪 80 年代初人寿保险业务的恢复时期，我国商业医疗保险开始蓬勃发展。目前，我国已经建立起包括城镇职工基本医疗保险、城镇居民基本医疗保险、新型农村合作医疗、城乡居民基本医疗保险和商业医疗保险在内的医疗保险体系，在筹资的公平性上有了极大改善。

　　分析社会卫生支出占卫生费用的比例变化可以发现，与医疗保障制度的变迁一致，1978 年的 47.41% 直降为 1997 年的 30.8%。随着城镇职工基本医疗保险制度、新型农村合作医疗和城镇居民基本医疗保险的逐年推进，社会卫生支出构成从 2002 年开始逐年上升。见表 9-5。

　　3. 个人卫生支出分析　世界卫生组织的一项研究表明，卫生费用中个人卫生支出比例每增加 1%，家庭发生灾难性卫生支出风险将提高 2.2%。个人卫生支出比例降低到 30% 以下通常能比较有效地规避人群就医经济风险，同时也可以减少不同经济水平人群的医疗服务利用的差异。世界卫生组织所提出的实现全民覆盖的卫生费用筹资监测指标，居民个人现金卫生支出占卫生费用比例不超过 30%～40%。2012 年，中国卫生事业"十二五"发展规划中进一步提出，"十二五"期间，政府卫生支出占卫生费用比例超过 30%，个人现金卫生支出占卫生费用比例降到 30% 以下。2016 年出台的《"健康中国 2030"规划纲要》《"十三五"卫生与健康规划》及《"十三五"医药卫生体制改革规划》，均将"个人卫生支出占卫生费用比例"作为约束性指标纳入，提出"2020 年和 2030 年个人卫生支出比例下降到 28% 左右、25% 左右"的发展目标。

　　20 世纪 80 年代以来，中国卫生费用筹资政策的变化使得个人医疗费用负担快速上升，这主要有两方面的原因。首先，医疗保障覆盖水平下降，尤其农村合作医疗覆盖水平急剧下降。其次，鼓励医疗卫生机构通过服务收费维持运行，扩大规模，在按项目付费为主的支付方式下，刺激了医疗机构通过过度医疗和大处方、大检查等方式获取更多收入。这些卫生费用筹资政策的变化直接反映在卫生费用的相关指标上。个人卫生支出占卫生费用比例从 1978 年的 20.43% 上升 2001 年的 59.97%。为了缓解人民群众的就医经济负担，确保医疗卫生服务的公平可及，减少因病致贫、因病返贫，我国政府实施了一系列的医疗卫生改革，并为实现医改目标付出了巨大的努力。2001 年以后，个人现金卫生支出占卫生费用比例逐年下降，2015 年已经降至 29.17%，2017 年继续下降到 28.77%，其下降速度之快、幅度之大已经在国际上产生重大影响，实现了"十二五"发展规划目标，也达到世界卫生组织所提出的实现全民覆盖的卫生费用筹资监测指标。见表 9-5。

　　全民覆盖是卫生系统筹资的最重要目标。其实现意味着全体人民能够获得各种所需的、质量可靠的个人及预防卫生服务，同时不承担过重的经济负担。各国必须筹集足够的资金，减少对卫生服务自费支付的依赖，并改善卫生服务的效率和公平性。当卫生费用筹资以自费支出为主时，贫困及脆弱人群常常被排除在卫生覆盖范围之外，不能获得质量可靠的卫生服务。即使提供了卫生服务，贫困人群也面临着相当大的经济障碍。个人卫生支出占卫生费用的比例，也是国际社会和各个国家都关注的一个非常重要的卫生费用筹资监测指标。

二、卫生费用机构流向分析与评价

（一）卫生资源分配总额及构成

　　1990—2017 年，中国卫生费用分配总额从 860.62 亿元增长 52 881.72 亿元，医院费用占 62.59%，门诊机构占 6.64%，药品零售机构占 11.73%，公共卫生机构占 5.85%，卫生行政与医疗管理机构占 3.20%，其他费用占 9.98%（表 9-6）。

表 9-6　中国卫生费用（机构法）构成

年份	卫生费用（机构法）/亿元	医院 合计/%	城市医院/%	县医院/%	社区卫生服务中心/%	卫生院/%	其他医院/%	门诊机构/%	药品零售机构/%	公共卫生机构/%	卫生行政与医疗管理机构/%	其他/%
1990	860.62	56.07	32.76	10.81		10.62	1.89	20.93	2.23	6.54	0.34	13.89
1991	993.91	57.21	34.17	10.63		10.48	1.93	20.18	2.60	6.24	0.34	13.43
1992	1 201.57	58.74	36.31	10.15		10.35	1.94	19.39	2.72	6.28	0.36	12.51
1993	1 501.03	58.96	39.56	9.73		8.58	1.10	16.57	3.83	6.24	0.36	14.04
1994	1 940.34	60.57	40.34	8.64		10.11	1.49	16.71	4.24	5.83	0.37	12.28
1995	2 395.45	61.94	41.82	8.60		10.16	1.45	16.65	2.53	5.50	0.37	11.01
1996	2 957.24	61.61	42.17	8.53		9.62	1.29	15.42	5.36	5.26	0.51	11.84
1997	3 411.00	61.91	43.09	8.44		9.30	1.08	14.52	5.55	5.45	0.44	12.13
1998	3 805.25	62.40	44.05	8.19		9.12	1.05	14.14	5.78	5.88	0.45	11.35

Note

续表

年份	卫生费用（机构法)/亿元	医院 合计/%	城市医院/%	县医院/%	社区卫生服务中心/%	卫生院/%	其他医院/%	门诊机构/%	药品零售机构/%	公共卫生机构/%	卫生行政与医疗管理机构/%	其他/%
1999	4 331.57	63.16	45.33	8.60		7.87	1.37	13.69	6.92	5.16	0.53	10.54
2000	4 870.36	64.90	47.16	8.74		7.63	1.37	13.61	6.37	5.07	0.55	9.51
2001	5 254.83	62.50	47.96	6.04		6.61	1.89	14.52	6.60	5.21	0.63	10.53
2002	5 817.64	68.33	51.00	8.78	0.46	7.33	0.75	13.57	7.92	5.41	0.77	4.01
2003	6 481.32	68.88	52.02	8.33	0.48	7.35	0.71	12.12	7.64	6.14	0.80	4.42
2004	7 950.16	66.56	51.11	7.70	0.61	6.46	0.68	11.78	10.19	5.81	0.77	4.90
2005	9 204.14	66.30	51.02	7.50	0.79	6.38	0.61	12.04	9.61	6.17	0.79	5.10
2006	10 310.69	65.91	50.20	7.43	1.14	6.57	0.56	12.13	9.38	6.27	0.82	5.49
2007	12 035.16	63.15	41.77	12.74	2.04	6.21	0.38	10.53	9.26	8.84	1.70	6.52
2008	14 981.16	62.48	41.11	12.77	1.95	6.31	0.33	10.52	10.10	8.58	1.68	6.64
2009	18 569.04	62.32	40.85	12.97	2.10	6.12	0.29	8.89	9.40	8.17	2.01	8.21
2010	21 263.95	60.77	39.78	12.30	2.30	6.22	0.18	8.53	11.81	7.93	2.66	8.29
2011	25 571.71	61.11	39.19	13.00	3.16	5.68	0.07	9.63	11.14	7.98	2.34	7.80
2012	19 379.70	62.15	39.09	14.09	2.75	6.11	0.11	8.00	12.28	7.49	2.27	7.82
2013	33 439.18	62.33	39.29	14.26	2.67	6.01	0.10	7.43	12.45	7.38	2.29	8.12
2014	37 428.56	61.52	39.31	14.06	2.34	5.72	0.09	6.84	12.38	7.02	3.63	8.61
2015	43 505.14	61.73	39.52	13.91	2.55	5.67	0.08	6.74	12.47	6.56	3.34	9.15
2016	48 468.92	61.90	39.88	13.80	2.57	5.57	0.08	6.45	12.54	6.05	3.48	9.57
2017	52 881.72	62.59	40.44	13.78	2.74	5.57	0.07	6.64	11.73	5.85	3.20	9.98

（二）医疗机构卫生费用流向分析

1990—2017 年，医院卫生费用从 482.58 亿元增加到 33 099.50 亿元。2017 年城市医院、县医院、社区卫生服务中心、卫生院和其他医院卫生费用分别为 21 382.88 亿元、7 285.34 亿元、1 447.69 亿元、2 944.27 亿元和 39.32 亿元，占卫生资源总量的比例分别为 40.44%、13.78%、2.74%、5.57% 和 0.07%。从历史趋势来看，1990—2017 年，城市医院费用在卫生资源总量中比例虽然一直处于较高水平，但是从 2007 年开始比例持续下降，至 2017 年下降约 10 个百分点；县医院费用、社区卫生服务中心费用比例有所上升，反映卫生资源向城市医院集中的趋势有得到一定控制。见表 9-6。

公共卫生机构费用占卫生资源总额的比例从 1990 年的 6.54% 下降到 2000 的 5.07%，2003 年严重急性呼吸综合征（SARS）暴发后，暴露出全国各地公共卫生建设的薄弱，曾引起了政府和社会各界的重视，表现在后 SARS 时期的 2005—2007 年公共卫生费用比例逐年增加，2007 年达到迄今为止的最高值（8.84%）。但是 2008 年后又逐步下降，甚至在 2017 年跌破 6%。

（三）不同卫生机构间药品费用流向分析

2017 年药品费用为 18 203.00 亿元，占卫生资源总额比例为 34.42%，门诊药品费用、住院药品费用和零售药品费用分别占卫生资源总额的 32.74%，33.17% 和 34.09%。

随着卫生部门控制药品费用措施的陆续出台，药品费用占卫生费用比例呈缓慢下降趋势。1990—2017 年，该比例由 48.61% 降至 34.42%。药品费用内部结构也发生变化，住院药品费用占药品费用比例从 1990 年的 25.74% 上升到 2017 年的 33.17%，门诊药品费用比例明显下降，从 69.67% 降至 32.74%，零售药品费用却从 4.59% 快速增长到 34.09%（表 9-7）。

表9-7   中国药品费用

项目	1990 年	1995 年	2000 年	2005 年	2010 年	2015 年	2016 年	2017 年
药品费用合计 / 亿元	418.32	1 169.11	2 211.17	4 142.10	8 835.85	16 166.34	17 602.44	18 203.00
其中：门诊药品费用 /%	69.67	59.95	54.77	46.11	37.01	31.34	31.08	32.74
住院药品费用 /%	25.74	30.77	31.21	32.54	34.56	35.10	34.39	33.17
零售药品费用 /%	4.59	9.28	14.02	21.35	28.43	33.57	34.53	34.09
人均药品费用 / 元	36.59	96.52	174.46	316.78	658.94	1 176.06	1 280.53	1 309.49
占卫生费用（机构法）比例 /%	48.61	48.81	45.40	45.00	41.55	37.16	36.32	34.42

三、经常性卫生费用分析

经常性卫生费用是居民医疗卫生服务消费的货币表现，不含固定资产建设等资本性投入。

（一）经常性卫生费用筹资分析

1. 服务功能筹资分析   2012 年，中国经常性卫生费用为 24 754.51 亿元，占卫生费用（HE）的比例为 88.03%，占 GDP 比重为 4.77%。

从不同服务的筹资情况看，治疗服务中公共筹资方案的比例为 52.89%，家庭卫生支出的比例为 44.20%。治疗服务包括门诊服务和住院服务，其中住院服务以公共筹资为主，比例达到 69.83%；而门诊服务则以家庭卫生支出为主，比例高达 70.57%。医疗用品费用中，个人自付费用的比例达 68.68%。在预防服务费用中，家庭卫生支出比例为 24.66%，主要是健康体检等服务的个人付费（表 9-8）。

表9-8   2012 年中国经常性卫生费用功能与筹资方案矩阵分析 /%

服务功能	公共筹资方案	政府方案	社会医疗保险	自愿筹资方案	商业健康保险	非营利机构筹资方案	企业与机构自筹	家庭卫生支出
治疗服务（含康复）	52.89	15.34	37.55	2.91	0.57	0.18	2.16	44.20
门诊	28.43	9.13	19.30	1.01	0.00	0.00	1.01	70.57
住院	69.83	19.64	50.19	4.23	0.96	0.31	2.96	25.94
医疗用品	31.32	0.00	31.32	0.00	0.00	0.00	0.00	68.68
辅助性服务	74.81	74.81	0.00	0.00	0.00	0.00	0.00	25.19
预防服务	50.56	50.04	0.52	24.68	0.00	0.00	24.68	24.66
卫生行政和筹资管理	92.15	92.15	0.00	7.85	7.85	0.00	0.00	0.00

2. 卫生机构筹资分析   2012 年，中国医院卫生费用 57.56% 来自公共筹资方案，其中政府方案和社会医疗保险占经常性卫生费用的比例为 14.92% 和 42.65%；第二大主要筹资渠道是家庭卫生支出，比例达到 38.29%。基层医疗卫生机构公共筹资方案和家庭卫生支出比例比较接近，比例分别为 49.19% 和 49.09%。门诊机构费用则主要以家庭卫生支出为主，比例高达 90.47%。公共卫生机构公共筹资方案比例为 42.89%，家庭卫生支出比例为 35.50%，机构自筹比例也达到 21.48%。此部分费用是由于政府投入不足而弥补的部分服务支出，通常是机构为完成所承担任务而将机构其他收入用于预防服务所发生的费用，反映了目前预防服务补偿不足的现实和卫生机构政策性经济负担的具体规模（表 9-9）。

表9-9 2012年中国经常性卫生费用机构与筹资方案矩阵分析 /%

服务提供机构	公共筹资方案	政府方案	社会医疗保险	自愿筹资方案	商业健康保险	非营利机构筹资方案	企业与机构自筹	家庭卫生支出
医院	57.56	14.92	42.65	4.15	0.70	0.23	3.21	38.29
基层医疗卫生机构	49.19	30.76	18.43	1.72	0.00	0.00	1.72	49.09
门诊机构	9.53	9.29	0.24	0.00	0.00	0.00	0.00	90.47
辅助性服务提供机构	74.81	74.81	0.00	0.00	0.00	0.00	0.00	25.19
医疗用品零售机构	31.32	0.00	31.32	0.00	0.00	0.00	0.00	68.68
公共卫生机构	42.89	36.09	6.80	21.48	0.00	0.00	21.48	35.50
卫生行政和筹资管理机构	91.89	91.89	0.00	8.11	7.82	0.00	0.28	0.00

（二）经常性卫生费用配置分析

1. 经常性卫生费用的功能配置 从不同来源资金的配置看，54.78% 的政府方案资金分配在治疗服务，其次是卫生行政和筹资管理，比例为 29.00%，分配在预防服务中的比例为 15.59%。在社会医疗保险支出中，89.14% 用于治疗服务，其中又主要是用于住院，住院费用支出占社会医疗保险支出的比例达到 70.40%，而用于门诊报销支出的比例仅有 18.74%；此外还有 10.75% 的社会医疗保险支出是用于零售医疗用品。商业健康保险资金中 45.03% 用于治疗服务报销，54.97% 为管理费用和结余资金。居民家庭卫生支出中 78.43% 是用于治疗服务，用于零售医疗用品的比例为 17.62%（表 9-10）。

表9-10 2012年中国经常性卫生费用筹资方案与服务功能矩阵分析 /%

服务功能	公共筹资方案	政府方案	社会医疗保险	自愿筹资方案	商业健康保险	非营利机构筹资方案	企业与机构自筹	家庭卫生支出
治疗服务（含康复）	75.42	54.78	89.14	50.14	45.03	99.92	49.52	78.43
门诊	16.58	13.33	18.74	7.10	0.00	0.00	9.45	51.23
住院	58.83	41.44	70.40	43.04	45.03	99.92	40.07	27.20
医疗用品	6.45	0.00	10.75	0.00	0.00	0.00	0.00	17.62
辅助性服务	0.11	0.28	0.00	0.00	0.00	0.00	0.00	0.05
预防服务	6.43	15.59	0.11	37.94	0.00	0.08	50.48	3.90
卫生行政和筹资管理	11.58	29.00	0.00	11.92	54.97	0.00	0.00	0.00

2. 经常性卫生费用的机构配置 从不同筹资方案资金的机构配置看，政府方案资金中有 42.80% 分配在医院，分配到卫生行政和筹资管理机构的资金占 29.00%，16.92% 的资金分配在基层卫生机构，8.94% 分配在公共卫生机构。社会医疗保险资金分配到医院的比例达到 81.36%，基层医疗卫生机构的比例仅为 6.74%，分配到医疗用品零售机构的比例为 10.75%，而分配到门诊机构的比例只有 0.04%。从企业与机构自筹资金的机构分布看，医院自筹资金在全部机构自筹资金中的比例最高，达到 59.21%；其次是公共卫生机构和基层医疗卫生机构，反映了医院中以医补防资金的规模较大，其次是在公共卫生机构、基层医疗卫生机构也仍然存在一定的"以医养防"情况（表 9-11）。

表9-11   2012年中国经常性卫生费用筹资方案与机构矩阵分析/%

服务提供机构	公共筹资方案	政府方案	社会医疗保险	自愿筹资方案	商业健康保险	非营利机构筹资方案	企业与机构自筹	家庭卫生支出
医院	65.96	42.80	81.36	57.42	45.03	99.92	59.21	54.60
基层医疗卫生机构	10.81	16.92	6.74	4.57	0.00	0.00	6.08	13.42
门诊机构	0.84	2.05	0.04	0.00	0.00	0.00	0.00	9.94
辅助性服务提供机构	0.11	0.28	0.00	0.00	0.00	0.00	0.00	0.05
医疗用品零售机构	6.45	0.00	10.75	0.00	0.00	0.00	0.00	17.62
公共卫生机构	4.24	8.94	1.12	25.67	0.00	0.08	34.14	4.37
卫生行政和筹资管理机构	11.58	29.00	0.00	12.35	54.97	0.00	0.57	0.00

（三）经常性卫生费用受益分析

1. **年龄别费用**　从不同年龄组人群卫生费用情况看，50岁以后各年龄组卫生费用所占比例开始高于各年龄组人口所占比例。在所有年龄组中，55～59岁年龄组卫生费用所占比例最高，达到9.99%，而同期该年龄组人口比例为6.40%。从老年人口费用看，2012年我国60岁以上老年人口经常性卫生费用占全人群的比例高达33.54%，而老年人口在全人群中的比例为14.30%（图9-4）。

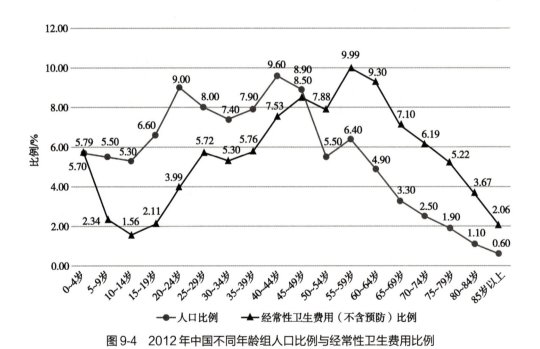

图9-4   2012年中国不同年龄组人口比例与经常性卫生费用比例

2. **疾病别费用**　按ICD-10分类，2012年我国儿童治疗费用主要发生在呼吸系统疾病，占儿童治疗费用的40.38%，远高于其他疾病的治疗费用；其次为起源于围生期的某些情况（疾病），占儿童治疗费用的12.80%；第三、第四为传染病和寄生虫病、消化系统疾病。这四类疾病消耗了66.69%的儿童治疗费用（表9-12）。

表 9-12　2012 年中国按 ICD-10 疾病分类的儿童治疗费用

疾病分类	治疗费用/亿元	比例/%
呼吸系统疾病	457.04	40.38
起源于围生期的某些情况	144.88	12.80
传染病和寄生虫病	81.45	7.20
消化系统疾病	71.43	6.31
症状、体征和临床与实验室异常所见、不可归类在他处者	57.64	5.09
疾病和死亡外因	41.33	3.65
先天性畸形、变形和染色体异常	38.44	3.40
损伤、中毒和外因的某些其他后果	35.71	3.16
循环系统疾病	34.67	3.06
肿瘤	32.81	2.90
内分泌、营养和代谢疾病	29.17	2.58
泌尿生殖系统疾病	26.23	2.32
神经系统疾病	20.45	1.81
眼和附属器疾病	15.72	1.39
皮肤和皮下组织疾病	15.10	1.33
肌肉骨骼系统和结缔组织疾病	8.44	0.75
血液及造血器官疾病和涉及免疫机制的某些疾病	6.54	0.58
精神和行为障碍	5.74	0.51
耳和乳突疾病	4.97	0.44
影响健康状态和与保健机构接触的因素	4.09	0.36
合计	1 131.85	100.00

（杨　练　陈彦斌）

 思考题

1. 为什么卫生费用被形象地比喻为制定卫生发展战略的作战地图？
2. SHA2011 与 SHA1.0 的区别与联系？
3. 如何利用卫生费用监测预警一个国家或地区卫生费用筹资的充足性、公平性、效率与可持续性？

|第十章| 公立医院经济运营

 本章要点

　　1. **掌握**　政府举办的公立医院的社会责任；公立医院主要管理制度与运行机制；公立医院的政府定价和补偿机制。

　　2. **熟悉**　医疗服务质量与医院经济运营的关系；成本控制与医院的经济运营。

　　3. **了解**　公立医院经济运营评价指标。

　　公立医院在中国医院行业中无论是医院数量还是医疗技术水平都占据绝对主流，其中绝大部分是由政府设立的公立医院，是承担政府向社会提供公益性医疗服务的主体，本章节所指"公立医院"是指政府设立的公立医院。研究中国公立医院的经济运营与向社会提供医疗服务的关系，事关落实健康中国战略，其中明确政府对公立医院的责任尤其重要，还要明确公立医院对社会的责任、了解政府对公立医院的投入、公立医院的运行机制等问题，这有利于强化政府对公立医院的责任，促进公立医院的管理，充分体现公益性，提高公立医院向社会提供公共服务的能力和水平。

第一节　公立医院经济管理理论概述

　　公立医院的经济学理论与传统经济学理论中提倡的市场竞争观点有很大不同。从供给方面来看，不同类型、不同位置的医院提供的医疗服务具有异质性；从需求方面来看，医疗服务市场的信息是不完善的。医疗服务是一种信誉商品，这种商品和体验型商品具有一个共同的特性，即客户很难判断确定服务的质量是高还是低。然而，与体验型商品不同，对信誉商品进行评估是非常困难的，这是医疗服务市场失灵的一个重要原因，也是政府往往对公立医院采取广泛监管措施的原因。此外，公立医院的公益性导向使传统的经济学分析工具在公立医院管理中难以有效运用，因此理论对实践的指导有限。

一、医疗服务的信誉商品属性

　　医院服务的一个基本特征是作为信誉商品的特殊性。信誉商品是指消费者无法在事前和事后发现商品的最佳数量和质量。一般来说，信誉商品的生产者不仅提供商品或服务，可能还是会充当客户的专家。信誉商品不仅存在于医疗行业，也存在于出租车服务、法律和财务咨询以及维修行业中。信誉商品带来的突出问题是信息不对称，这一现象使医院和医生可以选择通过推荐不必要的昂贵治疗来从患者那里获取超额收益，卫生经济学文献称为"需求诱导"。

　　无论是通过医院提供更多信息，还是让患者更容易获得信息，都可以缓解医疗服务特殊性所导致的市场失灵，并且帮助患者做出更加理性的决策。虽然良好的信息披露可以支持患者在选择医院服务时做出更好的决策，但医院通常不需要直接向患者提供非常专业的信息，而是可以通过绩效评价等方式向患者提供关联信息，来缓解医患之间的信息不对称。

二、医疗服务质量理论

在不同公立医院提供的差异化产品中，医疗服务质量是衡量这种异质性的一个重要方面。从理论上看，医疗服务的质量和类型可以是供过于求、供不应求或最优供应。在从市场垄断到完全竞争的范围内，医院提供医疗服务的质量层次和类型可能会有很大不同，这一点值得深入研究。此外，在医疗服务市场中，国家财政和社会医疗保险投入水平较高，以此来确保医疗服务的可及性和可负担性。在公共预算兜底并且质量易于观察的情况下，患者可能会寻求更加昂贵的医疗服务，导致市场的供给需求状态无法达到最优化。而在实际医院服务质量不易观察的情况下，同样也会出现这种诱导服务行为。如果患者了解服务价格，但出于专业水平缺乏而无法观察到实际服务质量时，也有可能会获得低于最佳质量的医疗服务。

三、医疗服务价格理论

如何确定医疗服务价格和医生总体薪酬在医院管理里是非常重要的话题。在财政预算约束比较严格的情况下，如果所有医院的医疗服务价格固定，医院之间的竞争将主要取决于医疗服务质量，并且在固定价格限制下医疗服务的质量可能过高或过低，尤其是在面临疾病诊断相关分组（DRG）等按病种支付方式的约束下，虽然医疗服务成本降低，但是也可能会出现医疗服务质量不足的情况。在价格固定的情况下，也可能会导致医院根据患者的病情严重程度选择患者，比如更加偏向报销费用相对较低的患者。因此，在 DRG 或者在治理前限制最高诊疗费用的支付体系中，根据患者病情的严重程度，单一医疗服务价格可能会对患者产生不同的影响。另外，虽然对医院服务的非弹性价格需求部分源自医疗服务的信息不对称和信誉商品的特殊性，但一定程度的非弹性其实也是一种成熟的社会政策选择。举例来说，对于一些非选择性治疗，例如急性疾病的治疗，患者其实没有更多选择的余地，因此也难以改变医院诱导医疗服务行为。

第二节　公立医院经济运营概述

一、公立医院管理制度和机制

从医院的行业特点和医学在人类社会所起的作用看，公立医院通过经济手段为社会提供医疗服务，要遵守治病救人的道德准则，因此公立医院对社会负有道德责任；从事业单位是政府行使职能向社会提供支持保障、患者购买其服务的角色看，公立医院对社会负有法律责任；从经济层面看，我国尚不能全部通过政府财政拨款的方式解决公立医院的运营、发展资金，以及职工福利经费，公立医院作为一个具有经济运营资质的事业法人，对社会还负有经济责任。这 3 个责任决定了公立医院在向社会提供医疗服务时首要考虑是社会效益，还要获得一定的经济效益，满足职工福利、医院运营和发展的需要。社会效益与经济效益相互依赖、相得益彰，没有经济效益，社会效益不可持续；没有社会效益，也不可能获得好的经济效益。

公立医院管理主要有医疗服务和经济运营两大部分，医疗服务又分为医疗、护理、医技 3 部分；医院的经济运营与财务、人力资源、物资管理直接相关，与后勤保障、教育、科学研究等多部门的关系密切，所有职能部门的工作计划、工作内容和工作目标的调整都会给医院的经济运营带来影响。公立医院的经济运营需要协调各部门、各科室的职责和资源，需要科学的财务管理和主业务部门向社会提供兼顾社会效益和经济效益的服务内容。这些协调、职责和医疗服务离不开核心管理部门和主要业务部门诸多制度保障管理体系的有效运行。

（一）财务制度与运行机制

财务管理是公立医院管理、运营的核心部门，是经济运营直接相关的重要内容，国家、地方政府都有许多文件、法规对财务操作和管理进行规定和限制，《中华人民共和国会计法》《事业单位财务规则》《关于加强公立医院财务和预算管理的指导意见》《关于加强三级公立医院绩效考核工作的意见》《事业单位国有资产管理暂行办法》《医院成本核算办法》《关于全面推进行政事业单位内部控制建设的指导意见》《医院财务制度》《中华人民共和国审计法实施条例》和《内部审计准则》等法规和制度从不同角度管理、监督公立医院的财务管理。

公立医院的财务运营受到国家和地方政府的政策、政府财政拨款、医保支付方式及个人支付政策、债务状况、现金流状况、开展的医疗服务项目、医疗服务量、经济运营成本等多因素的影响。一般情况下，国家和地方政府的政策相对稳定，政府财政拨款大多是专项拨款且数额相对稳定。在医疗服务价格不变的前提下，精细化管理、绩效考核、成本控制会给财务运行带来宽松的环境；医保实行实时结算、异地结算等政策，以及医疗服务量的增加和伴随服务量增加而来的经济运营成本的增加，这些因素对不同的公立医院会导致不同程度的现金流下降，医院会采取使用患者的住院押金、延迟支付供货商货款等方式来缓解现金流下降带来的经济运营压力。如果在医疗服务价格调整期间，财务运行就更加复杂，经济运营状况的不确定性增加。

（二）人事制度与运行机制

自中华人民共和国成立至1993年，我国并没有专门对事业单位（包括公立医院）人事管理的法规和制度，事业单位及公立医院归属机关事业单位人事制度管理体系。1993年，国家开始推行国家公务员制度，从机关事业单位人事制度中剥离出国家公务员制度，此后国家行政机关工作人员纳入公务员制度管理，事业单位人事管理制度成为了一个独立的人事制度体系。为此，2004年6月27日国务院发布《事业单位登记管理暂行条例》。公立医院的人事管理制度从来都是与收入和福利挂钩的，人事编制与政府对公立医院的财政拨款和投入相关，因此国家及各级政府对公立医院的编制管理非常严格。多年来，公立医院一直在《公立医院机构编制标准》《事业单位人事管理条例》《公立医院专业技术人员职称晋升管理办法》《事业单位工作人员收入分配制度改革方案》等制度的管理下运营、发展。新医改启动以后，《中共中央国务院〈关于分类推进事业单位改革的指导意见〉》《"十三五"深化医药卫生体制改革规划》等系列文件和规定为公立医院用工制度、薪酬等制度的改革带来机遇。人事和薪酬制度的改革从来都是敏感的，政府一般都是按照"试点、总结、推广"的原则进行。关于公立医院编制改革，中央已经确定了改革方向，这是一个全社会关注的问题，目前政府虽然还没有出台公立医院编制改革的具体方案，推进公立医院人员总量管理的试点已经在各地区开展。公立医院改革是新医改的深水区，进一步促进公立医院深化改革、激发活力，无疑会增强公立医院提供优质、高效医疗卫生服务的能力。

公立医院人事制度的运行机制相比财务运行要简单，主要受政府（编制、"五险一金"等）政策、业务量对人力资源的需求、学科建设对特殊人才的需求、医院收益等因素的影响。人力资源成本是公立医院管理成本的主要部分，随着业务量的增加对人力资源需求增加，尽管政府给予公立医院自主用工的权利，但医院除了支付薪酬，还要缴纳"五险一金"，人力资源成本的增加给公立医院的经济运营带来压力。如图10-1所示为某三甲医院2000—2015年自主用工数、总用工数的变化。

（三）医务管理制度与运行机制

医务管理制度包括医疗管理制度、护理管理制度、技师管理制度。公立医院的医务管理、医疗管理制度不只是对医师的管理，是将医、护、技以及这三部分专业技术人员的职责行为之间的联系视为一个整体进行的管理。国家对这三部分专业技术人员分别有不同的法规管理，比如对医疗的法规有《中华人民共和国执业医师法》，以首诊负责制和三级查房制为代表的《医疗质量安全核心制度要点》《中华人民共和国药品管理法》《处方管理办法》《医疗机构临床用血管理办法》《人体器官移植条例》《放射性药品管理办法》《医疗用毒性药品管理办法》《医疗技术临床应用管理办法》《大型医用设备配置与使用管理办法》《医疗机构临床路径管理指导原则》等法规；对护士有《中华人民共和国护士管理办法》《护士执业注册管理办法》《护士条例》，公立医院还有与国家

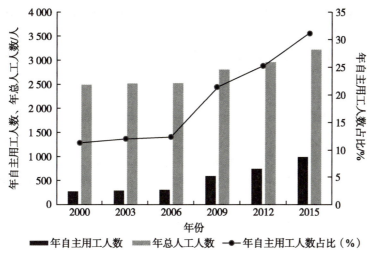

图 10-1 某三甲医院 2000—2015 年自主用工数、总用工数变化情况

法规相衔接的《护士岗位管理制度》《护理质量安全管理制度》《护理人力资源管理制度》《分级护理质量控制标准》《护理文件书写质量控制标准》等。

公立医院对社会提供的所有医疗服务都不是单纯的医疗或护理所能够完成的,而是以医师的职责为中心设定医疗服务项目,护士和技师按照各自的职业职责承当在该项目中的角色,配合医师完成治疗,或执行医嘱完成相关的工作,最终医师对医疗项目的诊治完成情况、诊治效果、下一步工作做出评估。国家或地方政府出台的系列法律法规、行业指南、共识、路径对每一类、每一个医疗服务项目医、护、技的职责、权利以及技术要领的每一个环节进行规定和约束,以保证医疗服务项目的安全、保质完成。

二、公立医院管理中经济运营的角色

(一)经济运营对公立医院的意义

公立医院的经济运营是整个社会经济运行在医院的局部表现,公立医院的经济运营不同于企业,也不同于非政府举办的公立医疗机构。公立医院的经济运营除受到国家经济运行状况、国家有关政策和一般法人机构经济运营要考虑的因素外,还受到地方政府对公立医院的特殊要求、政府指令性任务以及公益性责任的影响。

1. **追求收支平衡** 公立医院属于公益二类事业单位、非营利性医疗机构。政府对公立医院执行差额拨款给予资金支持、国家给予非营利性医疗机构优惠的税务政策。税务政策规定:对非营利性医疗机构,按照国家规定的价格取得的医疗服务收入免征增值税,非营利性医疗机构自产自用的制剂免收增值税,国家对医疗机构的医疗服务免征营业税。国家所以给公立医院免税优惠,地方政府还要给予公立医院拨款支持医院的运营,使得公立医院致力于向社会提供公益性医疗服务,同时获得一定的经济收益,以期医院财政的收支平衡。

2. **弥补政策性亏损** 我国现行的医疗服务收费标准大多是 20 世纪制定的,之后有过少部分调整或新增项目。由于政府对医疗服务定价过低,价格中没有考虑服务项目的实际成本,特别是医师、护士和技师的劳动价值没有体现,医疗服务的价格与价值严重背离,这也是很多公立医院经营亏损的主要原因之一。政府的这一政策既有出于公益性的考虑,更有出于对民众支付能力的考虑。某地方政府对所属综合医院进行了成本核算,结果表明,在 2000 多项医疗项目中,盈利项目占 43%,亏损项目占 57%,麻醉、挂号诊疗费和住院床位护理费均是亏损项目,特级护理费价格仅是成本的 5% 左右。像儿科、妇科均是"政策性亏损",靠自身难以做到盈亏平衡。人力资源成本的增长也是亏损的原因之一。2016 年公立医院改革启动以来,地方政府主管部门按照实际成本调整了一批医疗服务价格,这一问题在一定程度上得到纠正。

3. **完成指令性任务**   公立医院作为代为政府履行为社会提供公益性医疗服务的机构,接受政府指令性任务,有如突发群体性灾害的应急救援这样的临时性任务,还有对老少边穷地区的帮扶(支援、培训等)等长期任务。指令性任务无论是否有政府财政的专项拨款,公立医院都要不计成本去完成好。

4. **教学、培训和科学研究**   无论公立医院是否属于教学单位,都兼有一定量的教学和科研工作。为了很好地完成这些任务,需要足够的资金支持,特别是三级以上医院,住院医师培训、对下级医院的护士培训、为"老少边穷"地区培训医护人员、专业技术人员的继续教育,其中本科教学、住院医师培训和科学研究对病房收治病种有专门的要求,医院和科室要给予满足,这些因素都在影响着公立医院的经济运营。

5. **无偿救助**   无偿救治患病的流浪者、交通事故或意外事故导致人员受伤的各类无缴费能力的患者,在公立医院并不少见,医院都是不计成本给予全力救治,这部分费用大部分最终由医院承担。

(二)经济运营对公立医院的影响

财务、人事、医务部门是关系公立医院经济运营的重要部门,也与其他职能部门关系密切,各部门工作计划的调整都会影响医院的经济运营。如果医务管理部门因绩效考核中使用的关键绩效指标(key performance indicators,KPI)导向而调整收入院病种及比例,医院的诊治费用、住院时间、使用的医用耗材等都会发生变化,这些变化毫无疑问会改变医院的财务收支,医院的经济运营必然受到影响。反之,医院的经济运营效率和质量也会给医院的整体管理带来影响,特别是医院临床新技术、新项目的开展,科学研究等非日常医疗服务必需工作受到的影响更大。

政府举办的公立医院的经济运营不同于社会资本举办的公立医院,而作为公益性医疗机构又有别于私立医院和营利性医疗机构。如前所述,公立医院对社会负有道德责任、经济责任和法律责任。公立医院经济运营效率、质量的下降,首先表现为医院经济收益下降,职工福利也会受到影响,长此以往势必会导致学科团队的不稳定,甚至人才流失,逐渐对医院品牌、信誉产生负面影响。在医疗市场规律的作用下,进一步导致医疗服务质量和数量的下降,其直接后果是医院的经济效益进一步恶化,医院全体员工的福利持续下降。以上因素持续波及服务质量,医院进入社会效益、经济效益以及经济运营效率和质量多方面的困难境地,乃至公立医院向社会提供服务的能力和质量进入恶性循环。由此,公立医院对社会履行道德责任、经济责任和法律责任的能力都会受到不同程度的影响。而良好的经济运营也会给医院的整体管理带来积极的影响,使医院无论在新技术和新项目的开展、人才引进与培养、学科建设、科学研究等方面得到更好的发展。

(三)政府投入与公立医院经济运营的关系

政府的投入对公立医院的经济运营至关重要,否则公立医院运营资金会更加困难,从而会影响到公立医院的公益性。公立医院的经济运营水平反映了公立医院履行社会责任的能力,政府投入充分,医院的经济运营会更好,医院向社会提供医疗服务的同时,获得利润的压力会小,其收益能够满足公立医院发展、为员工创造更好的福利、吸引人才、留住人才、稳定专业技术队伍,保证医院可持续发展。反之,医院向社会提供医疗服务的同时,必须拿出更多的精力用在赚取利润上。由此可以看出,政府对公立医院的资金投入直接关系到公立医院的经济运营,也会影响到公立医院坚持公益性的问题,而这种投入对社会服务量较低的公立医院的经济运营、坚持公益性的影响更大。

改革开放以来至新医改之前,由于政府投入明显不足,公立医院的公益性备受质疑。2009年新医改启动以来,国务院文件多次强调政府对公立医院投入的责任,强调坚持公立医院公益性的要求。国务院明确:公立医院的教学和科研经费、大型设备购置资金和基本建设经费投入是政府的责任。近十年来,各地政府都加大了对公立医院的资金投入,促进了公立医院的经济运营处于良性状态,医院可以更加专注于坚持医院的公益性。

第三节 公立医院服务补偿与经济政策

一、公立医院补偿机制

(一)政府对公立医院补偿的意义

政府定价的医疗服务价格低于成本。较低的医疗服务价格决定了公立医院难以摆脱亏损经营,长此以往公立医院将无法在市场上立足,政府也填补不了每年持续产生的亏损。为了让公立医院有一个良性的经济运营,政府给予公立医院一些特殊政策予以补偿,保证医院在向社会提供医疗服务的同时获得必要的收益,收益再反补政策性亏损,以保证公立医院的正常运营。

(二)政府对公立医院的补偿机制

由于医疗服务价格较低的原因,医院的主业务是亏损的,若要医院的经济运营处于正常状态,使医院可持续发展,政府有责任给予公立医院投入,以补偿由于主业务的亏损给医院带来的经济运营困难。

中华人民共和国成立以来,政府给予公立医院的补偿主要分为两部分,财政资金拨款和价格补偿。财政资金拨款项目包括教学和科研经费、离退休人员退休金、政策性亏损项目补偿、医院基本运行经费、基本建设经费。政府通过这样的补偿机制,以期调动公立医院的管理者更加积极地向社会提供优质服务的动力,公立医院优质医疗服务吸引更多患者,来院就诊求医作为社会对公立医院的回报,医院会获得更好的收益,更有利于公立医院的经济运营。

2009年新一轮医改启动以后,提出了降低药品和耗材价格,提高技术劳动服务价格的公立医院医疗服务价格改革方向。2017年国务院下发文件,要求公立医院在当年9月30日前全面取消药品加成,破除以药养医。落实取消药品加成的同时,强调公立医院的公益性,坚持医疗、医保、医药联动,对医院和医务人员要有合理的利益导向。公立医院医疗服务价格调整极为敏感,要照顾到医疗服务的需求方、代表政府的购买方和医疗服务提供方的三方利益,尽可能不增加需求方的经济负担、医保有支付能力、医院有合理的收益。医改需要把握好供方与需方的平衡,以"腾笼换鸟"的策略,取消药品加成、降低部分检查价格,腾出价格空间,提高技术劳动在服务项目价格中的占比。2015年北京市在5家市属医院开展了取消药品加成试点,取消挂号费,设立医事服务费。在总结试点经验基础上,2017年4月启动了北京地区综合医改。图10-2所示为北京开展取消药品加成试点某三甲医院自2013—2018年药占比变化情况,可以看出取消药品加成后药占比的变化趋势。

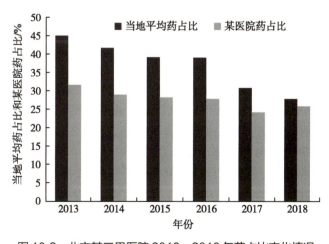

图10-2 北京某三甲医院2013—2018年药占比变化情况

二、政府投入对公立医院的补偿

改革开放之前,政府对公立医院资金投入是主要补偿渠道,也是公立医院主要收益,可以说那时如果没有政府补偿,医院难以维系正常的经济运营。改革开放以来,由于公立医院服务量逐年增大,政府投入相对减少,公立医院的生存发展主要依靠医院自己的经营能力和营收能力,政府投入给予公立医院的补偿效果显著下降。新一轮医改启动以来,情况有所改观,政府投入加大,投入在医院收入中占比也在增加。但是如果公立医院没有或政府的补偿不足,表面上看到的是医院的经济运营困难,实质上必定会影响公立医院的公益性。

政府在医疗保险制度下对公立医院向社会提供的医疗服务的支付,可以视为政府对公立医院投入的一种方式。但在医疗服务价格体系没有理顺的前提下,为获得这一政府投入是要以公立医院付出部分亏损为代价的。从政府对公立医院投入机制上看,通过社会医疗保险资金间接投入公立医院或许是一个更合理的方式,但这一投入机制需要理顺医疗服务价格,需要建立合理、公平的谈判机制,即代表政府购买服务的社会保障局(原医保中心)与医疗服务提供方医疗机构的谈判机制。

三、医疗服务价格对公立医院的补偿

2000年以前,各省市一般采用一次性对全部医疗服务项目价格目录进行集中调研、论证、测算、征求意见、会议审批、确定新的物价目录、下发文件的方式和流程确定物价。2000年以后很少采用这种方式审批医疗服务价格,医疗服务项目的价格原则上不做调整,接受医疗机构开展新项目收费价格个案申请,采用一事一议,一案一批的方式。图10-3所示为北京市2000—2017年综合医改前新增服务收费项目数约占总项目数的20.52%。

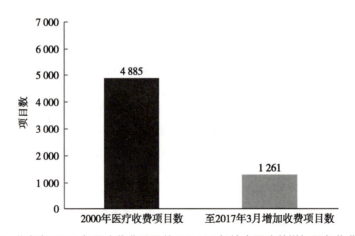

图10-3　北京市2000年医疗收费项目数及2017年综合医改前增加服务收费项目数

医疗服务收费价格是影响医院收益的最主要因素,对公立医院的经济运营起着至关重要的作用,多年来政府一直掌握着医疗服务价格的定价权。改革开放以后,中国的医疗服务收费价格有过几次调整,大多数省市最近一次医疗服务价格的全面调整应该是在2000年前后,除个别项目调整和少数新增项目外,近20年价格不变。改革开放以后,大多数地区公立医院的医疗服务价格继续执行原来的价格目录,到了20世纪80年代后期和90年代后期,各地方政府开始调整公立医院的医疗服务价格。之后各地有所不同,大多数省、直辖市、自治区在20世纪90年代对医疗服务价格进行了全面调整。伴随着医改的深入与逐步调整,国务院要求到2017年改革医疗服务项目管理,改进价格管理方式,到2020年,逐步建立以成本和收入结构变化为基础的价格动态调整机制,基本理顺医疗服务价格关系,并积极探索建立通过制定医保支付标准引导价格合理形成的机制,到 2020 年医疗服务价格要逐步调整到位。2016 年以来,在国务院公立医院取消药品加成的改革政策执行过程中,全国各省基本都同步调整了医疗服务价格,虽然大多数项目价格还是未能完全弥补成本,但已经开始通过调整医疗服务价格体系及价格形成机制,完善政府对公立医院的补偿。

四、公立医院公益性经济政策体现

(一)公立医院主要经济政策

作为政府举办的医疗机构,公立医院的主要职能是代政府履行向社会提供公益性医疗服务的职责,这种公益性主要是通过政府给予的各种政策来实现的。政府出于向社会提供医疗卫生保障的责任,对于政府举办的公立医院做出以《公立医院统一医疗服务收费标准》为代表的一系列强制性政策规定。这些政策规定了政府举办的公立医院的公益性质、政府给公立医院拨款的项目、公立医院人员编制及待遇、政策性亏损补偿、药品和医用耗材加成、专业技术人员职务晋升渠道等政策,既保证了公立医院能够给予社会价低质优的医疗服务,满足社会需求,又让公立医院的经济运营良性运转,使医院可持续发展。新一轮医改以来,国务院和各级政府先后出台了一些与公立医院经济运营密切相关的政策,其中 3 个政策性文件对公立医院的经济运营将产生直接而重要的影响,作为公立医院的管理者,有必要深入了解这些政策。

1. 关于控制公立医院医疗费用不合理增长的若干意见　该文件是针对近十几年来由于公立医院医疗费用的快速增长给医保基金、患者带来的压力这一敏感问题出台的具有很强操作性的政策文件,推出了一系列具体措施,控制公立医院医疗费用不合理增长。在目前的公立医院补偿机制下,医疗费用的增长是维持医院经济运营的主要手段,而"总量控制、结构调整,合理调整医疗服务价格"这样一个合理的控费原则预示了对医疗服务价格及体系的调整,无疑将会优化公立医院收支结构,实现良性运行,对公立医院今后的经济运营产生直接、积极的影响。文件规定要积极推行临床路径管理,加强对药品、耗材使用的监管,提高公立医院的精细化管理水平,一定会对病案、临床路径、药品、耗材、费用审核、财务和预算等多方面的管理带来影响;强化医疗机构内控制度,加强预算约束,政府要对公立医院预算进行审核、强化医院成本核算;严禁公立医院举债建设,严格控制建设标准等政策。加强这些直接影响公立医院经济运营的政策,无疑会促进医院经济运营水平的提高。

该文件还提出了"要完善并落实医保经办机构与医疗机构的谈判机制,动态调整支付标准"的新机制,并强调"切实落实政府对公立医疗机构各项投入政策,保证医保基金按规定及时足额结算",释放了有利于形成保证公立医院合理收益的政策机制,鼓励公立医院积极推进精细化管理的信号,有利于公立医院在以成本和收入结构变化为基础的价格体系下做好公立医院的经济运营。

2. 关于开展公立医院薪酬制度改革试点工作的指导意见　几十年来,公立医院职工的薪酬一直执行"工资总额"政策。国务院在公立医院改革的总体设计中,明确提出"合理确定公立医院薪酬结构,注重医务人员长期激励,完善岗位绩效工资制,可探索实行年薪制、协议工资制等多种模式",这是中华人民共和国成立 70 年来公立医院从未有过的。改革开放 40 年,首次突破了沿用多年的公立医院薪酬制度的核心——"工资总额"政策,并强调要以综合考核职责履行、工作量、服务质量、费用控制、运行绩效、成本控制、医保政策执行情况,考核结果与医院薪酬总量挂钩。由此可见,"工资总额"的突破条件是对公立医院的综合考核,考核内容与医院的经济运营直接相关。公立医院薪酬是职工福利的重要部分,职工福利的好坏直接影响了公立医院人才培养、人才引进和学科建设,间接影响了医院对社会提供医疗服务的能力,也必然会影响到公立医院的经济运营、社会效益和经济效益。

3. 国务院办公厅关于推进医疗联合体建设和发展的指导意见　医疗联合体(医联体)建设

是公立医院改革与分级诊疗体系建设紧密相关的政策体系,关系到解决"看病难"的体系建设能否成功的问题。医联体内纵向合作实行医保总额付费,是将现在的政府摊派式帮扶转变为职责分明、利益合理分成的长效机制的重要一环,只有机制合理、顺畅了,三级医院的优质资源对基层的技术辐射作用才能实现,人才队伍下沉才能持久,才能把患者留在社区,才有可能实现"基层首诊、双向转诊、急慢分治、上下联动的分级诊疗模式"。从公立医院经济运营角度看,无论是"三级医院要逐步减少常见病、多发病、病情稳定的慢性病患者比例",还是"在医联体内,医务人员不需办理执业地点变更备案手续,可以实行多点执业""拉开基层医疗卫生机构、县级医院和城市大医院间报销水平差距",这些新政策都是为了让更多的患者不仅首诊在社区,还要留在社区,实现有效的分级诊疗。其效果是把更多的患者从三级医院向基层医院分流,减轻三级医院的压力。但是,这些政策的实施也有赖于医院、医保、医药的"三医联动",有赖于医保价格体系调整、不同级别医院分工与分级诊疗制度的同步落实。

(二)公益性对公立医院经济运营的影响

公立医院的经济运营必须以公益性为首要目的。政府投资举办公立医院的目的就是为社会提供普通民众可及的医疗服务,这些医院不以营利为目的,以"救死扶伤、治病救人"为天职,为社会提供医疗卫生保障,不计成本地对"老少边穷"地区技术帮扶、应急救灾、送医送药,这就是公立医院公益性的体现。公立医院不以营利为目的,向社会提供医疗服务要体现公益性,公立医院经济运营要以公益性为出发点和落脚点,兼顾医院发展,兼顾医院职工的福利。公立医院的属性是公立,公立医院经济运营目的是向社会提供公益性医疗服务。因此,评价公立医院社会责任履行得如何、经济运营的状态是否良性,公益性体现得是否充分是一个重要指标。在经济运营中,影响公立医院公益性有以下几方面。

1. 落实政府医改主要政策的情况　公立医院中的三级甲等医院按照政府的安排要牵头或参与医联体,其他公立医院及其他医院参与医联体中的不同角色。国务院要求各地方成立不同形式的医联体是为分级诊疗做铺垫。众所周知,我国知名大医院几乎都是公立医院,多年来医疗资源持续紧张,要解决好把最紧缺的优质医疗资源用在最需要的患者身上,分级诊疗不可避免。从长远发展看,分级诊疗对社会、对患者、对政府、对公立医院都是有益的,这里必然伴有三级甲等医院的转型。从公立医院如何落实医联体建设,如何促进分级诊疗体系建设,可以视为判断公立医院公益性的重要指标。

2. 首诊负责制的执行情况　首诊负责制是国家医疗卫生管理部门对所有医疗机构的最基本要求,然而却有很多医疗机构做得不到位。公立医院在这方面总体是好的,但并非不存在问题。首诊负责制不只是政府的一纸规定,更是行业的道德准则。这样的一个规定和准则可以最大限度地确保患者在到医院以后的生命安全。首诊负责制针对的患者群体不是某一个人,而是全社会成员。因此,首诊负责则是否遵守,执行的好坏与公益性有着强烈的关系。

3. 绩效考核KPI的导向　绩效考核KPI的确定是公立医院的管理者想通过经济运营把医院往什么方向引领的风向标。我们分析公立医院的KPI可以看出管理者经营思想和想要达到的管理目标,通过分析管理目标对提高社会效益的作用,可以判断KPI对公立医院的公益性是强化,还是削弱。

4. 特需医疗与普通医疗的平衡　2009年新一轮医改启动,政府强调立医院要回归公益性的问题,对公立医院提出明确要求,特需服务不超过全部医疗服务的10%。政府在十几年前已经明确,公立医院中禁止采用合资、或为非政府资本提供病源、或租赁等各种方式,在公立医院中设立非政府的管理设施、机构或院中院。因此,目前我国公立医院中的特需医疗消耗的人力、物力资源都应该是公立医院自己的资源。医院的医疗资源是有限的,特需医疗占用多了,必然损害了公众的利益,由此可以判断公立医院公益性的履行程度。

5. 对弱势群体的救助　这里所说的"弱势群体"是指在患病后孤身一人来院或被送到公立

医院,没有支付医疗费用能力的患者。这类患者时有发生,医院如何面对这类患者反映了在管理者心目中社会责任的轻重。

(三) 公立医院收入结构是公益性的反映

1. 公立医院收入来源　公立医院收入的主要来源有普通医疗护理技术服务、特需医疗服务、药品、耗材、各种医学检查、政府拨款等,这些物资购入价格、拨款数额等都是由政府决定或由政府规定的程序产生的。新医改后,药品加成取消,不再计入医院收入。其他收入(专利转让、管理和技术输出、房屋出租、停车收费等)只占很少一部分。

2. 特需医疗服务存在的合理性及对公益性的影响　政府举办的公立医院是公益性的,是为政府负责的基本医疗服务的,那么公立医院开展特需医疗服务的合理性受到了质疑。在国内医疗市场现存的各类医疗机构从技术上、规模上尚不足以保证中国社会不同消费群体的差异化需求时,公立医院适度开展特需医疗不仅有益于满足市场的需求,更有利于在政府对公立医院投入不足的情况下,将特需医疗收益作为公立医院的一个补充。改革开放以来,随着人民收入水平的不断提高,满足社会对特需医疗的需求同样是政府应该向社会负责的一部分。国务院、国家卫生健康委员会的历次文件要求和政策对公立医院开展的特需医疗服务都有明确规定,提出特需医疗服务量不得超过医院医疗服务总量的10%,随着医改的深入,适当压缩特需医疗服务量。

3. 从主要收入结构看公立医院的公益性　不同地区、不同的公立医院开展的服务项目、技术影响医院的收入,不同地区政府规定的医疗服务价格也不同,因此各公立医院的主要收入结构各异,但包含的收入项目大致相同,应该有普通医疗护理技术服务、特需医疗服务、医用耗材、各种医学检查、政府拨款。我们通过分析主要收入结构,可以看出以下几方面的问题。

(1) 政府拨款金额越大,说明政府投入的资金越多,公立医院经济运营的压力越小,公益性可能做得越好。

(2) 普通医疗护理技术服务收入越高,说明医院向社会提供的服务越多、社会效益越大,公益性可能做得越好。

(3) 医学检查种类较多,收入有盈有亏,不能一概而论,总体上看该部分收入大致盈亏平衡,包括各种医学检查包括医学影像检查(放射、核医学、超声等)、临床检验等依赖于设备出报告的检查类、其他设备检查(心电图、肌电图、脑电图等)。

(4) 特需医疗服务收入过高,可能存在侵占公益性公共医疗服务资源的问题。

(5) 医用耗材收入比例越大,说明公立医院经营的公益性方向可能存在问题。在今后的改革中,改革的方向是逐步实现公立医院公益性最大化。

第四节　公立医院经济运营效率

一、我国公立医院经济运营现状

当公立医院从计划经济体制逐步走向半计划、半市场的混合状态时,公立医院原来主要依靠政府投入运营,在经济运营上面临政府投入严重不足、医疗服务价格与价值扭曲、设施设备老旧等问题,严重阻碍了医院的服务数量和效率。在这一背景下,公立医院只能依靠自己的管理向市场要经费,基本形成了政府投入微不足道,医院职工薪金、医院的运行经费、医院购置设备和基本建设经费完全依靠医疗市场的局面。由于历史的原因,公立医院普遍存在管理粗放、人浮于事,严重影响了公立医院的运行效率和服务效率。在以往的公立医院经济运营机制条件下,就诊患者的数量直接影响了医院的收入,医院的收入又会影响到职工队伍和人才队伍的稳定,以及医院的发展。因此,公立医院的经济运营有了扩张的冲动,规模越办越大,服务患者越来越多,医院的收入也越来越高。近十几年来,随着公立医院管理水平的提高,财务预算、成本控制、绩效考核等精细化管理措施的实施，经济运营水平也得到提高。但公立医院经济运营的总体水平仍然不高，特别是在新一轮医改启动以来，公立医院经济运营在政府以及医保的新老政策交替阶段，面临诸多的困难和矛盾。

二、公立医院经济运营影响因素

（一）财务管理与医院经济运营

财务管理是企业管理的核心，公立医院也不例外。财务管理对于医院的经济运营而言是晴雨表，是经济运营的杠杆和助推器。财务管理是医院管理的依据，财务管理得好能提升经济运营效率，可以增加经营管理的收益。可见财务管理在公立医院经济运营中的重要地位。

财务预算可以视为财务管理的起点，通过预算可以合理分配资金，为医院的整体年度计划服务。预算可以调整下一年度财务资金支持的力度和方向，来支持和引导经济运行。财务的日常管理是医院经济运营监控的有效手段，医院的每一笔支出和收益是否合理、每一笔资金使用效率、医院的资金回笼是否及时，通过财务管理还可以对一些经济运营方面的问题进行必要的干预。财务决算管理是医院经济运营的总结，通过梳理预算的执行、调整、超预算等情况，找出医院在预算制订、预算执行、经济运营等方面的具体问题，以及医院管理面临的新问题，为制订下一年度的工作计划、预算提供重要的参考。

成本核算是企业管理的经验在公立医院管理中的应用。公立医院的成本核算可以促进经济运营的良好状态，可以提高经济运营的水平和质量。近十几年来，在国内不同公立医院开展成本核算的水平差异较大，已开展的成本核算有"项目核算""流程核算""病种核算""诊次核算""科室核算"等。成本核算是精细化管理的一部分，是控制物资成本、人力成本、设备成本和时间成本支出的有效手段，无疑会提高公立医院经济运营的效率。

（二）成本控制与医院经济运营

改革开放40年来，医疗卫生体制发生了很大变化，但仍留有旧体制的一些特点。价格与价值背离、耗材加成、以耗养医、政策性亏损、医院负担费用的指令性任务、改革不完全的人事管理体制和薪酬制度等，至今仍然是影响公立医院经济运营的重要因素。

从中华人民共和国成立初期，20世纪50年代开始的公立医院人员编制，关系到政府的财政拨款和职工待遇及退休职工的退休金数额。40年改革开放事业单位人事制度也有了很大变化，某些地区在事业单位人员管理上已经不再使用"编制"一词，为事业单位取消编制做铺垫。事业单位人事制度标志性改革是2000年国家批准事业单位开始实施自主招聘，为人员流动打开了入口，医院可以根据业务发展的需要增加聘用人员，启动全员聘用制，医院有权依法按照聘用合同的约定解除聘用合同，还可以向上级主管部门建议对严重违反《事业单位工作人员处分暂行规定》（2012年）的员工给予开除处分。在2008年《中华人民共和国劳动合同法》出台前，各事业单位自主用人的"临时工"消失，取而代之的是"合同制员工"，是劳动合同，有别于事业单位与编制内职工签署的聘用合同。即便是"合同制员工"也分为两种，一种是事业单位与员工直接签署劳动合同，另一种是通过委托第三方与员工签署劳动合同。无论是公立医院与"合同制员工"直接签署的劳动合同，还是通过第三方签署的劳动合同，公立医院都要对合同负责，都要遵守"同工同酬"原则。

随着改革的深入，对旧体制因素的触动都是牵一发而动全身。取消耗材加成必然给公立医院的经济运营带来冲击，尽管医疗服务价格会有所调整，每一次改革对物价的调整也充分考虑到医院经济收益的测算，但每家医院的学科和技术特色不同、病种构成比不同、经营策略各异、收入结构有别，测算改革前后"腾笼"与"换鸟"是总体平衡，但到了具体某家医院却是有亏有盈，亏损的原因一定是成本增加。因此，各公立医院必须结合各自医院的具体情况，采取适当的经济运用策略。公立医院要执行政府指令性任务主要包括帮扶"老少边穷地区"、送医下乡、救灾、重特大突发事件的应急处理等,其中帮扶"老少边穷"地区的医疗卫生任务逐年增多,特别是援疆、援藏、援蒙已经实施了20多年,公立医院投入的人力、物力和财力逐年增加,还有各种送医下乡工作,公立医院在完成政府指令性任务上投入的人力和物质成本越来越大。

1. 落后的管理理念对成本控制效率的影响 落后的管理理念理解的人与人之间的关系,将人分三六九等,粗放式管理,人管人、命令式。命令式的管理缺乏以人为本的人性化,很难激发出员工的主观能动性,有时会导致员工满腹意见,怨声载道,工作积极性得不到充分发挥。粗放式管理下跑冒滴漏、人浮于事、管理流于形式、表面文章多、具体措施少,不看实际效果,考核标准也满足于"大致差不多"。工作效率低进一步加大了经济运营成本。

2. 精细化管理对经济运营效率的影响 精细化管理是现代企业管理理念,也是提高公立医院经营管理、经济运营水平的重要方法和途径,精细化管理会提高医院经济运营质量。精细化管理是以专业化为前提、系统化为保证、数据化为标准、信息化为手段,以获得更高效率、效益和竞争力。公立医院追求精细化管理,是由传统经验管理向科学化管理的转变,从而提高医院整体效益。把精细化管理的精髓应用到公立医院的经济运营上,把管理任务各环节逐一分解、量化、确定流程、分清责任,使每一项任务的管理途径、考核指标都能看得见、摸得着、说得准,无疑会大大提高公立医院的经济运营效率。成本核算是精细化管理的一个方面,主要体现在与医疗服务直接相关的部门、科室、设备和服务项目等方面。做好成本核算不仅能够提高公立医院资金使用效率,还会提高医疗服务能力。

公立医院成本核算是依据《医院成本核算办法》《关于加强公立医院财务和预算管理的指导意见》中有关成本费用开支范围的规定,根据医院管理和经济运营的需要开展成本核算,对全院或某项医疗服务中的各项耗费进行分类、管理、核算的经济管理过程。公立医院成本核算中的"成本"不同于企业财务会计中的成本,房屋等特殊成本一般不计入核算成本。公立医院成本核算可分为医院、科室、单元、病种、医疗服务项目五级成本核算,每一级成本核算都包括核算工作计划、具体核算方案、分析方案、做出预算、控制成本、核算总结等管理过程。例如拟对某个大型设备进行设备检查服务项目成本核算,属于医疗服务项目的成本核算,首先要理清整个服务流程,记录该设备购入成本、折旧成本、运维成本,检查过程需要的人员成本、使用消耗品成本和时间成本,将所有成本从直接成本和间接成本进行分类、分解、归集,对医疗服务过程中所发生的费用进行核算,制订以成本为基础的核算方案,对方案进行分析、分解后做出预算,日常具体管理上要进行成本控制,最后按月、季度、年度进行核算的总结,以完成能真实反映医疗活动财务状况和经营成果的过程。

(三)绩效考核与医院经济运营

1. 绩效考核是精细化管理的重要手段 绩效考核从企业移植到公立医院最初的十几年仅限于少数医院,2010年国务院发布对事业单位全面实施绩效工资的决定以后,公立医院的绩效考核逐步在全国范围内展开。绩效考核是精细化管理的一个具体方式,具有精细化管理的特点及优点,是医院经济运营的助推剂。通过绩效考核方案把经济运营管理特别重要、特别关注的问题或管理任务分析透,分解透,给予合理的量化、明确责任人,让被考核部门或人员清楚自己负责的每一项任务的管理途径、考核指标并知道自己如何去做,无疑会大大提高公立医院的经济运营效率。

2. 绩效考核用于解决经济运营中的突出问题 在公立医院的经济运营管理中可以根据管理要达到的任务目标、要着手解决的突出问题,经过分析论证,梳理出若干个关键绩效指标(KPI)实施考核,引导医院经济运营的走向。在经济运营上实施绩效考核,就是要把KPI作为管理导向,引导人们对KPI加以关注,让员工把精力集中在KPI以及绩效考核要达到的目的上,努力完成KPI乃至完成工作目标,实现医院的经济运营走向更好。

3. 绩效考核对医院经济运营的利与弊 绩效考核是否一定会让医院的管理水平更高?是否

会让医院的经济运营更好？这要取决于纳入绩效考核的部门是否合适，选择的问题是否准确，还取决于KPI设置得是否科学合理。有些部门的工作难以明确分工，工作的高效、优质完成主要是依靠员工的自觉互助行为，这样的部门不适合开展以KPI为导向的绩效考核，一旦实施绩效考核会把原本主动互助的精神抹杀掉，把融洽的关系、良好的工作氛围搞得紧张、死板，不利于工作的开展。

公立医院的最高管理层按照确定的方案、明确的KPI考核下设的部门、科室，部门或科室可以制订自己内部的绩效考核方案去考核下设的小组，比如临床科室的各医疗、护理小组，甚至护士还可以再深入考核到个人。但是有些工作考核至组效果最佳，考核至个人效果反而不好。这需要在制订考核方案时给予充分的调研，评估考核至哪一层面更科学、合理。有的KPI考核的是近期管理指标，有的KPI考核的效果在远期，这两类指标有时是矛盾的。

（四）医疗服务质量（监控）与医院经济运营

1. 医疗服务质量是公立医院社会效益的核心 中华人民共和国70年医疗卫生体制和卫生事业的发展，让公立医院有了得天独厚的发展环境，拥有了一大批掌握先进技术的优秀人才队伍，占领了国内技术和学术的制高点。由于政府对公立医院物价的管理，决定了其在经济运营上有着天然的缺欠，为了弥补缺欠，公立医院只能以优异的医疗服务质量向社会提供医疗服务，以获得良好的社会效益，才能保障医院的经济效益。

公立医院利用人才和技术优势，向社会提供高质量的医疗服务，这必然带来良好的社会效益。良好的社会效益又带来医院服务人群不断扩大。高质量的医疗服务和良好的社会信誉会促进医院品牌的形成，使医院的经济运营进入良性循环。

2. 医疗服务质量对医院经济收益的影响 优秀人才、技术优势是公立医院医疗服务质量的关键，人才队伍建设、技术骨干团队的组成与培训是公立医院保证技术领先、服务优质的前提条件。留住人才，保持职工队伍稳定是医院可持续发展的内在要求，也是公立医院向社会提供优质服务，从社会获得应得经济效益的资本。医院经济效益好，会通过提高职工福利待遇、工资和工作环境的改善等措施增强职工对医院的认同感和荣誉感，职工会更加认真、努力地工作，医院的医疗服务质量会进一步提升，社会效益、经济效益提高，形成可持续的良性发展。

3. 医疗服务质量主要相关因素 医疗服务质量是医院向社会提供服务的主业务，医疗服务的核心是医疗技术的实施。从硬件上讲，实施医疗技术的主要专业技术人员是医师，还要有护士和技师的配合，还需要使用设备、设施、器械和耗材。从软件上讲，专业技术人员的资质、职称、职责、技术培训，以及约束和保障专业技术人员按照规章实施医疗技术的制度、实施医疗技术所使用的设备、设施、器械和耗材的状态和质量都会给医疗服务质量带来影响，这些也是医疗服务质量的重要组成部分。

4. 医疗服务质量的监控机制 医疗服务质量是医院服务能力的重要方面，政府对医疗服务质量有着严格的要求和监管，包括医疗机构的设置、从业人员的资格要求、设备设施以及器械等要求、专业技术职称的评定、技术许可及准入等方面。医院的医疗服务质量需要加强自我质量监管的建设，要建立起完善的医疗质量管理和监控体系，从年轻医师培养、技术和技能规范及培训、技术等级准入，到日常考核和审查、违规处罚等一整套制度措施，保证医疗质量管理和监控机制的有效运行。

医疗质量的监控是医疗技术在保证质量前提下实施的保障。医疗服务质量是由医疗服务项目参与的专业技术人员与相关技术、设备、设施、器械和耗材按照技术规范和制度规定有效地配合下，符合质量要求地完成医疗服务的过程。在这个过程中，任何一个技术环节或制度的执行出现偏差都会降低医疗服务质量。为了保证医疗服务质量，需要建立一套监督、检查机制，以保证使用的设施、设备、器械和耗材的状态符合使用要求，保证医疗服务的实施符合技术要求和规范。

Note

三、公立医院经济运营评价指标

公立医院的经济运营水平如何,要从社会效益和经济效益两大方面去评价,社会效益评价主要看服务能力、服务质量和公益性体现,经济效益评价主要看服务效率、服务收益,与资金使用效率、成本控制等诸多财务指标密不可分。

1. 社会效益　社会效益是公立医院社会责任感的体现,表现为在保证服务质量的前提下,最大限度地解决患者的服务需求,还要顾及社保和患者的支付能力。

(1)体现服务能力的指标:政府对医疗机构的医护比、床护比有明确规定,至少不能低于规定要求。

1)医师人数与护士人数比:简称"医护比",医护比 = 医师数 / 护士数,不同级别的医院,要求的医护比不同。

2)床位数与护士人数比:简称"床护比",床护比 = 护士数 / 床位数。

3)年门急诊人次:一个年度内每天门诊和急诊服务人次的总和,代表了医院门诊和急诊的实际服务效果。

4)年出院例次:一个年度内每天办理出院的服务人数(称为"例次")的总和,代表了医院住院的实际服务效果。

5)大型设备检查预约、出报告时间:这两项指标是体现医院辅助检查服务能力的重要指标。

(2)体现服务质量的指标

1)预约门诊人次占比:门诊预约就诊是有序就诊、合理利用门诊医疗资源的重要措施,是衡量医院服务质量的指标。

2)大型设备检查阳性率:该指标反映了临床医师对患者情况的综合分析、判断能力和大型设备检查诊断医师审读检查结果的水平。

3)病种组合指数(case mix index, CMI):CMI 是基于 DRGs,用于评估医院收治患者疑难程度的衡量指标,是在平均住院日、病死率、治愈率、住院费用等传统的医院评价指标的基础上,对医院收治病种、病情、年龄、性别等因素进行量化,使得不同医院的 CMI 值具有可比性,更加准确而全面地评价医院服务水平,是评价医院医疗质量的重要指标。CMI 的计算依据以下公式:

某 DRG 的权重 = 该 DRG 病例的平均费用或成本 / 本地区所有病例的平均费用或成本

CMI =(某 DRG 费用权重 × 该医院该 DRG 的病例数)/ 该医院全体病例数

4)抗生素使用率:分为门急诊抗生素使用率和住院抗生素使用率,计算方法:

门急诊抗生素使用率 = 门急诊患者抗生素使用人次 / 门急诊患者总人次 ×100%

住院抗生素使用率 = 住院患者抗生素使用例次 / 住院患者总例次 ×100%

5)抗生素使用强度:是以抗生素限定平均日剂量(defined daily dose),即指某一地区或全国用于主要治疗目的的成人药物平均日剂量为测量单位,对医院的抗生素使用合理性进行宏观评价,是 2011 年国家卫生部提出的对抗生素合理使用的评价指标之一。目前的 DDD 标准:≤40DDD/ 百人。一家医院的抗生素 DDD 越大,不合理使用抗生素的风险越大。

6)无菌手术感染率:手术根据切口的清洁程度分为 4 类。Ⅰ类手术切口(清洁切口)、Ⅱ类手术切口(清洁 - 污染手术)、Ⅲ类手术切口(污染手术)、Ⅳ类手术切口(感染手术)。无菌手术感染率是评价医院管理、医疗质量的重要指标。计算方法:Ⅰ类手术后引起手术部位感染的发生率 =(该医院Ⅰ类手术后引起手术部位感染病例数 / 该医院Ⅰ类手术总病例数)×100%。

7)低风险患者死亡率:低风险患者死亡率是衡量医院医疗质量的重要指标。计算方法:低风险患者死亡率 = 低风险病种目录病种该医院住院死亡总病例数 / 低风险病种目录病种该医院住院总例次 ×100%。

（3）体现公益性的指标

1）门急诊次均费用：年度门急诊总收入 / 年度门急诊总人次。

2）出院患者例均费用：年度住院总收入 / 年度住院总例次。

3）特需医疗服务资源（总医疗资源）占比：年度特需医疗医师总出诊时间 / 年度医院门急诊医师总出诊时间（包括特需、门诊、急诊）×100%。

4）高值耗材（总医疗收入）占比：年度医院高值耗材总金额数 / 年度医院医疗收入总金额数 ×100%。

通过以上指标可以判断公立医院的收费水平，过高的收费显然影响公立医院的公益性地位；特需医疗服务资源占用过多，必然减少公益性医疗服务的资源，能够反映出公立医院医疗资源的使用是否以公益性服务优先。

2. **经济效益**　经济效益在公立医院经济运营中的重要性不可小视，合理的经济效益是维持社会效益的必要条件，经济效益恶化，社会效益将不可持续。

（1）服务效率：床位使用率、平均住院日、术前平均住院日等指标。床位使用率、平均住院日、术前平均住院日这 3 个指标都是衡量床位资源使用效率的，但床位使用率并非越高越好，百分之百的床位使用率并不合理，两个患者之间要有一定的时间做必要的卫生处理；不是建立在较低的平均住院日基础上的高床位使用率越高，医疗资源和医疗费用浪费越大。术前平均住院日基本决定了手术患者的平均住院日；合理地降低平均住院日、提高床位周转是床位资源高效使用的前提。

（2）服务收益：如门急诊月均收入、病房月均收入、医疗服务收入及占比、事业基金总额，还有很多财务指标，包括医院债务状况、对供货商付款情况、职工年均（税前）收入等。事业基金总额是每年结余的积累，反映了过去若干年的经济运营情况；如果出现医院经济运营状况不好，可能会表现为通过拖延对供货商付款来缓解现金流的压力，以此可间接判断经济运营状况，3 个月内支付供货商货款是好，4～6 个月支付是较好，7 个月是差，9 个月以上最差。设备使用效率、设备成本投资回收年数、万元投入效益比等财务指标，反映了经济运营的财务效果。

（宋茂民　江启成）

 思考题

1. 政府举办的公立医院为什么要进行价格体系改革？

2. 公立医院的公益性如何体现？

3. 公立医院特需医疗存在的利与弊？

|第十一章| 健康测量与评估

本章要点

1. **掌握** 健康测量与评估的定义及意义；健康测量与评估的指标体系；健康技术评估的内容。

2. **熟悉** 健康测量与评估指标的应用原则；健康技术评估的方法；健康技术评估的价值。

3. **了解** 传统健康测量指标向整体健康测量指标的转变；健康技术评估在国际的发展和目前面临的问题。

第一节　健康测量与评估概述

一、健康测量与评估的定义

健康测量与评估包括健康测量与健康评估两个紧密联系的阶段。健康测量是指在科学方法的指导下，通过人工或仪器测量并收集、记录个人和人群的健康相关指标；健康评估是指基于健康测量所收集的资料，对个体和人群的健康水平及其发展变化进行研究和分析，探讨个体和人群主要存在的健康现象（既包括疾病、残疾和死亡，也包括正面的健康现象），从而筛选和甄别健康的影响因素，进而评估各种健康项目、方案、措施和技术的实施效果。

二、健康测量与评估的意义

（一）了解个体和社会健康状况及发展变化趋势

健康是一种宝贵的社会资源，它对人力资源、卫生资源等其他重要资源的存量和质量具有重要影响。开展健康测量与评估最直接的效果就是掌握个人和社会的健康状况，如开展多次还能获知健康状况的发展变化趋势，从而帮助管理者和决策者把握健康资源情况，明确健康资源使用、保值和增值的战略方向。

（二）探讨和发现存在于个人和社会的主要健康问题

健康测量收集到的数据通常属于某个系统的健康指标体系。每个指标都有正常值和异常值的范围，指标数据的大小反映不同的健康状况，同时也投射出可能存在的健康问题。因此，开展健康测量与评估能够帮助发现存在于个人和社会的主要健康问题，从而帮助管理者和决策者把握健康促进的重点领域。

（三）研究健康的影响因素及健康促进的措施

通过健康测量与评估收集的健康相关资料，能够帮助研究者发现和提出影响健康因素的相关问题，并进一步开展研究。健康影响因素的研究结果则能为管理者和决策者制订具体的健康促进措施提供参考。

（四）评价健康项目、方案、措施和技术的实施效果

开展于某项健康项目、方案、措施和技术不同实施阶段的健康测量所获取的同一种健康指标，是评价健康项目、方案、措施和技术实施效果的重要依据。只有通过测量得出不同阶段健康指标的情况，对不同阶段指标情况进行比较分析，才能科学地评价项目、方案、措施和技术的实施效果。

第二节　健康测量与评估的指标和应用原则

一、健康测量与评估的指标

19 世纪末期以前，测量人群健康状况的指标一般都以生命统计为基础，与死亡相关的指标是其主要内容。20 世纪初，工业化在全球范围迅猛发展，许多新的和旧时未得到充分重视的健康问题随之陆续出现并不断扩大影响。随着健康问题的改变和人们对健康认识的进一步深化，医学模式也向生物-心理-社会模式逐渐过渡。在这样的背景下，反映人群健康的指标也发生了很大变化，人群健康指标从死亡扩展到疾病，尤其是慢性病相关指标。有学者将以疾病和死亡指标为主要内容的健康测量与评估称作传统健康评价。虽然传统健康评价扩展了健康测量和评估的范围，但仍不能满足现代医疗卫生事业发展的需要。因为健康是一种复杂的生命状态，且无时无刻不处于连续的变化过程中。这种变化既可能是正向的，也可能是负向的，而传统指标仅关注了健康的负向变化状态，在应用于对健康的全面测量和评估时存在局限。因此，又有学者提出整体健康（integrative health）的概念，将健康相关的正向指标也纳入现代健康测量与评估的指标体系，并将健康测量的单位从单纯的例数扩大到时间和经济单位（表 11-1）。目前，一个全面的健康测量与评估的指标体系一般包括人口学指标、生长发育指标、疾病与残疾指标、死亡指标和综合性健康指标。

表 11-1　健康测量与评估指标的发展

	传统健康指标	现代健康指标
应用时间	19 世纪末及更早	20 世纪以来
测量范围	以死亡为代表的单一生命状态	疾病、残疾、死亡、健康等多种生命状态
指标组成	以死亡相关指标为主	人口学指标、生长发育指标、疾病与残疾指标、死亡指标和综合性健康指标
指标是否引入权重	否	是
测量单位	例数	功能、时间、经济等，包括复合单位

（一）人口学指标

人口学指标是反映人群数量、结构及变化以及人群素质的指标，主要包括静态人口指标、动态人口指标以及人口素质指标。静态人口指标包括人口数量指标和人口结构指标；动态人口指标包括出生、死亡所导致的人口自然变动指标以及迁入、迁出所导致的人口社会变动指标；人口素质指标包括人群的物质生活水平相关指标和人群的精神文化水平相关指标。人口学指标主要通过人口调查获得，在健康测量和评估过程中，较为重要的人口学指标主要有人口数量、人口的年龄及性别构成、出生率、总和生育率、人口自然增长率、成人识字率等。

1. 人口数量指标　人口数量指标用于描述一定时间和地理范围内人口的绝对数量和相对数量。人口数量与健康事业的发展息息相关，若人口数量过多，会引起社会资源的相对不足，不利

Note

于提高人群的健康素质；人口数量过少则会引起劳动力不足等问题，既不利于社会经济发展，也不利于人群健康的维持和发展。描述人口数量的常用指标包括时点人口数、时期人口数和人口密度。

时点人口数指某一时点下特定地理范围内的人口数量。在测量时选取的时点一般为年初、年中和年末。年初时点人口数即当年 1 月 1 日时某地的人口数量，年中时点人口数即当年 7 月 1 日某地的人口数量，年末人口数即当年 12 月 31 日某地的人口数量；时期人口数一般用年平均人口数表示，通常取年初和年末人口数的平均数；人口密度则是反映单位面积人口数量的相对数指标，能够较好地反映测量地区的社会经济发展状况。

2. 性别构成指标　性别构成反映人口中男女的构成情况。性别构成指标包括性别百分比和性别比（sex ratio）。性别百分比即人群中女性人口或男性人口占总人口的百分比；性别比指男性人口数与女性人口数的比值。不同年龄组的性别比往往不同。出生时，若性别比处于 105～106，则称婴儿性别比处于稳定状态。一般来说，随着年龄的增长，人群的性别比会逐渐缩小。

3. 年龄构成指标　年龄构成指各年龄组人口数占总社会人口数的比重。一个横断面上的人口年龄构成反映过去一段较长时间内人口出生、迁移与死亡的结果，对未来一段时间的人口出生与死亡具有基础性影响。由于不同年龄段在生理、心理以及社会功能上具有较大差异，其健康状况各不相同，所以年龄构成指标是评价人群健康状况的重要指标。常用的年龄构成指标包括老年人口系数、少年儿童人口系数、老年少年儿童比例、负担系数、人口金字塔等。

（1）老年人口系数：即 65 岁及以上的老年人口在总人口中占据的比例。

（2）少年儿童人口系数：即 14 岁及以下的少年儿童人口在总人口中占据的比例。

（3）老年少年儿童比例（老少比）：即 65 岁及以上的老年人口数与 14 岁及以下的少年儿童人口数之比。

（4）负担系数：即非劳动力人口数与劳动力人口数的比值。非劳动力人口一般指 65 岁及以上的老年人口与 14 岁及以下的少年儿童人口，劳动力人口指年龄在 15～64 岁的人口。负担系数包括总负担系数、少年儿童负担系数以及老年负担系数。不同负担系数的计算公式如下：

$$总负担系数 = \frac{14 岁及以下少年儿童人口数 + 65 岁及以上老年人口数}{15～64 岁劳动力人口数} \times 100\%$$

$$少年儿童负担系数 = \frac{14 岁及以下少年儿童人口数}{15～64 岁劳动力人口数} \times 100\%$$

$$老年负担系数 = \frac{65 岁及以上老年人口数}{15～64 岁劳动力人口数} \times 100\%$$

我国近 5 次人口普查得到的年龄构成相关指标见表 11-2。

表 11-2　我国近 5 次人口普查年龄构成相关指标 /%

年龄构成指标	时间				
	1964 年	1982 年	1990 年	1999 年	2010 年
老年人口系数	3.5	4.9	5.6	7.6	8.9
少年儿童人口系数	40.7	33.6	27.7	23.9	16.6
老少比	8.7	14.5	20.1	31.9	53.4
总负担系数	79.4	62.6	49.8	46.1	34.2
老年负担系数	6.4	7.9	8.4	11.2	11.9
少年儿童负担系数	73.0	54.5	41.5	35.0	22.3

（5）人口金字塔：人口金字塔是一种用来表示人口性别和年龄结构的条形图。通过人口金字塔可以直观地看出各年龄组的男女性人口数及其构成，分析过去几十年人口的出生、死亡情况

和将来几十年人口的发展趋势。人口金字塔根据形状主要可分为 3 种类型：增长型、稳定性与缩减型。

增长型人口金字塔塔底宽、塔顶尖，提示年轻人口占据比重大，人口出生率、死亡率高，平均期望寿命短，人群健康状况较差；稳定型人口金字塔塔身与塔底宽度接近，塔尖逐渐收缩，提示除老年组外其他年龄组人数相差不大，人群健康状况较好；缩减型人口金字塔塔底窄而塔身宽，提示年轻人口比重小，中年人口比重大，人群健康状况介于增长型和稳定型之间。

4. 社会特征指标 社会特征指标描述人群的文化、职业、婚姻、经济等社会特征的分布情况。文化特征反映一个地区或国家的文化教育情况，是影响人群健康状况的重要因素。常用指标包括成人文盲率、成人识字率、初等与高等教育就学率等；职业的类型与岗位特征、婚姻状态的存在与否以及社会经济地位的高低也是人群健康的重要影响因素。

5. 出生与生育指标 出生与生育指标主要评价人口的生产与再生产情况，与人口学指标密切联系，在反映人群健康状况时具有重要参考价值。常用的出生与生育指标包括粗出生率、总生育率、年龄别生育率、总和生育率、终身生育率、粗再生育率、净再生育率等。

（1）粗出生率（crude birth rate，CBR）：指同年活产总数与某年平均人口数之比。粗出生率能粗略反映人口的生育水平，但受人口性别与年龄构成的影响较大。因此，在对不同地区的出生率进行比较前，要对率进行标准化处理。

$$CBR = \frac{某年活产儿总数}{同年平均人口数} \times 1\,000‰$$

（2）总生育率（general fertility rate，GFR）：指某年某地活产儿总数与育龄（15～49 岁）妇女数之比。与粗出生率相比，总生育率能更准确地反映某年某地人口的生育水平。

$$GFR = \frac{某年活产儿总数}{同年育龄妇女数} \times 1\,000‰$$

（3）年龄别生育率（age-specific fertility rate，ASFR）：指某年某地某年龄组妇女的活产儿数与同年该年龄组的育龄妇女数之比，也就是不同年龄段的总生育率。一般情况下，20～29 岁年龄组的妇女生育能力强，年龄别生育率高。30 岁后，妇女的生育能力则会逐渐下降。

$$ASFR = \frac{某年某年龄组妇女活产儿总数}{同年该年龄组育龄妇女数} \times 1\,000‰$$

（4）总和生育率（total fertility rate，TFR）：指年龄别生育率之和与年龄组距的乘积。其含义是某一年度平均每个妇女经过整个育龄期可能生育的子女数。总和生育率是用某年横断面的年龄别生育率资料计算的，因此消除了人口的年龄性别结构对生育水平的影响。

$$TFR = 年龄别生育率之和 \times 年龄组距$$

（5）终身生育率（complete fertility rate，CFR）：指某批超过育龄期的妇女生育子女的总数与同批超过育龄期妇女总数之比。它表示平均每个妇女一生中实际生育的子女数，能反映实际的生育水平。例如，一批现在已经是 64 岁的妇女，她们在其育龄期间，即从她们进入 15 岁、16 岁、17 岁直到 49 岁而结束生育时，平均每个妇女生的小孩数为 4，即终身生育率等于 4。

$$CFR = \frac{某批超过育龄期的妇女所生育子女的总数}{同批超过育龄期妇女数}$$

（6）粗再生育率（gross reproduction rate，GRR）：粗再生育率指总和生育率与出生子女中女婴比重之积，是反映人口再生育情况的指标。若粗再生育率小于 1，则提示未来人口数量将减少；若等于 1，则提示未来人口数将处于原有规模的更替水平；若大于 1，则提示未来人口数量将增多。

$$GRR = 总和生育率 \times 出生子女中女婴所占比重$$

（7）净再生育率（net reproduction rate，NRR）：指出生中女婴比重乘以各年龄组年龄别生育率与年龄别妇女生存率之积的总和。净再生育率扣除了粗再生育率中母亲一代所生育的女儿中

0～49 岁的死亡数,剩下的即为真正能取代母亲一代的女儿数,因此能更准确地反映人口再生育能力。同样,净再生育率小于1,提示未来人口数会减少;等于1,提示未来人口数将保持恒定;大于1,提示未来人口数将增多。

$$NRR = 出生子女中女婴所占比重 \times \sum(ASFR \times 年龄别妇女生存率)$$

6. 人口素质指标 人口素质主要包括思想道德素质、文化素质和身体素质,人口素质指标是反映这些素质综合情况的指标。常用的人口素质指标有生命素质指数和美国社会健康协会指标。

（1）生命素质指数（physical quality of life index,PQLI）：PQLI 于 1975 年由美国海外开发委员会提出,于 1977 年作为测度贫困居民生活质量的方法正式公布。生命素质指数由婴儿死亡率、1 岁时平均期望寿命和识字率 3 个基本指标组成,对 3 个分指标进行换算后求得的算术均数就是 PQLI。PQLI 取值在 0～100,数值越高表明生命质量与素质越高。

（2）美国社会健康协会指标（American social health association,ASHA）：ASHA 主要用于反映一国的社会经济发展水平以及在满足人民基本需要方面所取得的成就。ASHA 由就业率、识字率、平均预期寿命、人均 GNP 增长率、人口出生率、婴儿死亡率 6 个指标组成,这 6 项指标的目标值分别为 85%、85%、70 岁、3.5%、25‰ 和 50‰。用目标值计算出的 ASHA 最优值为 20.23。ASHA 与 PQLI 的不同之处在于,ASHA 不仅反映"满足人民基本需求方面的成果",而且还测量了社会经济发展水平。ASHA 是综合多个指标计算出来的综合性指标,其具体计算方法见本节第五部分（综合性健康指标）。

（二）生长发育指标

儿童、青少年的生长发育水平与特征是人群健康状况的重要方面,同时也能从侧面反映一个国家或地区的经济、文化教育、医疗卫生保健事业的发展状况。生长发育指标主要由体格发育指标、体能发育指标与心理行为发育指标组成。

1. 体格发育指标 主要包括身高、体重、胸围、腹围、坐高、体重指数（BMI）等。其中,BMI 是用体重千克数除以身高米数的平方而得出的数值,是目前国际上常用的衡量人体胖瘦程度的标准之一。当需要比较分析体重对于不同身高的人带来的健康影响时,BMI 值是较为中立、可靠的指标。

$$BMI = \frac{体重(kg)}{身高^2(m^2)}$$

2. 体能发育指标 体能分为健康相关体能和运动相关体能,前者主要用生理功能指标反映,如肺活量、握力、背肌力等。后者主要用运动能力指标反映,体现于特定运动的成绩,这些运动一般包括俯卧撑、引体向上、仰卧起坐、短跑、长跑、坐位体前屈等。

3. 心理行为发育指标 心理行为发育指标包括认知能力指标、情绪状态指标、个性发育指标和社会适应能力指标。认知能力指标主要包括感知能力、记忆能力、注意能力、思维能力和执行功能;情绪状态指标主要包括焦虑、抑郁、恐惧以及偏执等不良情绪状态;个性发育指标主要包括兴趣、理想、性格和气质;社会适应能力指标主要包括社交能力、人际关系能力等。随着生物 - 心理 - 社会医学模式影响的日益扩大,心理行为发育指标在未来应受到更多重视。

（三）疾病与残疾指标

疾病与残疾是健康的负向状态,直接反映健康状况受到损害的情形。尽管很多疾病和残疾不会直接导致死亡,但会在一定时期内给患者身心带来痛苦,影响患者的正常生活和劳动,使患者长期处于不健康的状态。疾病与残疾指标是传统健康测量与评估指标体系的主要组成部分,包括疾病频度指标、疾病严重程度指标、疾病构成比与残疾指标。

1. 疾病频度指标 疾病频度指标反映疾病在人群中发生和存在的频率,也就是疾病在人群中的分布。疾病频度指标主要包括发病率和患病率。

（1）发病率（incidence）：指某地某时期新发病例数与同时期该地暴露人口数（通常直接取平均人口数）的比。时期通常为1年，比例系数根据具体情况可用100%、1000‰、10000/万表示。

$$发病率 = \frac{一定时期内某人群中某病新病例数}{同时期暴露人口数} \times K$$

（$K = 100\%$、$1\,000‰$、$10\,000/万$……）

（2）患病率（prevalence）：指特定时间内一定人群中，某病新旧病例数之和在该人群中所占的比例。患病率包括时点患病率（point prevalence）与期间患病率（period prevalence）。

$$时点患病率 = \frac{某一时点特定人群中现患某病新旧病例数}{该时点人口数（观察人数）} \times K$$

$$期间患病率 = \frac{某一时期特定人群中现患某病新旧病例数}{同期平均人口数（观察人数）} \times K$$

（$K = 100\%$、$1\,000‰$、$10\,000/万$……）

2. 疾病严重程度指标

（1）疾病死亡率：指某地某时期内特定疾病导致的死亡人数与同期平均人口数之比，反映特定疾病对总人群的危害程度。计算中的比例系数一般采用10000/万。

$$疾病死亡率 = \frac{某一时期特定人群中特定疾病导致的死亡人数}{同期平均人口数（观察人数）} \times 10\,000/万$$

（2）病死率：指某地某时期因某病死亡数与同期患该病人数之比，反映疾病的致死能力，也就是对患者的危害程度。

$$病死率 = \frac{某一时期特定人群中特定疾病的死亡人数}{同期特定人群中特定疾病的患者总数} \times 100\%$$

（3）因病休工休学率：指某时期特定人群中因病（伤）休工（休学、卧床）例数与同期平均人口数之比。有时也直接采用每人每年休工（休学、卧床）天数作为指标。

$$因病休工休学率 = \frac{某一时期特定人群中因病休工休学人数}{同期平均人口数（观察人数）} \times 100\%$$

3. 疾病构成比　指某种疾病的患者人数占患者总人数的比例。根据疾病构成比的大小，可排出疾病顺位，从而对疾病的危害程度进行排序。

$$疾病构成比 = \frac{特定疾病患者数}{患者总数} \times 100\%$$

4. 残疾指标　残疾指标反映残疾状态在人群中的分布情况，常采用的指标包括残疾率和残疾构成比。

（1）残疾率：指残疾人数与调查人口数之比。

$$残疾率 = \frac{残疾人数}{调查总人数} \times K$$

（$K = 100\%$、$1\,000‰$、$10\,000/万$……）

（2）残疾构成比：指某类残疾人数与残疾总人数之比。

$$残疾构成比 = \frac{某类残疾人数}{残疾总人数} \times 100\%$$

（四）死亡指标

死亡代表生命的终结，是健康的彻底消失。由于死亡容易判断且较少受到技术条件的限制，所以死亡指标是使用最为广泛、最为悠久的传统健康评估指标。死亡指标包括死亡水平指标和死亡原因指标。

1. 死亡水平指标　死亡水平指标反映死亡在不同人群中的存在状态,即各种死亡专率。对人群总体健康状况影响较大的死亡水平指标主要包括粗死亡率、年龄别死亡率、婴儿死亡率、5岁以下儿童死亡率等。

(1)粗死亡率(crude death rate,CDR):指某年某地每千人的死亡数。它是人群死亡水平的总度量,是反映人群健康水平的低优指标。近几十年来,我国的粗死亡率呈稳步下降趋势,已从1949年的20‰下降到20世纪80年代的7‰以下,之后一直维持在较低水平。

$$CDR = \frac{某年某地死亡总人数}{同年平均人口数} \times 1\,000‰$$

(2)年龄别死亡率(age-specific death rate,ASDR):指某年龄组每年每千人的死亡数,常用千分率来表示。死亡率随年龄不同而有所变化,一般来讲,从出生到儿童期,年龄越小死亡率越高,儿童期以后则年龄越大,死亡率越高。由于低年龄组的死亡变化比高年龄组大得多,因此低年龄死亡率是较敏感的健康指标。不同年龄死亡率反映不同的人群健康状况。低年龄死亡占总死亡的比例高,提示社会健康状况差,尤其是婴儿死亡对平均期望寿命的影响较大。高年龄死亡,尤其是平均期望寿命以上的死亡占总死亡的比例高,则表明社会健康状况较好。

$$ASDR = \frac{某年某地某年龄组死亡人数}{同年同地该年龄组平均人口数} \times 1\,000‰$$

(3)婴儿死亡率(infant mortality rate,IMR):指一年中不满周岁的婴儿死亡数占同年活产总数的千分比。婴儿死亡率能较好地衡量人群的健康状况,是评价医疗卫生、妇幼保健和社会经济状况的敏感指标。

$$IMR = \frac{某年不满周岁婴儿死亡数}{同年活产儿总数} \times 1\,000‰$$

(4)5岁以下儿童死亡率(child mortality rate under age 5,U5MR):指5岁以下儿童死亡数与同年活产总数之比。考虑到新生儿死亡占婴儿死亡的很大一部分(一般占半数以上),且新生儿从出生到死亡的时间极短,一般没有享受保健服务,故婴儿死亡率在反映儿童保健工作状况时存在一定局限,因此一般用5岁以下儿童死亡率来说明妇幼工作的情况。

$$U5MR = \frac{某年5岁以下儿童死亡数}{出生年的活产儿总数} \times 1\,000‰$$

2. 死亡原因指标　死因构成比是最重要的死亡原因指标,它指导致死亡的特定原因对死亡的贡献与所有导致死亡的原因对死亡的总贡献的比。将死因构成比从大到小排列即可得到死因顺位,用来直观地反映导致居民死亡的主要原因。

$$死因构成比 = \frac{某死因导致的死亡人数}{死亡总人数} \times 100\%$$

(五)综合性健康指标

现代的健康评估是涉及健康各方面的整体性评估。独立的健康指标所反映的健康特征总是有限的,为使一个指标能尽可能地反映健康多方面的状况,许多健康评估的综合指标被提出和采用。健康评估的综合指标就是通过某种方法,将一系列反映健康状况的指标结合起来而形成的定量的、标准的、可以全面反映健康状况的新指标。这些指标主要包括期望寿命、健康期望寿命、减寿年数、生命素质指数等。

1. 期望寿命(life expectancy)　期望寿命又称平均期望寿命,它表示在一定的年龄别死亡率条件下,各年龄尚存者今后还可存活的平均年数。期望寿命可以综合反映一个国家或地区的社会经济、文化、医疗卫生水平与人群健康状况,且较易获得,因此是常用的人群健康状况评价指标。平均期望寿命用生存时间长度来反映人群的健康水平,通常使用的是出生时平均期望寿命。1985年,世界平均期望寿命为66.2岁,其中发达国家为73岁,不发达国家为58岁。根据预测,

2020 年我国居民预期寿命将达到 77.4 岁,接近世界较发达地区 2010—2015 年平均 77.7 岁水平。其中男性预期寿命将达 74.8 岁,女性将达 80.3 岁,寿命性别差异进一步扩大至 5.5 岁。城市地区预期寿命将增至 78.9 岁,农村地区将增至 76.8 岁,城乡差异减低至 2.1 岁。东部地区预期寿命将增至 78.6 岁,中部地区将增至 77.7 岁,西部地区将增至 76.7 岁,东西差异降至 1.9 岁。期望寿命的计算主要依靠寿命表(life table)。

2. 健康期望寿命(health life expectancy)　健康期望寿命是综合评价人群死亡和残疾的健康指标,它反映的是经不健康状态调整过的期望寿命,即健康状态下期望寿命的多少,既要求关注期望寿命的数量,又要求关注期望寿命的质量。根据调整的侧重点和研究资料的具体特征,健康期望寿命可细分为非缺损期望寿命(impairment free life expectancy)、非伤残期望寿命(disability free life expectancy)和非残障期望寿命(handicap free life expectancy)。健康期望寿命的计算依靠健康期望寿命表。

3. 减寿年数　减寿年数反映死亡年龄与目标生存年龄的差距,可分为潜在减寿年数、期间减寿年数、队列减寿年数、标准减寿年数和工作寿命损失年数。

(1)潜在减寿年数(potential years of life lost, PYLL):指一定年龄范围内某人群的死亡年龄距其目标生存年龄所损失的寿命年数,是测量某种死因对一定年龄范围内某人群危害程度的指标。*PYLL* 的计算公式如下:

$$PYLL = \sum_{X=0}^{L} D_X(L-X)$$

式中,X 代表死亡年龄,分组资料为年龄组中值;D_X 代表 X 岁时的死亡数;L 代表目标生存年龄,一般采用一个地区或国家的出生时期望寿命或 70 岁;$L-X$ 代表剩余年龄,也就是目标生存年龄与死亡年龄之差。

(2)期间减寿年数(period expected years of life lost, PEYLL):如用各年龄的死亡数以相应的年龄别期间期望寿命加权计算,则可得期间减寿年数。与潜在减寿年数相比,期间减寿年数能更真实地反映减少死亡后寿命损失的降低年数,即所增加的生存年数。*PEYLL* 的计算公式如下:

$$PEYLL = \sum_{X=0}^{l} D_X e_X$$

式中,X 代表死亡年龄;D_X 代表 X 岁时的死亡数;l 代表出生时期望寿命;e_X 代表 X 岁时的期间期望寿命。

(3)队列减寿年数(cohort expected years of life lost, CEYLL):队列期望寿命表反映按照实际的年龄别死亡率水平,某一人群在不同年龄存活的平均年数。各年龄的死亡数如用相应的年龄别队列期望寿命加权计算,则可得队列减寿年数。由于队列期望寿命反映实际生存的平均年数,因此 *CEYLL* 较之 *PEYLL* 能更真实地反映因死亡导致的寿命损失。*CEYLL* 的计算公式如下:

$$CEYLL = \sum_{X=0}^{l} D_X e_X^c$$

式中,X 代表死亡年龄;D_X 代表 X 岁时的死亡数;l 代表出生时期望寿命;e_X^c 代表 X 岁时的队列期望寿命。

(4)标准减寿年数(standard period expected years of life lost, SEYLL):标准期望寿命表反映按照标准的年龄别死亡水平,某一人群按年龄预期可能存活的平均年数。如果某人在某年龄死亡,那么其减寿年数就等于该年龄的标准期望寿命。标准期望寿命表可以是假定的,也可以是全省、全国、全世界范围的或有关权威机构推荐使用的期望寿命表。各年龄的死亡数如用相应的年龄别、性别标准期望寿命表加权计算,就能得到标准减寿年数。*SEYLL* 能克服不同地区间同年龄死亡的减寿年数的差异,因此便于不同地区或人群之间直接进行比较。*SEYLL* 的计算公式如下:

$$SEYLL = \sum_{X=0}^{l} D_X e_X^*$$

式中，X代表死亡年龄；D_X代表X岁时的死亡数；l代表出生时期望寿命；e_X^*代表X岁时的标准期望寿命。

（5）工作寿命损失年数（work years of life lost，WYLL）：工作寿命损失年数衡量早期死亡对人们工作时间的影响。工作寿命指一个人一生中具有劳动能力或可以为社会工作的时间，一般是开始工作的年龄到退休年龄为止。一个人在这一期间死亡，其死亡年龄与退休年龄的差距就是工作寿命损失年数。$WYLL$的计算公式如下：

$$WYLL = \sum_{X=15}^{K} D_X(K-X)$$

式中，X代表死亡年龄，但必须≥15岁；K代表退休年龄；D_X代表X岁时的死亡数。

4. 生命素质指数（physical quality of life index，PQLI） 生命素质指数既是评价人口素质的指标，也是健康评价的综合指标。它由婴儿死亡率、1岁时平均期望寿命和识字率3个基本指标组成，对3个分指标进行换算后求得的算术均数就是$PQLI$。$PQLI$取值在0～100，数值越高表明生命质量与素质越高。$PQLI$的计算公式如下：

$$PQLI = \frac{婴儿死亡率标准值 + 1岁平均期望寿命标准值 + 识字率标准值}{3}$$

5. 美国社会健康协会指标（American social health association，ASHA） 美国社会健康协会指标是评价人口健康状况的重要指标之一。$ASHA$主要用于反映一国的社会经济发展水平以及在满足人民基本需要方面所取得的成就。$ASHA$由就业率、识字率、平均预期寿命、人均国民生产总值增长率、人口出生率、婴儿死亡率6个指标组成，这6个指标的目标值分别为85%、85%、70岁、3.5%、25‰和50‰。$ASHA$的计算公式如下：

$$ASHA = \frac{成人识字率 \times 就业率 \times 人均国民生产总值增长率 \times 平均期望寿命}{出生率 \times 婴儿死亡率}$$

6. Z分加法模式（Z-score additive model） Z分又称标准分，Z分加法模式用于比较不同地区或国家间的综合健康指标，以此说明某地区在比较地区中健康水平的相对位置。Z分计算公式如下：

$$Z_j = \frac{X_j - X_{av}}{S}$$

其中，Z_j代表j地区（一般是县级地区）的标准分；X_j代表j地区的健康标准值；X_{av}代表健康指标平均值或更大地区（省或国家）的健康标准值；S代表健康指标的标准差。

Z分加法模式：

$$H_j = \sum_{i=1}^{k} W_i Z_{ji}$$

其中，H_j代表j地区的健康状况测量值；W_i代表i指标的权重，一般用多元线性回归中的偏回归系数和因子分析中的因子得分系数；k是参与评价的指标数；Z_{ji}代表j地区i指标的Z分值。

需要注意的是，Z分加法模式包含了多个健康指标的综合和多个地区或国家的比较，因此计算出的各地区健康指数并不能代表该地区的实际水平，只能说明该地区在比较地区中健康水平的相对位置，如$H_j=0$表示健康水平处于中间位置。H_j越高，地区健康状况越好。

7. 秩和比（rank sum ratio，RSR） 秩和比可以用于判明健康状况的相对位置，其计算是把健康指标排序，用秩次R代替原指标值。排序原则为低优指标以最大值排为1，次大值排为2，以此类推。高优指标则反之。RSR波动于0～1，其值越大，提示健康状况越好。RSR的计算公式如下，其中，R为秩次，m为健康指标数，n为参加排序的省、国家或地区数。

$$RSR = \frac{\sum R}{m \times n} \times 1\,000‰$$

8. 伤残调整生命年（disability-adjusted life years，DALYs）　伤残调整生命年由世界银行提出，是一种衡量疾病负担的指标，它是对疾病所导致的后果（死亡与残疾）的疾病负担的综合评估。*DALYs* 由早死所致 *DALYs*（years of life lost，*YLLs*）与伤残所致 *DALYs*（years lived with disability，*YLDs*）相加得出。其中 *YLLs* 是经年龄权重调整并进行了时间贴现的标准减寿年数，*YLDs* 是经伤残权重调整的标准减寿年数。

二、健康测量与评估指标在应用中的原则

（一）目的原则

健康测量与评估相关指标数量非常庞大，但并不是每个指标对特定的健康测量或评估项目都具备充足的现实意义，因此，在应用时要根据项目的目标来有目的地选取与目标紧密相关，能反映所评估客体的指标，提高研究的可信度并减少一些不必要工作。

（二）公认原则

健康测量与评估的指标体系也处于日新月异的发展过程中，不断有新的指标出现，也有许多尚存争议的指标。为使研究结果能具备更好的说服力与外推性，在指标选取时应以公认的、权威性的指标为优先。

（三）可行原则

在选取指标时，还必须考虑指标在实际研究和评估过程中的可获得性。可行性也是指标选取的基本要求，即使一个指标与研究目的高度符合且具备良好的公认度，如果在现有条件下无法测量，也就失去了其对一项具体研究的意义。

（四）敏感原则

在选取指标和确定指标的重要性先后时，指标的敏感性是必须考虑的标准。合理的指标不仅与研究目标高度相关，而且应能准确地反映研究客体的状态及状态的变化情况。

第三节　健康技术评估

一、健康技术评估概述

（一）健康技术与健康技术评估

健康技术（health technology）是用于健康保健领域和医疗服务系统的特定知识体系，具体包括用于医疗保健的药物、仪器设备、医疗程序与方案、手术操作、相关组织管理系统和后勤支持系统等。健康技术评估（health technology assessment，HTA）指以研究为基础、以实践为目的，通过分析卫生技术的相关知识并应用循证医学的原理和方法，评估健康技术的安全性、有效性、经济性和社会伦理适应性。它既评估直接和预期结果，也评估间接和未预期结果；既评估短期结果，也评估长期结果。评估的主要目的是为有关卫生技术的决策提供信息支持。健康技术评估的发展历史较短。自 20 世纪 80 年代中期以来，健康技术评估的作用才越来越受到重视，发展速度也越来越快。健康技术评估在很多国家已经被认为是一种解决医疗费用上涨、合理使用医疗设备与药品以及制定健康政策等问题的一种富有前景的工具。

（二）健康技术评估的价值

医疗、公共卫生等健康资源在使用过程中会不断消耗。随着医学科学的进步，健康技术不断得到改进和发展，越来越多的新的健康技术不断涌现，其有效性、安全性、经济性等需要被科学

地评估。同时,已经投入使用的健康技术随着时间的推移、自然和社会环境的改变以及人群特征的变化,其能否继续适应原先的技术目标也需做一番重新审视。健康技术评估的价值就在于通过科学评估,得到全面、准确、基于事实的健康技术相关信息,从而为健康政策制定者提供依据,促使评估结果转化为健康政策实践,发挥技术创新潜力,提高健康保健质量,最后推动卫生改革和健康事业的发展。

健康技术评估是整个健康测量与评估过程的重要环节。图 11-1 显示了健康技术评估与健康需求评估、健康影响评估以及健康技术管理三个健康测量与评估环节(涉及健康技术的再评估)之间的联系,以及各类评估对健康决策和健康实践的不同用途。

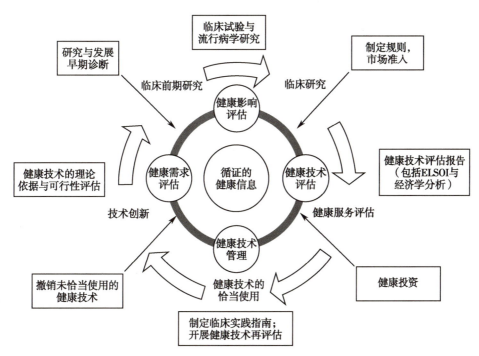

图 11-1　健康测量与评估的系统过程

二、健康技术评估的内容

(一)技术特性

健康技术的技术特性指该技术本身所具备的物理、化学、生物构造等物质特性以及使用方法、管理方式等指南性内容。技术特性的评估主要涉及两方面:一是技术本身的理论可行性;二是该技术与其他相似或替代技术相比所具备的特征,尤其是其他技术所不具备的优点。例如,对便携式早期清创冲洗器进行技术特性评估的研究从冲洗器的操作性、电力依赖、便携性、环境适应性 4 个具体指标开展,并将其与脉冲式以及超声波式冲洗器进行横向比较。

(二)安全性

健康技术的安全性指对特定情况下健康技术风险可接受程度的价值判断。健康技术的风险即特定使用条件下,特定人群或个体在接受健康技术服务后,发生不良反应或意外损害的概率及严重程度。没有绝对安全的健康技术。药物、仪器设备、手术等在使用和操作过程中或多或少地会出现引起副作用、引发医疗事故等的风险。安全性评估的主要内容就是对各种卫生技术可能造成的不良后果以及不良后果发生的可能性进行分析和评价。

(三)有效性

健康技术的有效性指医疗卫生服务措施对接受服务者产生的正面影响,即在健康技术的理想使用条件下，接受健康技术服务的人群或个体可能获得的效益和效用。有效性评估采用的指标包括一般性指标与特殊性指标。一般性指标主要是本章涉及的健康测量与评估的相关指标，常用的如发病率、死亡率、伤残调整生命年等；特殊性指标与卫生技术自身的技术特性相关。例如，在评价溴芬酸钠滴眼液治疗眼部炎症的有效性时，会采用眼痒、干涩、异物感、头痛等与特定健康技术相关的指标。

（四）经济性

健康技术的经济性指该技术的经济效率，或者说健康技术的投入与产出比。健康作为一种资源，其存量是有限的。健康技术的效率对有限的健康资源的合理，尤其是高效利用具有重要影响。健康技术的投入包括开发成本、流通成本、人力成本等；产出包括患者健康状况的改善、医务人员工作能力提升、卫生机构运行效率提高等。投入和产出在有需要时均可换算为货币，从而评估和比较不同健康技术的经济性。经济性评估方法主要包括成本效果分析、成本效益分析和成本效用分析。

（五）社会伦理适应性

健康技术的社会伦理适应性指该技术的原理、操作过程与产生结果适应社会政治、经济、文化、伦理与道德等方面要求的情况。并非所有可行的技术都能为人类社会所认可并付诸实践，如对人类的克隆技术和基因检测技术在社会伦理方面就难以得到接受。社会伦理适应性评估主要从政治适应性、法律适应性及道德适应性三方面进行评估。由于社会伦理涉及范围广、获取评估资料也较为困难，其评估在健康技术评估中其实最具挑战性和困难性。

三、健康技术评估的主要方法

健康技术评估的内容包括技术特性、安全性、有效性、经济性和社会伦理适应性五大方面，不同方面关注的问题间存在较大差异，其评估方法也各不相同。因此，下文将根据健康技术评估的不同内容分别介绍相应的评估方法。

（一）技术特性评估方法

技术特性的评估通常基于理论分析和实证性文献研究进行。其中，理论分析主要用于评估某项健康技术的物质特性、作用机制或指南性内容是否在理论上足够说明其能达到特定的健康相关技术目的。实证性文献研究一方面用于收集某项健康技术的使用证据，以佐证其具备实现特定技术目的的技术特性，另一方面用于收集其他具有类似技术目的的健康技术的特征，以初步归纳评估的健康技术与其他技术相比较的特点，尤其是优点，从而帮助研究者建立健康技术评估的相关假设以及为其他方面的评估提供线索。

（二）安全性与有效性评估方法

健康技术的安全性和有效性实际上是健康技术在应用中产出结果的正反两方面，因此可以同步评估。评估方法主要包括临床前期评价法、非正规临床评价法、流行病学与统计学评价法、临床对照试验法以及综合评价法。

1. 临床前期评价法　健康技术作用的对象是人体。由于人体的特殊性，在评价一项新出现的健康技术时，往往不能将之第一时间应用于人体并观察使用效果。此时往往要先开展临床前期评价。临床前期评价法就是某项健康技术在应用于人体前先开展一系列生物化学及动物实验，通过前期实验了解健康技术的有益效果、不良反应等情况，从而收集相关数据，为是否要进一步在人体上开展试验提供判断依据的评估方法，是药物、手术等会对人体造成化学、物理、生物上直接改变的健康技术几乎必经的一项评估。

2. 非正规临床评价法　非正规临床评价法是一种基于经验和文献记录的健康技术评价方法，分为个人经验评价法和同行评价法。这种评价方法即基于个人实践经验和／或同行、学术会议以及相关刊物所提供的信息，决定某项健康技术在有效性和安全性上是否能够广泛投入使用。这种评价方法不涉及具体临床操作,在组织和实施上较为便利。然而,由于其分析过程多需基于第二手资料,资料的质量对评估结果有很大影响,故研究者在收集资料时需建立严格的纳入和排除标准,且收集的资料也需达到较多数量,才能得出较为准确的评估结果。

3. 流行病学与统计学评价法　流行病学和统计学的评价方法主要包括描述性研究、回顾性或前瞻性的分析性研究以及探讨多因素与其结果之间的数量联系的多元回归分析等。这些方法主要应用于研究健康技术对人群的有效性和安全性,因此得出的评估结果较之临床试验往往更具社会意义。与临床对照试验法相比,该方法不对研究对象施加干预,但由于所涉研究样本一般较大,且前瞻性研究通常需要较长研究周期和频繁随访,因此研究的设计、实施和结论的得出会存在较大难度。

4. 临床对照试验法　临床对照试验法指将健康技术直接应用于人体开展试验,以观察与分析有效性和安全性的评估方法。最为常见和权威的是临床随机对照设计试验(randomized controlled trial, RCT)。这种方法先将患者按随机分组原则分为试验组与对照组,然后对试验组施加干预措施即应用某种健康技术,从而进行试验技术与标准技术(安慰剂或其他方法)处理结果的比较研究,最后直接在人体中观察试验技术的有效性和安全性。

5. 综合评价法　综合评估法就是将其他方法的研究结果进行综合分析,然后做出有关有效性与安全性的评估结论。该方法适用于可以用多种方法开展评估的健康技术,同时需消耗大量人力、财力、物力和时间资源,以得出最为准确、全面的评估结果。

(三) 经济性评估方法

健康技术经济性评估的基本内容就是应用经济学的手段,对健康技术的投入和产出进行科学分析与评价,为政府等健康相关部门的决策和规划提供经济学依据,从而减少资源浪费,使投入健康发展的有限资源得到合理配置与高效利用。健康技术的经济学评估始终围绕两个主题:一是健康技术的投入,即成本;二是健康技术的产出,即效果、效益和效用。

健康技术的经济学评估中,成本(cost)指实施或利用某项健康技术所消耗的全部资源,主要包括人力和物质资源。成本包括直接成本、间接成本、机会成本、无形成本、增量成本以及边际成本。①直接成本(direct cost)指使用某项健康技术所直接消耗的资源或付出的代价,例如购买药品、接受检查、开展手术、购置医疗设备、配备技术人员等所支出的费用。这些费用既包括个人和家庭支付的费用,也包括集体、健康相关部门和国家支付的费用。②间接成本(indirect cost)指健康技术的负面效果引起的代价或为了利用某项技术而付出的直接费用以外的交通、护理、安全等方面的费用以及因时间消耗所导致的间接损失。例如,接受化疗的患者不仅要支付每次化疗的直接费用,还要承担每次去化疗所产生的交通费、花时间接受化疗造成的自己和陪同者休学休工带来的损失,以及由于化疗产生的副作用而额外支付的治疗、护理和康复费用。③机会成本(opportunity cost)指在多个健康技术的方案中进行选择时,被放弃的方案中最好的一个方案能得到的产出。机会成本并不是一种实际支出,但在评估时具有重要参考价值,因为只有在被选择的健康技术的产出不低于机会成本时,这项技术才是可取的。④无形成本(intangible cost)主要指健康技术造成的使用者在主观上承受的精神损失,例如接受胃镜、喉镜等侵入性检查时因器械操作带来的痛苦。⑤增量成本(incremental cost)指各种方案的成本进行比较决策时,当选定某一方案为基本方案,然后将其他方案与之比较时所增加的成本,即两个方案间的成本差额。增量成本的应用理念和机会成本相似,都是通过不同健康技术方案间的比较来确定方案是否可取。⑥边际成本(marginal cost)指的是健康技术所带来的每一单位新增的健康相关产出造成的总成本的增量。例如,在病床资源饱和的情况下,为提供更多的住院服务,单位住院服务的增加,如增设一张病床所需耗费的病床购买、人员配备、空间占用等方面的花费都属于边际成本。

健康技术的产出主要用效果、效益和效用来描述。广义的效果(effectiveness)指健康技术产出的一切结果。在经济学评估中,效果指的通常是狭义的效果,也就是正面的、有益的结果,例如发病率、患病率、死亡率的降低，治愈率、生存率的提高、期望寿命的延长等。效益（benefit）是效果的货币表现，用货币衡量健康技术的效果。与成本类似，效益主要可分为直接效益、间接效益、无形效益和边际效益。直接效益（direct benefit）指实施某项健康技术后节约的健康资源。例如，通过某项健康技术降低了某种疾病的发病率，那么与该种疾病相关的挂号、诊断、治疗、住院、药品等费用以及医疗耗材都将减少，人力资源的投入也将减少，这些节约下来的人力、财力、物资源就是健康技术的直接效益；间接效益（indirect benefit）指健康技术实施后减少的与健康问题不直接相关的其他方面的经济损失。例如，一项健康技术如果能减少住院患者的住院天数，那么患者及陪护家属、亲友的工作、学习时间被疾病占用的部分就会减少，从而工资、奖金等损失得到减少；无形效益（intangible benefit）指健康技术对使用者主观感受的正面影响，如避免或减轻痛苦。同时，患者康复后感受到的快乐和舒适也属于无形效益；边际效益（marginal benefit）指单位健康技术投入的增加带来的效益的增加量，可以用来衡量健康技术的效率、确定对健康技术投入的合理范围。效用（utility）指人们对健康水平和生活质量的综合满意度。在分析中通常采用质量调整生命年（quality-adjusted life years，QALYs）和伤残调整生命年（disability-adjusted life years，DALYs）来表示效用。

　　围绕投入和产出两个主题，健康技术经济学评估的方法主要包括 3 种：成本效果分析、成本效益分析和成本效用分析。过去在介绍健康技术经济学评估方法时，通常还会提到成本分析与最小成本分析。成本分析以研究健康技术成本的组成内容为目的，常采用两步法进行研究：第一步，识别成本，即对成本的内容进行确定；第二步，分析成本，即对成本进行估计与计算。成本分析的意义在于掌握健康技术的成本构成，从而初步评价健康技术的合理性。最小成本分析是用于评价产出相同或等价的两个或两个以上健康技术的经济性的评估方法。当产出间没有差异，成本越低的健康技术经济性就越好。最小成本分析是一种经济学评估理念，可以体现在各种评估方法中。但其适用的情境较为理想化，实际上不同健康技术间在产出上不存在差异的情形比较少见。因此，接下来还是以介绍成本效果分析、成本效益分析和成本效用分析 3 种方法为主。

　　1. **成本效果分析**　成本效果分析（cost-effectiveness analysis，CEA）用于评价某项健康技术在消耗一定量的资源后创造的健康效果。效果用非货币单位表示，一般是健康的正面结果，如发病率的降低，治愈率的提高、期望寿命的延长等。也可以表现为一些中间指标的变化，例如免疫抗体水平的升高。成本效果分析的基本思路是以最低的成本实现确定的健康目标。当不同技术间成本相同或相近，选择能更好地达到健康目标的技术；同样，根据最小成本分析的理念，当达到健康目标的效果相同或相近时，选择成本更低的方案。需要注意的是，成本效果分析一般用于相同健康目标、同类健康指标的比较上，若目标和效果不同，用成本效果分析对不同健康技术间进行比较就失去可行性。接下来介绍成本效果分析的前提条件、方法和处理资料时的注意事项。

　　（1）成本效果分析的前提条件：①健康技术的目标必须明确。一项健康技术的影响是多方面的，涉及的指标也多种多样、同时存在。因此，必须确定一个或几个健康技术的主要目标，从而限定评估范围，以便选择合适的指标来反映效果。在选取指标时应选择有效、客观、特异、灵敏以及可测量的指标。②健康技术必须有两种及以上备选方案，且不同方案间必须具有可比性。成本效果分析是一种比较技术分析方法，故至少要存在两个备选方案以供比较，而备选方案的总数则没有限制。此外，不同方案间的目标、产出必须保持一致性，以确保它们之间可以进行比较。③每个备选方案的成本和效果都是可以测量的。成本可以用货币表示。效果最好是定量的，如治愈例数、发病率下降的百分比等。若是定性表述的效果，则可将定性指标转化为分级定量指标再作比较。

　　（2）成本效果分析的方法：①当健康技术备选方案的成本基本相同时，比较各方案的效果大小。选择效果最大的方案为最优方案。②当备选方案的效果基本相同时，比较各方案成本的高低，选择成本最小方案为最优方案，也就是最小成本分析法。③对于同一项健康技术，如果单位

Note

效果会随成本总量而发生变化，有时会遇到是否需要在原有成本上加大或减少投入的问题，这时备选方案就成为原方案和改变投入后的方案。在这种情况下进行成本效果分析一般需计算成本变动量和效果变动量的比率，若该比率符合目标的预期，则表明改变投入的方案优于原方案。

（3）成本效果分析在处理资料时的注意事项：当资料中效果指标有多个时，不同方案间进行比较的难度就会加大。这时可以对指标进行一些取舍和简化处理，如去除一些次要指标，仅保留与健康技术的目标紧密相关的指标；或者采用综合评价方法，对不同指标先根据其数值进行评分，再根据指标的重要性赋予对分数赋予不同的权重，最后计算出表示方案总效果的一个代表值，通过不同方案间代表值的相互比较来确定最优方案。

2. **成本效益分析** 成本效益分析（cost-benefit analysis，CBA）是通过比较不同健康技术的全部预期成本和效益来对健康技术的经济性进行评价的评估方法，其不仅要求将成本以货币单位测量，还要求将产出也表现为等价的货币，也就是效益。通过比较健康技术的效益是否超过其消耗资源的机会成本来评判技术的经济可行性与经济上的比较优势。理论上，成本效益分析将投入与产出用可直接比较的统一的货币单位来估算，是经济学评价的最高境界，但同时它也难以操作，因为需要寻找适宜的方法将健康产出也以货币形式反映。接下来介绍成本效益分析的前提条件和方法。

（1）成本效益分析的前提条件：①成本效益分析的对象同样必须为两种及以上备选方案。与成本效果分析不同的是，由于最后比较的对象是不同方案间以统一单位的货币表示的数值，成本效益分析中并不强调方案间结果指标的一致性，也不用考虑方案间可比性的问题。②由于并不是所有的健康指标都能轻易以货币来衡量，因此成本效益分析选取的指标必须能通过一定方法转化为货币形式，否则评估就无法成立。

（2）成本效益分析的方法：常用的成本效益分析方法包括静态分析法和动态分析法。它们之间的主要区别为是否考虑货币的时间价值、是否计算利息，也就是是否对效益值进行贴现（discount）。

静态分析法不经贴现，直接用成本和效益的流转额计算方案在正常年度能带来的净收益。常用指标包括投资回收期、简单收益率、追加收益率和折算费用。投资回收期指方案的各年效益（表现为现金净流量）用来回收方案成本所需要的时间。简单收益率指方案在正常年度取得的效益与方案成本之比，其结果需与标准简单收益率进行对比，只有大于标准简单收益率，方案才能判别为可行。追加收益率指两个方案效益之差与成本之差之比，即增加单位投入获得的效益增值，同样，其结果需与标准简单收益率进行对比，若大于标准简单收益率，则增加投入的方案是可行的。折算费用指方案中年运营成本与原始成本和标准简单收益率之积的和，用于进行多个方案之间的比较，折算费用最小的方案是最优方案。各指标计算公式如下：

$$投资回收期 = \frac{成本总额}{年平均效益（现金净流量）}（各年效益相等）$$

或

$$投资回收期 = \frac{年末尚未回收成本额}{年末累计效益}（各年效益不等）$$

$$简单收益率 = \frac{年平均效益}{成本总额}$$

$$追加收益率 = \frac{方案 A 效益 - 方案 B 效益}{方案 A 原始成本 - 方案 B 原始成本}$$

$$折算费用 = 年运营成本 + 标准简单收益率 \times 原始成本$$

需要注意的是，尽管静态分析法的测算对方案的评价和决策有一定参考价值，但由于未考虑货币的时间价值，其结果的精确度不及动态分析法。

动态分析法考虑了货币的时间价值，常用方法包括净现值法、内部收益率法、年当量净效益法和效益成本比率法。

1）净现值法：净现值（net present value，NPV）是消除货币时间价值影响后计算的方案各年效益的净现值总和与方案各年成本的净现值总和的差。净现值法就是通过计算净现值来反映方案在计划期内的获利能力，净现值最高的方案为最优方案。其计算公式如下：

$$NPV = \sum_{t=0}^{n} \frac{B_t - C_t}{(1+i)^t}$$

式中，B = 效益，C = 成本，i = 贴现率，t = 年限。

2）内部收益率法：内部收益率（internal rate of return，IRR）指方案在实行总年限内，能使净现值等于0的贴现率。也就是使净现值计算公式

$$NPV = \sum_{t=0}^{n} \frac{B_t - C_t}{(1+i)^t} = 0$$

成立的贴现率。可以看出，当总年限和各年效益不变时，NPV 只与贴现率 i 有关，且 NPV 随着 i 的增大而减小，因此必然存在一个 i 值使 NPV 正好等于0，此时的 i 值就是内部收益率。计算内部收益率的方法有试差法和插入法。试差法指用不同的贴现率反复试算 NPV，直至 NPV 为0，此时的 i 即为内部贴现率。插入法指使用两个不同贴现率试算 NPV，且得到正、负两个相反结果时，通过转换公式换算内部收益率的方法。换算公式如下：

$$IRR = I_1 + (I_2 - I_1)\left[\frac{NPV_1 - NPV(\text{取} 0)}{NPV_1 - NPV_2}\right]$$

式中，I_1、NPV_1 分别代表较低的收益率和对应的正净现值；I_2、NPV_2 分别代表较高的收益率和对应的负净现值。

计算得出的 IRR 若大于标准收益率，则方案可行；若小于标准收益率，则方案不可行。多个方案进行比较时，IRR 最大的方案是最优方案。

3）年当量净效益法：年当量净效益（net equivalent annual benefit）是将方案各年的净效益折算后，得到的每年的平均净效益值。计算公式如下：

$$A = CR \times NPV$$

式中，A 即年当量净效益；CR 为资金回收系数（通过查复利系数表获取）；NPV 为各年净现值之和。

由于年当量净效益法计算的是平均值，因此适于计划总年限不同的方案间的比较。年当量净效益最高的方案是最优方案。

4）效益成本比率法：效益成本比率是方案的效益现值总额和成本现值总额的比。计算公式如下：

$$\frac{B}{C} = \frac{\sum_{t=0}^{n} \frac{B_t}{(1+i)^t}}{\sum_{t=0}^{n} \frac{C_t}{(1+i)^t}}$$

式中，B = 效益，C = 成本，i = 贴现率，t = 年限。

在成本受预算约束时，方案的效益成本比率大于1才为有效方案。多个方案比较时，效益成本比率最高的方案为最优方案。

3. 成本效用分析 成本效用分析（cost-utility analysis，CUA）是通过比较健康技术投入成本量和经质量调整的健康效益产出量来评价健康技术经济性的评估方法。与成本效果分析相比，成本效用分析在评价结果时不仅分析健康指标的客观变化，而且关注健康技术作用对象情绪、满意度等主观上的变化。因此，该方法中的效用指的是经偏好调整过的效果，其度量的最常用指标是质量调整生命年（QALYs）。与成本效益分析相比，成本效用分析具有单一的成本指标（货币）

和单一的效用指标（如 QALYs），且效用指标的获取与成本效益分析中效益的换算相比相对容易，故该方法可以广泛应用于各种健康技术的经济性评估。接下来介绍成本效用分析的前提条件、方法。

（1）成本效用分析的前提条件：①生命质量的提升是健康技术的重要目标，生命质量相关指标的变化是健康技术的重要结果时。例如，在比较治疗糖尿病的不同用药方案时，除关注不同方案对病情的控制效果外，还要重点关注不同方案对患者身心状态、社会适应能力等生命质量相关的影响。②健康技术能同时影响生命的数量和质量（一般以死亡率和患病率来呈现），而决策者希望用一个指标反映两种结果时。③不同备选方案的效果指标不一致，且难以将所有效果换算为统一的货币时。也就是成本效果分析和成本效益分析都难以开展时。

（2）成本效用分析的方法：成本效用分析中，成本效用比（cost utility ratio，CUR）是主要的评价指标，它表示获得每一单位 QALYs 所消耗的成本。CUR 越低，方案的经济性越好。因此，成本效用分析的方法其实就是获取 CUR 的方法，包括评价法、文献法和抽样调查法。

1）评价法：指挑选相关专家，根据经验估计效用值，然后通过敏感性分析探究评价的可靠性，最后得出结论。

2）文献法：指利用现有文献中使用的效用值指标进行计算，但要注意文献中的研究与自己研究的匹配性。

3）抽样调查法：通过调查研究获得所需效用值，是最精确的方法。常用方法有等级衡量法、标准博弈法和时间权衡法。

①等级衡量法（rating scale）：等级衡量法是利用一段带刻度的测量表（形式可能是线段、条尺等）测量生命质量的效用值，测量时要求被测者在测量表上根据其对健康状态的主观感受在刻度上标注位置，不同位置代表不同的健康效用值，一般最低为 0，最高为 1。研究者可在事后根据比例计算得出效用值。欧洲五维健康量表（EQ-5D）中采用的视觉模拟评分表就是典型的等级衡量法测量表。

②标准博弈法（standard gamble，SG）：标准博弈法通过面对面访谈，使患者对自己的健康效用值做出选择。若患者目前处于一种不完全健康状态 A，接下来就面临两种选择：一是不接受治疗，则其保持当前状态不变；二是接受治疗，则其有 p 的概率变为完全健康状态 B，$(1-p)$ 的概率变为比当前状态更不健康的状态 C。询问患者这个 p 取值多大时刚好愿意接受治疗。此时，设 B 的健康效益值为 1，C 为 j（C 的健康效益值必然小于 B，若 C 为死亡，则 j 取 0），患者当前健康状态 B 的效益值 i 就等于 $p×1+(1-p)×j$。可以看出，运用这种方法需要事前确定 $(1-p)$ 概率下转化成的更不健康状态 C 的效益值。

③时间权衡法（time trade-off，TTO）：时间权衡法也是一种患者访谈方法。如果患者在非完全健康状态下能再存活 t 年，询问患者若使其能在完全健康状态下继续存活 x 年，但 x 小于 t，则 x 取值多大患者能够接受。也就是询问患者为争取完全健康的状况所愿意付出的代价。时间权衡法计算的效用值为 x/t，x 越小，说明患者愿意放弃越多不健康生命年来换取健康，患者主观感受越差，满意度越低，健康效用值越小。

（四）社会伦理适应性评价方法

评价健康技术社会影响的方法多种多样，一般都属于社会科学领域。在社会科学研究领域中，常采用的资料收集与研究方法是定性研究方法，主要包括：①非正式的、随便的，目的在于使访问对象用自己的术语充分表达自己看法的评估方法，即无结构访问法（unstructured interviews）；②事先确定好访问主题，进行深入详细了解某个特别感兴趣问题的方法，即半结构访问法（semi-structured interviews）；③事先已经对研究人群有一定了解与认识，并且希望用访问对象的观点描述与分析访问对象的文化与行为的方法，即全结构访问法（structured interviews）；④采用小组座谈方式，了解某种人群对某个问题的看法与认识的小组访谈法（group discussion）；⑤采用参与式方式与访问对象同吃同住,目的在于了解某种社会的文化特征与行为的观察法(observation)。这些方法都可用于健康技术的社会伦理适应性评估。

以上介绍了健康技术评估的主要方法。目前,健康技术评估主要集中在健康技术的有效性、安全性以及经济性三大方面。在对象上,开展健康技术评估尤其关注应用于医学领域之前的新技术和已投入使用较长时间的老技术。健康技术评估的结果可以用在从社会、经济角度上决定是否在医学上使用某种新技术或淘汰某种老技术,以及指导医务人员有效、经济地选择健康技术,从而达到控制医疗成本、提高医疗质量的目的。自1950年起,在美国、加拿大、瑞典与澳大利亚等发达国家,健康技术评估的结果已经在健康相关决策中发挥举足轻重的作用。特别是药物的经济学评价越来越得到决策部门的重视,从而诞生了药物经济学这一交叉学科,对新药的使用与老药的淘汰以及药物治疗方法与过程的选择进行经济学分析,从而促进合理用药、控制医疗卫生费用。

四、健康技术评估的国际发展状况与面临的问题

(一)健康技术评估的国际发展状况

健康技术评估在欧洲最先得到重视并与健康决策联系起来。荷兰、瑞士在制定健康相关政策时已经采用健康技术评估得出的信息,例如国家是否应支付某项新的健康保健技术的费用。意大利、德国、希腊、波兰、匈牙利、捷克、罗马尼亚与立陶宛等国对健康技术评估在政策制定中的应用也越来越感兴趣。瑞典在健康技术评估应用于政策制定方面走在前列。例如,瑞典CT的配置就是根据技术评估的结果确定的,而瑞典CT评估的结果对欧洲国家与加拿大配置CT都产生了重要影响。

在国外,健康技术评估的主要目的是为决策者提供信息。卫生费用上涨在欧洲国家并不是一个难以克服的问题,因为其固定与前瞻性的预算已能阻止卫生成本的上升。在这些国家,如英国、瑞典、西班牙与法国,健康技术评估的主要目的其实是帮助决策者在固定预算中进行选择,从而优化健康费用结构。

国外健康技术评估项目的主要活动是综合分析健康技术相关效益、危险与经济方面的所有可利用的信息。这种综合分析依赖于资料的收集,特别是关于经济性成本方面的资料。专家意见与咨询也往往形成评估过程的一个重要部分。结果的报告形式往往是有政策针对性的,可用在许多方面,以健康方面为主。

随着对健康技术评估兴趣的增加与对健康技术评估结果及健康政策的联系的重视程度加深,许多国家已开始采取许多重要步骤使健康服务合理化。然而,目前已经很明显地看出健康政策的影响力其实是有限的,因而技术评估的重点正逐步转移到优化医师行为方面。例如,荷兰进行临床指南的编写,并且这些临床指南已经显示出改变临床医师行为的功效。在瑞典,健康技术评估的报告对临床医师与管理人员有着显著影响,并且已经影响了医师的临床行为,如在手术前的常规检验方面。

从以下16个欧洲国家的健康相关政策中可以看出,健康技术评估与健康政策是密切联系在一起的,特别是在医疗保险的支付范围和健康服务、医疗设备的配置与数量控制方面。

1. **奥地利**　在医院实行按病例付费制度;出台政策控制医院设备的布置与数量;加强对药品政策的控制。

2. **比利时**　实行卫生服务费用的前瞻性预算;准备实行限制技术供给、进行健康技术评估、医院预算以及改革医疗服务提供组织的计划;控制医院设备;制定药品清单与控制药品价格。

3. **丹麦**　实行医院费用总量控制;特殊健康目的的定额资助;重要专业与技术的配置与数量控制;控制药品价格。

4. **荷兰**　实行卫生服务费用的前瞻性预算;建筑投资需要得到中央或地方政府批准;建设

强力的区域化体系；医疗设备的布置和数量受地方与区域机构的调节；控制药品价格。

5. **法国**　实行医院总量预算；控制医师的收入；控制药品与新设备的补偿；调节医院设备的布置与数量；控制药品价格。

6. **德国**　国家进行医院投资；控制流动诊所的建设；实行保险受益范围与得益数量政策；国家控制医院设备的布置与数量；控制药品价格；根据研究结论进行流动诊所的建设。

7. **希腊**　出台解决健康技术的低效率与滥用现象及控制私有诊所的政策；强调保险的受益范围，制定药品报销清单与控制药品价格。

8. **爱尔兰**　开展区域卫生规划；开发政府资金；开业医师守门员作用；控制医院设备的布置与数量。

9. **意大利**　实行分权制度；前瞻性医院预算；国家、地方或国家与地方一起控制重要医疗设备的布置与数量；强调保险的受益范围；制定药品报销与不能报销清单。

10. **卢森堡**　实行前瞻性医院预算；一定程度上控制医疗设备，实行合同支付制度强调保险的受益范围。

11. **荷兰**　建立地区性医院体系；医院总量预算；控制医师收入；开业医师守门员作用；控制重要服务的布置与数量；强调保险的受益范围；保证医疗服务质量。

12. **葡萄牙**　健康产业的公有体系与私有体系共同存在；实行年底补充的前瞻性医院预算；医院等级与医疗设备及地域相联系；制定药品报销清单与控制药品价格。

13. **西班牙**　建立地区性医院体系；医院总量预算；控制医疗设备数量与质量；强调保险的受益范围；制定药品不能报销的清单与控制药品价格及共付药品费用。

14. **瑞典**　建立地区性医院体系；前瞻性医院与医师服务预算；服务提供者与购买者合同制度；控制药品价格。

15. **瑞士**　实行分权制度；倾向于中央控制与伴有区域化及前瞻性医院预算强调保险的受益范围，根据健康技术评估结果制定受益范围；制定药品报销的清单与控制药品价格。

16. **英国**　建立地区性医院体系；前瞻性医院预算；开业医师守门员作用；服务提供者与购买者合同制度；制定药品不能报销的清单与控制药品价格；制定以证据为基础的临床指南。

（二）健康技术评估面临的问题

健康技术评估在许多国家已经成为健康相关决策中的重要部分。健康技术评估无疑可为制定政策提供信息，瑞典与加拿大魁北克省的健康技术评估结果已经对决策者产生了影响。但另一方面，也不能高估健康技术评估的作用。健康技术评估的项目通常规模不大，项目经费与人员往往不足，使得进行健康技术评估的力量是很有限的。由官方健康技术评估机构进行正式评估的技术也并不算多。另外，健康技术的应用受很多因素影响，包括对健康与疾病的认识和经验、对技术的文化反映、特定国家的医学职业的性质、工业化信息与促进、特定国家的财政与法规体系等。尽管政策可在一定程度上影响一些健康技术，但大多数技术不会受到政策的直接影响，医师和医院仍然保持着相当大的自主性，且许多政策实际上是由医院的采购部门、临床科室或医师做出决定的。总之，健康技术评估在发展过程中仍然面临许多问题：

1. **健康技术评估尚未得到政策决策者和医疗决策者的充分重视**　健康技术评估的发展很大程度上依赖政策决策者和医疗决策者的重视与推动。然而，尽管健康技术评估已有近40年的历史，许多宏观政策决策者并未看出它的重要性，并未将健康技术评估融入国家政策中。另一方面，还有许多医院的管理人员和技术人员也尚未充分受到健康技术评估的影响，比起基于健康技术评估得出的信息进行决策，依赖既往经验做出判断的情况更为普遍，而这实际上可能造成许多健康资源的错配和浪费。

2. **健康技术评估的知识和结论还未能很好地传播给社会公众**　尽管社会公众总是不太满意他们的健康保健系统，但由于医疗健康市场存在的难以回避的信息不对称问题，且政策决策者并未采取多大努力使大众更加了解健康技术评估及其结论以帮助公众更好地理解健康相关决策，这导致了当政策决策者准备限制或推广某项健康技术，而社会公众却希望广泛地利用这些技术或对新技术产生排斥时，想做出有效的能实际落地的决策会遇到不容忽视的社会阻力。

3. 健康技术评估的潜在价值还未充分体现　即使是一项很好的健康技术评估，其对政策的影响也仍然有限。健康技术评估发展至今，最主要的成就是应该进行健康技术评估这一思想得到逐步确立，但其在实际中的应用和对决策的有效影响还需进一步加强。绝大多数欧洲国家都认为健康技术评估需要进一步扩展。可喜的是，目前在中国、阿根廷等发展中国家，健康技术评估也得到日益重视；医院管理方面，健康技术评估正逐渐融入临床医学的决策结构中，医院健康技术评估的重要性日益凸显。因此，健康技术评估在未来肯定会继续发展，且在决策中的地位也会日益提高。

4. 健康技术评估的项目经费普遍不足　相对健康服务投资来说，当许多国家建立健康技术评估项目时，其投资在健康技术评估方面的经费却相当不足。据美国医学研究所 1985 年估计，1984 年用于美国的进行健康技术评估方面的费用为 13 亿美元。但大量的经费用于临床试验（大部分是药品临床试验），达 11 亿美元，且多由制药企业资助。尽管正如医学研究所所申明的那样，这只是一个初步估计。但是，这些初步估计的费用仅占卫生保健费用的 0.3%，并且直接用于健康技术评估的费用可能还少于 5 000 万美元。

值得庆幸的是，以上状况正得到逐步改善。例如，瑞典国会曾讨论出台一个方案，准备建立一个相当于 1% 国家卫生经费的资金专门用于健康技术评估，作为改善费用效果与健康保健质量的投资；在英国，健康技术评估的投资已经上升到 1 亿英镑以上，且其投资额还在上升；荷兰每年投资大约 1 500 万美元的资金用于与健康技术评估有关的研究。

（董恒进）

 思考题

1. 健康测量与健康评估对社会发展有什么意义？

2. 健康测量与健康评估主要包括哪些类型的指标？各类指标的应用原则是什么？为什么要遵循这些应用原则？

3. 健康技术评估主要包括哪些具体方法？为什么有效性、安全性以及经济性评估是健康技术评估的重点？

4. 健康技术评估的价值体现在哪些方面？

第十二章 | 药物经济学与药物政策

第一节 药物经济学概述

一、药物经济学定义及起源

（一）药物经济学定义

药物经济学（pharmacoeconomics）泛指西方经济学在药物治疗评价中的应用，即应用现代经济学等相关学科知识，研究医药领域有关药物资源利用的经济问题和经济规律，系统、科学地比较分析医药技术的相对经济成本和综合收益，进而形成优选方案的科学决策，最终提高药物资源的配置和利用效率。

1. 广义的药物经济学 利用经济学的理论和方法来研究药品市场行为，主要研究药品供需双方的经济行为，药品市场定价，以及药品领域的各种干预政策措施等。

2. 狭义的药物经济学 是一门将经济学基本原理、方法和分析技术运用于临床药物治疗过程，并以药物流行病学的人群观为指导，从全社会角度开展研究，以求最大限度地合理利用现有医药卫生资源的综合性应用科学。

由药物经济学的定义可见：①药物经济学的研究目的是提高药物资源的配置和利用效率，最大限度地发挥药物资源的效用，实现健康水平的最大程度改善和提高。②药物经济学不是孤立的学科，而是一门与诸多学科紧密相连的应用性学科。它综合运用经济学、药学、流行病学、统计学、计量经济学、伦理学等学科的知识与方法，研究医药领域有关药物资源利用的问题。③干预方案符合安全性、有效性要求是进行药物经济学研究与评价的前提。药物经济学研究与评价的目的不是单纯地节约医药资源，而是在干预方案安全性、有效性满足临床客观需要的基础上进行经济性评价。

（二）药物经济学起源

药物经济学最早起源于美国，从 1950 年以后，美国的公共医疗保健费用迅速增长，高昂的医疗保健费用使政府和社会保障机构不堪重负，为使有限的医疗保障资源能够最大限度地发挥作用，1979 年美国国会责成其下属的技术评定局对公共医疗费用进行成本效用分析。20 世纪 80 年代，出现"Pharmacoeconomics"一词，1989 年美国创刊了第一本药物经济学专业期刊 *Pharmacoeconomics*，

1991 年《药物经济学原理》专著出版发行，药物经济学作为一门交叉学科初步形成。1995 年，Marilyn Dix Smith 博士联合 240 名会员共同组成了国际药物经济学与结果研究协会（International Symposium for Pharmaceutical Outcome Research，ISPOR），会员来自科研、学术界等，后在 114 个国家拥有 9 500 多名会员。其目的是推进药物经济学的发展及结果研究的应用。

药物经济学经过几十年的发展，目前已趋于成熟，并逐步运用于药物政策的方方面面。2009 年，在国务院发布的《中共中央　国务院关于深化医药卫生体制改革的意见》的指导下，不断深入推进国家医药卫生体制改革，在制度安排和决策机制中不断加强科学依据和理论基础，在新药研发注册、医疗保险药品遴选、药品招标采购与价格谈判、定价等方面不断拓展应用和探索。药物治疗在当前医药卫生体制改革实践中的地位十分重要，解决合理用药和资源配置问题成为医改的焦点议题，我国政府相关部门十分重视药物经济学在国家药物政策中的运用。

二、药物经济学的研究目的

药物经济学研究的目的是合理使用稀缺的药物资源，评价干预措施的成本效益，提供循证医学与卫生决策的依据，增加卫生决策的科学性和透明度。

1. 研究药物资源利用的经济效果，对药物资源的利用程度进行评价——药物经济学评价。药物资源的配置和利用的方式通常是实施、作用于人体的诊断、预防或治疗疾病的各种与用药相关的干预项目、措施或方案。利用药物或其他手段对某种疾病进行预防、诊断、治疗的干预方案通常不止一种，且随着医学和药学的发展，可供人们选择的干预方案日益增多。实施不同干预方案所需的投入或成本通常不同，由此获得的产出、收益或预期结果也不同，以较少的投入获得较多预期结果的方案是资源利用程度较优的方案。

药物经济学在这一研究领域主要是对干预方案进行评价，从中选择药物资源利用程度最优的方案，为临床用药选择、临床治疗路径选择、药物研发决策、医疗决策以及相关政策等提供依据。

2. 研究提高药物资源利用程度与利用效率的途径与方法，从深层次上提高药物资源的配置和利用效率。这一研究领域的研究重点是如何从根本上能动地提高药物资源的利用效率。因此，药物经济学要研究在药品研究开发、生产、流通及使用全过程中提高药物资源利用程度的途径与方法，进而使药物资源利用效率得到根本性的提高；研究如何通过创新推动医药科技进步和管理水平的提高，从而在新的高度和新的层面上更好地实现药物资源的优化配置与利用。例如，如何利用现代科学技术的方法和手段，提高药物的生物利用度等指标，以及对合理的联合用药的探寻与发现，运用时辰药理学找寻最佳的用药时间等。

3. 研究医药和经济的相互关系，探讨医药与经济相互促进、协调发展的途径。无论将医药投入视为投资还是消费，医药投入的多少都与经济实力的强弱密切相关。医药投入与经济发展之间存在着相互作用、相互影响、相互制约、相互促进的关系。在这一研究领域中，药物经济学研究某一国家用于卫生保健投入占国民收入的多大比例较为合理；某一地区用于卫生保健投入占其财政收入的多大比例较为合理；在卫生保健费用中，药物支出所占的合理比例是多少符合本国实际；针对具体国情，应选择怎样的卫生保健水平、用药水平和支付标准等。

三、药物经济学的应用领域

药物经济学率先在美国、澳大利亚、加拿大等国家得到应用和发展，已引起越来越多国际社会的普遍关注和重视，并日益广泛地应用于指导临床合理用药、对临床诊疗路径和用药指南制定、药品价格制定、医保报销目录的确定以及医药卫生政策的制定等。国外越来越多的大型制药企业已设有药物经济学研究部门，并利用药物经济学研究结果指导新药研发，为医保支付方、政策制定方、临床使用提供药物经济学评价结果。

随着人们对健康水平需求的日益提高，药物资源供给与需求矛盾必将日益突出。为此，社会各界对优化配置和高效利用药物资源的需求势必不断提高，药物经济学研究与评价也必将引起越来越多的国家及各级政府、各相关组织和个人的重视，必将推动药物经济学发展和完善。

第二节　国家药物政策概述

一、国家药物政策的概念

国家药物政策（national drug policy，NDP）是指由一国政府构建、解决医药产业中存在的诸多问题的总体政策框架，用于指导各国的药品研究、生产、流通和使用的健康发展。国家药物政策的主要目标是保障药物的可及性、质量、合理用药。在医药资源短缺的国家，实施 NDP 的关键在于有效保障社会有限的医药资源得到合理应用。尽管各国 NDP 在其规定的目标与实施策略上存在差异，但共同点是：保障基本药物的生产与供应，保证向公众提供的药品符合安全、有效和质量合格的基本标准，强调改进药品临床处方和调制行为，提高临床合理用药水平。

1975 年，世界卫生大会 WHA28.66 决议要求世界卫生组织（WHO）开发政策工具来帮助成员国制定国家药物政策。1977 年，WHO 制定并公布了第 1 版《基本药物示范目录》；1986 年，WHO 国家药物政策专家委员会制定《国家药物政策指南》（1988 年版）；1995 年，WHO 又对其进行修订，并更名为《如何制定和实施国家药物政策》（第 2 版）。同年在澳大利亚悉尼举行的"国家药物政策"国际会议上，聚集近 50 个国家的 300 位代表，重点关注国家药物政策的 4 个关键主题，即药品获得的公平性、合理用药、药品质量与制药行业所发挥的作用。

二、国家药物政策的组成

WHO 提出的 NDP 是一个综合框架，主要包括 9 个关键要素：基本药物遴选、可负担性、药品资金筹措、供应系统、药品监管、合理用药、研究、人力资源开发、监测和评价，各要素在政策总目标的实现上都发挥着重要的作用。国家药物政策的关键要素与主要目标的关系见表 12-1。

1. **基本药物遴选（selection of essential drug）**　基本药物遴选充分考虑了药物安全性、有效性、经济性，最好与国家的临床治疗指南联系应用。基本药物遴选是确保基本药物可及性和促进合理用药的关键环节。

2. **可负担性（affordability）**　可承受的价格是确保基本药物可及性的先决条件，政府应采取措施，建立规范的药品价格体系，提高消费者的可负担性。

3. **药品资金筹措（drug financing）**　药品消费的筹资和补偿已成为改善药品可及性的瓶颈问题，政府如何建立良好的筹资机制和补偿政策是未来药物政策可持续发展的关键问题。

4. **供应系统（supply systems）**　建立可靠供应体系的关键在于：在药品供应和销售体系中公私结合；建立良好的药品采购规范；公布原料药和成品药的价格信息；控制库存，防止浪费；完善药品供应体系，提高药品可及性。

5. **药品监管（drug regulation）**　药品监管部门制定药品相关法律法规并监督实施，以确保药品质量、安全、有效以及产品信息准确，药品监管是药品可及性和合理用药的基本保障。

6. **合理用药（rational use if drugs）**　合理用药是指以当代药物和疾病的系统知识与理论为基础，安全、有效、经济、适当地使用药物。其目的是保证患者以合理的价格获得临床必需的药品，获得最大的医疗和社会效益。

7. **研究（research）**　国家药物政策研究包括运筹学研究和药物开发与临床研究。运筹学研究是为了更好地理解影响药品使用的因素，确定遴选、采购、销售和使用药品的最佳方法；药品开发与临床研究包括新药研究、传染性疾病研究、新剂型和新工艺研究、化学和分子生物学基础研究、药品和疫苗的临床试验研究。

8. **人力资源开发**（human resources development） 人力资源开发涵盖多种优选人才的政策与策略，挑选出训练有素、态度积极的人员来执行各方面的国家药物政策。

9. **监测和评价**（monitoring and evaluation） 监测和评价体系是国家药物政策的重要组成部分，通过衡量各政策的关键指标，实现对监管过程的评价。

表 12-1 关键要素与主要目标之间的关联性

关键要素	目标		
	可及性	质量	合理用药
基本药物遴选	√	（√）	√
可负担性	√		
药品资金筹措	√		
供应系统	√		（√）
药品监管		√	√
合理用药			√
研究	√	√	√
人力资源开发	√	√	√
监测和评价	√	√	√

注：√表示直接相关；（√）表示非直接相关。

国家药物政策概念的引入具有划时代的意义，从 1977 年到目前为止，已有 100 多个国家制定了国家药物政策。各国政府依据各国的不同情况制定并实施国家药物政策，对制药企业、经营企业和医疗机构制定政策并实施监督管理，保证药品安全、有效、合理使用，最大限度地利用有效的卫生资源，推动各国经济增长和社会稳定。

三、基本药物制度

国家基本药物制度是国家药物政策的核心。20 世纪后期，世界各国的医药领域都曾面临药品供销失衡、药品使用不合理、药价虚高、假药劣药充斥市场等诸多问题。这些问题相互联系、制约，涉及政治、经济、医药卫生等各方面。为了合理利用有限的医药资源，满足各国患者合理的医药需求，WHO 于 1975 年第 28 次世界卫生大会上首次提出"基本药物"理念，要求 WHO 为各成员国在合理的价格遴选和推广基本药物方面提供建议。1977 年，WHO 基本药物示范目录（第 1 版）出版；1985 年，内罗毕会议进一步强调，基本药物政策和临床合理用药相结合，基本药物目录遴选与治疗指南和处方集的制备与实施相结合，以促进临床合理用药。基本药物已被世界多个国家公认为保障基本人权和健康权的重要条件。

1. **基本药物概述** 1977 年，WHO 将基本药物定义为"满足人类健康的最重要的、最基本的、必不可少的、必需的药品"。经过 40 多年的发展，WHO 对基本药物的概念进行了多次修订。2002 年，WHO 将其概念修订为：基本药物是指满足人类优先健康需求的药品。其遴选应该考虑与人类健康有关的疾病、有效性和安全性证据及成本效益比较数据。应确保在任何时候都拥有充足的药品数量、合适的剂型、充足的信息，保证质量且个人和社会可以负担的价格，表 12-2 为历版 WHO《基本药物目录》品种数量。但对基本药物制度的实施具有一定的灵活性，适用于各种不同的情形，基本药物制度实施仍然各国自行设计确定。

2. **我国基本药物制度的总体实践** 实施基本药物制度是党中央、国务院在卫生健康领域做出的重要战略部署。我国于 1979 年引入基本药物概念，旨在提高人民群众健康水平、满足公众基本医疗用药需求、实现覆盖城乡居民的基本卫生保健制度、促进人人享有基本卫生保健。1982 年，卫生部下发《国家基本药物目录（西药部分）》，只收载了西药。1991 年，我国被 WHO 指定为国际基本药物行动委员会西太平洋区代表,这大大促进了基本药物工作的。1992 年,卫生部、国家医药管理局、国家中医药管理局、解放军总后勤部卫生部联合成立"国家基本药物领导小组",旨在加强对药品生产、经营和使用环节的管理和指导,合理配置医药卫生资源,保证满足人民群众用药的基本要求。1996 年开始,我国基本药物目录中增加了中药部分,所含药品的品种数量大幅增加,并保持每两年修订颁布一次。1997 年,《中共中央、国务院关于卫生改革与发展的决定》指出:"国家建立并完善基本药物制度""对纳入《国家基本药物目录》和质优价廉的药品,指定鼓励生产、流通的政策"。2000 年、2002 年和 2004 年我国分别出台 3 版《国家基本药物目录》,收载品种均高于 2 000 种(表 12-3)。2006 年,《中共中央关于构建社会主义和谐社会若干重大问题的决定》明确"建立国家基本药物制度,整顿药品生产和流通秩序,保证群众基本用药"。

表 12-2　历版 WHO《基本药物目录》品种数量

版本	制定年份	药物品种数 / 种
第 1 版	1977 年	204
第 2 版	1979 年	235
第 3 版	1983 年	243
第 4 版	1985 年	263
第 5 版	1988 年	280
第 6 版	1990 年	293
第 7 版	1992 年	300
第 8 版	1995 年	301
第 9 版	1997 年	310
第 10 版	1998 年	317
第 11 版	2000 年	322
第 12 版	2002 年	341
第 13 版	2003 年	331
第 14 版	2005 年	319
第 15 版	2007 年	337
第 16 版	2009 年	352
第 17 版	2011 年	358
第 18 版	2013 年	374
第 19 版	2015 年	402
第 20 版	2017 年	433

注: WHO 基本药物目录仅收录了化学药品和生物制品,没有中成药和中药饮片。

表 12-3　新医改前我国历版《国家基本药物目录》收载药品品种数

药品分类	版次 / 年					
	1982	1996	1998	2000	2002	2004
化学药品和生物制品 / 种	278	699	740	770	759	773
中成药 / 种	未遴选	1 812	1 570	1 249	1 242	1 260
总数 / 种	278	2 511	2 310	2 019	2 001	2 033

2009 年 3 月 17 日,《中共中央　国务院关于深化医药卫生体制改革的意见》(中发〔2009〕6 号)中明确提出,要加快建立以国家基本药物制度为基础的药品供应保障体系,保障人民群众安全用

药。2009 年 3 月 18 日,《医药卫生体制改革近期重点实施方案(2009—2011 年)》(国发〔2009〕12 号)将初步建立国家基本药物制度作为医改五项重点任务之一,提出国家基本药物制度实施的阶段性目标。2009 年 8 月,卫生部、国家发展和改革委员会、工业和信息化部、监察部、财政部、人力资源和社会保障部、商务部、食品药品监督管理局、中医药管理局联合发布了《关于建立国家基本药物制度的实施意见》(卫药政发〔2009〕78 号),标志着我国国家基本药物制度正式实施。

在医改方针政策的总体框架下,国务院医改工作领导小组组建成立了国家基本药物工作委员会,由国家卫生健康委员会、国家发展和改革委员会、工业和信息化部、监察部、财政部等多部门组成。国家基本药物工作委员会的职责是负责协调解决制定和实施国家基本药物制度过程中各环节的相关政策问题,确定国家基本药物制度框架,确定国家基本药物目录遴选和调整的原则、范围、程序和工作方案,审核国家基本药物目录,各有关部门在职责范围内做好国家基本药物遴选调整工作。

基本药物目录是基本药物制度的基础。2009 年 8 月,卫生部发布《国家基本药物目录(基层医疗卫生机构配备使用部分)》(2009 年版)(卫生部令第 69 号),目录药品分为化学药品和生物制品、中成药、中药饮片 3 部分,共包括 307 个通用名药品;2013 年 3 月,卫生部下发《关于做好2012 年版〈国家基本药物目录〉实施工作的通知》(卫药政发〔2013〕16 号),明确 2012 年版目录的适用范围、招标采购和配备使用等工作,并公布《国家基本药物目录(2012 年版)》(卫生部令第93 号);2018 年 9 月 30 日,国家卫生健康委员会会同中医药管理局印发《关于印发国家基本药物目录(2018 年版)的通知》(国卫药政发〔2018〕31 号),并从当年 11 月 1 日开始实施。2018 年版《国家基本药物目录》总品种由原来的 520 种增至 685 种。在覆盖主要临床病种的基础上,重点聚焦癌症、儿科疾病、慢性病等病种,新增品种包括抗肿瘤用药 12 种、临床急需儿科用药 22 种以及 WHO 推荐的全球首个也是国内唯一一个全口服、泛基因型、单一片剂的丙型肝炎治疗新药。2009 年以后,《国家基本药物目录》收载药品品种数如表 12-4 所示。

表 12-4　新医改后《国家基本药物目录》收载药品品种数

药品分类	版次 / 年		
	2009	2012	2018
化学药品和生物制品 / 种	205	317	417
中成药 / 种	102	203	268
总数 / 种	307	520	685

新医改以来,国家基本药物制度作为一项重大民生工程,经历了制度创新、配套政策不断完善的发展历程,对健全药品供应保障体系、保障人民群众基本用药发挥了基础作用,对助力深化医改、降低药品价格、减轻患者用药负担、缓解"看病贵"问题等发挥了积极作用。2018 年,国务院办公厅发布《关于完善国家基本药物制度的意见》(国办发〔2018〕88 号),强化了基本药物"突出基本、防治必需、保障供应、优先使用、保证质量、降低负担"的功能定位,从基本药物的遴选、生产、流通、使用、支付、监测等环节完善政策。

1. 目录调整优化方面　坚持以满足疾病防治基本用药需求为导向,根据疾病谱和用药特点,充分考虑现阶段基本国情和保障能力,坚持科学、公开、公平、公正的原则,以诊疗规范、临床诊疗指南和专家共识为依据,中西药并重,遴选适当数量的基本药物品种,满足常见病、慢性病、应急抢救等主要临床需求,兼顾儿童等特殊人群和公共卫生防治用药需求。强化循证决策,突出药品临床价值。优化基本药物目录遴选调整程序,综合药品临床应用实践、药品标准变化、药品新上市情况等因素,对基本药物目录定期评估、动态调整,坚持动态调整和调入调出并重。对新审批上市疗效确切、价格合理、效果较好的药品,能够更好地满足疾病防治需求的,也可以考虑纳入目录。

2. 保障生产供应方面 把实施基本药物制度作为完善医药产业政策和行业发展规划的重要内容,鼓励企业技术进步和技术改造,推动优势企业建设与国际先进水平接轨的生产质量体系,增强基本药物生产供应能力。对于临床必需、用量小或交易价格偏低、企业生产动力不足等因素造成市场供应易短缺的基本药物,可由政府搭建平台,通过市场撮合确定合理采购价格、定点生产、统一配送、纳入储备等措施保证供应。更加注重发挥好政府和市场两方面作用,总结借鉴药品集中分类采购和解决药品短缺的有效经验做法,从鼓励企业技术改造、完善采购配送机制、加强短缺预警应对等做出系统安排,特别强调要提前预防药品短缺,通过监测预警及早应对药品易短缺问题,多渠道、多方式保障基本药物不断档、不缺货。

3. 配备优先使用方面 坚持基本药物主导地位,更加注重基层与二级以上医疗机构用药做好衔接,助力分级诊疗制度建设,强调各级医疗机构全面配备、优先使用基本药物,规范上下级医疗机构用药的品种、剂型、规格,实现上下联动,为基层首诊、双向转诊、小病在基层、康复回社区提供用药保障。同时,通过医保支付方式改革和财政补助等方式,建立医疗机构和医务人员合理诊疗、合理用药的激励约束机制。实施临床使用监测,对基本药物从原料供应到生产、流通、使用、价格、报销等实行全过程动态监测。

4. 保证质量方面 更加注重与仿制药质量和疗效一致性评价联动,强调按程序将通过一致性评价的药品品种优先纳入基本药物目录,逐步将未通过一致性评价的基本药物仿制药品种调出目录,进一步强化基本药物是"安全药""放心药"的特点。

5. 降低药费负担方面 更加注重与医保支付报销政策做好衔接,逐步提高实际保障水平。兼顾公共卫生、疾病防治等方面的需要,对于国家免疫规划疫苗和抗艾滋病、结核病、寄生虫病等重大公共卫生防治的基本药物,加大政府投入,降低群众用药负担。明确基本药物目录内的治疗性药品,医保部门在调整医保目录时,按程序将符合条件的优先纳入目录范围或调整甲乙分类,探索降低患者负担的有效方式,最大程度减轻患者药费支出,增强群众获得感。

6. 提升质量安全方面 对基本药物实施全品种覆盖抽检,加强基本药物不良反应监测,强化药品安全预警和应急处置机制。加强对基本药物生产环节的监督检查,督促企业依法合规生产,保证质量。注重与仿制药质量和疗效一致性评价联动,强调按程序将通过一致性评价的药品品种优先纳入基本药物目录,逐步将未通过一致性评价的基本药物仿制药品种调出目录,进一步强化基本药物是"安全药""放心药"的特点。

第三节 药物经济学与国家药物政策

国家药物政策包括与药物相关的一系列法规、规定、条例、规划、办法、规范等行为准则,涉及药物的研究开发、生产、流通、使用、采购、支付等各环节,药物经济学在国家药物政策中药品目录和处方集制定、价格调控政策制定、药品支付及费用控制政策制定,以及对上述政策评价等方面均发挥了积极作用。

一、药物经济学与新药研发

(一)新药研发特点

1. 高投入 数据显示,从世界各国来看,单个创新药研发成本平均高达13亿~18亿人民币。2017年,全球研发投入前十的制药企业平均研发支出基本均超过销售收入的20%,最高达到45%。

2. 高风险 制药企业的新药研发面临着诸多风险。首先,科学研究和将知识转化为产品的过程中存在固有的不确定性;其次,药品监管部门严格的审批制度可能提高上市失败风险;最后,尽管新药研发成功并获得批准,也无法保证市场表现的成功。企业将大量资源投入到研发活动中,预期通过上市后的回报弥补前期投入。但新药研发项目一旦失败,其前期投入就将变为沉没成本。

3. **周期长**   新药研发是一个漫长的过程,需经过药物化合物合成、筛选、药效及毒性试验、动物实验、Ⅰ-Ⅲ期临床试验等,上市后还需持续一段时间的上市后研究和上市后监测,平均消耗10～15年,且研发周期仍在不断增加。

传统的新药研发过程中的决策主要依靠技术上的可行性(安全性、有效性和质量可控性)和市场信息(需求与竞争趋势)。但传统的分析方法存在一些问题:依靠试验结果进行决策往往具有一定的滞后性,使制药企业处于被动决策的地位;研发中新药信息和市场中竞争产品信息脱节等。随着新药研发越来越困难、资金消耗与研发风险越来越大,制药企业应考虑如何有效分配药物研发资源。在国外,一些国家将药物经济学引入新药研发过程中,帮助企业进行新药研发决策。

(二)药物经济学在新药研发中的应用

药物经济学主要应用于新药审评、药品价格制定、药品报销管理、基本药物遴选、新药研发决策等方面。药物经济学在新药研发决策中的应用主要体现在以下方面。

1. **临床试验研究**   药物经济学可以为临床试验研究设计提供建议,帮助决策者更好地预期在研药物的经济价值,降低不确定程度。企业决策者可以根据药物经济学研究结果决定新药研发项目是否进行、制定药品价格和申报列入药品保险报销目录。近年来,在临床研究阶段开展药物经济学评价的比例越来越大,毫无疑问,这在一定程度上增加了成本,但从全局来看,决策者应在进行药物经济学评价引发的成本与所避免的损失之间进行权衡。各研究阶段开展的药物经济学相关具体工作见表12-5。

表 12-5　临床研究各阶段开展的药物经济学工作

临床试验阶段	各阶段开展的药物经济学评价
Ⅰ期临床试验	目标市场分析 现存同类治疗方法的经济性分析 选择经济性评价方法 初步建立分析模型 为下一阶段临床试验设计提出建议
Ⅱ期临床试验	收集新药治疗的成本和产出相关数据 修正分析模型并进行模拟分析 初步进行经济学评价,为决策者是否继续研发提供根据 为下一阶段临床试验设计提供建议
Ⅲ期临床试验	根据药物经济学评价要求完善临床试验设计 收集新药治疗的成本和产出相关数据 完善药物经济学评价模型,为是否继续进行试验提供建议 总结新药的药物经济学评价,为新药上市申请、新药定价和进入医保报销目录等提供支持。
Ⅳ期临床试验	收集真实世界新药治疗的成本和产出方面数据 完善药物经济学评价结果,为市场决策提供信息支持

2. **研发决策**   对于企业来说,资源是有限的,研发费用高,风险大。如果企业在新药研发过程中能够及早发现问题、及早解决,则即使研发失败,也可以减少损失。企业不仅关注药品的安全、有效,经济性也非常重要。采用药物经济学中的成本收益分析,估计新药的合理价格和成本;分析疾病的患病率、患病人群特征、处方模式、现有治疗方法、竞争、消费者支付能力、对新药的满意度等外部因素的影响,判断新药上市后的销量;根据估计的价格、销量和成本准确预测

企业未来的预期净收益。若净收益可接受,则继续投资;若净收益不可接受,则放弃投资。研究显示,如果将Ⅲ期临床试验中 5% 的失败新药转移到Ⅰ期临床试验就终止的话,将可以节约 7.1% 的总费用。因此,利用药物经济学评价早期的研发决策可以为企业节约成本和时间。

二、药物经济学与药品定价

药品价格是影响药品费用的重要因素之一,与控制药品费用密切相关。WHO 于 2011 年 11 月在瑞士日内瓦总部召开《国家的药品定价政策指南》(以下简称《指南》)的专家讨论会。内容包括:制定《指南》的指导原则;药物经济学分析在决策和定价中的作用;关于成本加成定价;关于外部参考定价等 8 个专题,并提出定价政策要有立法框架和规制管理的结构,使决策过程透明化。2015 年 5 月,国家发展和改革委员会、国家卫生计生委、人力资源和社会保障部等七部委联合印发《推进药品价格改革的意见》,自 2015 年 6 月 1 日起,除麻醉药品和第一类精神药品外,取消药品政府定价,完善药品采购机制,发挥医保控费作用,药品实际交易价格主要由市场竞争形成。麻醉药品、第一类精神药品仍实行最高出厂价和最高零售价格管理。世界各国对药品定价的政策大有不同,主要的药品定价方法如表 12-6 所示。近年来,应用药物经济学进行"价值定价"(value-based pricing)的概念开始在国内外广泛传播。

表 12-6 常见的药品定价方法

药品定价方法	说明
药品加成定价	规定流通渠道和零售渠道的加价率,对高价药实行较低的加成率,对低价药实行较高的加成率,以实现控制药品价格
自由定价	药品的价格由制药企业制定,通过市场竞争机制规范药品价格,如美国、英国等
参考定价	根据化学等效性、药理等价性或治疗等价性对药品进行分类,对每类药品制定一个政府支付的参考价格,制药企业可以制定高于参考价格的最终价格,患者则需支付最终价格与参考价格之间的差价
药物经济学评估	利用药物经济学对药品进行全方位的分析与评价,判定药品的临床价值,以帮助制定药品价格
药品价格谈判	在支付方与需求方之间针对医疗和药品费用进行谈判。价格谈判分为两种方式:价格 - 用量协议和以绩效为基础的风险分担合同。我国目前正逐步探索这种药品定价方式

(一)药物经济学在国外药品定价中的应用

美国、英国、法国、德国、澳大利亚和加拿大在内的发达国家,在制定或管理创新药品价格时,均采用了不同形式的药物经济学评价方法,并设立专门的机构具体完成相关评价工作。如英国国家临床规范研究所(National Institute for Health and Clinical Excellence,NICE)和德国药物评估局(IQWIG)为政府提供药物经济学评估结论和政策建议;法国设有专门的药品价格评估委员会,对上市后的药品进行药物经济学评估,确定药品的临床价值,与现有治疗方式比较疗效改善程度以及预期使用人数,为政府制定价格提供参考;加拿大由共同药品审评机构(Common Drug Review,CDR)负责审核新药的临床价值和成本效益,以及对预算的影响;澳大利亚自 1993 年颁布首部《药物经济学评价指南》起,强制企业提交相关药物经济学评价报告,并由药物福利计划委员会(Pharmaceutical Benefits Advisory Committee,PBAC)下设的经济学附属委员会(Economics Sub-Committee,ESC)在专利药谈判流程的前 5 个月内统一对所递交的药物经济学评价材料进行审评。

(二)药物经济学在国内药品价格调控中的应用

2009 年 4 月,《中共中央 国务院关于深化医药卫生体制改革的意见》指出,应"建立科学合理的医药价格形成机制""对新药和专利药品逐步实行定价前药物经济学评价制度"。将药物经济学评价作为体现药品价值的重要科学依据,帮助解决信息不对称问题,指导市场形成合理价格。

我国传统的药品定价方式考虑的主要因素有:药品的创新程度;是否是革命性的突破;药品的临床有效性、毒副作用、有效期、稳定性等质量控制指标;处方量或市场使用量;同类药品价格;国家市场价格。药物经济学的理论和方法近年来逐渐在药品定价中使用,除上述定价基本因素外,我国对药品定价的趋向是药品价格反映出药品的临床价值。2010 年 6 月,国家发展和改革委员会发布的《药品价格管理办法(征求意见稿)》指出,"体现药品质量和临床价值,保持药品合理比价""可替代药品治疗费用差异较大的,可以以对照药品价格为基础,参考药物经济性评价结果进行调整"。

我国药物经济学评价虽起步较晚,但为实现药品合理定价,药物经济学研究与评价引起国家和各级政府的重视,得到广泛应用。

三、药物经济学与医疗控费

随着经济和人口增长,疾病谱改变和科学技术的发展,人们对医疗服务的需求日益增长,医疗高新技术和新药被广泛地使用,如何控制已成为阻碍各国卫生事业向前发展的沉重负担。2019 年,WHO 的报告指出,全球卫生费用支出占生产总值的 10%,且其增长快于全球经济增长。在中低收入国家,卫生费用支出平均年增长率达 6%,高收入国家平均增长速度为 4%。

美国、澳大利亚等国家已将药物经济学广泛用于药品报销决策的监管流程中。2006 年,美国在实行联邦保险制度对药品进行报销之前,卡托研究院发表了关于美国联邦医疗保险机制及药品报销的研究报告,认为药品支出年增长率高于其他医疗费用的 2 倍,而能够有效控制药品费用的方法之一,就是应用药物经济学制定相应的药品报销目录。澳大利亚自 1993 年《药物经济学评价指南》颁布并正式实施以后,药品在申请列入药品保险项目(pharmaceutical benefits scheme,PBS)目录时,新药申请时必须根据药物咨询委员会指南的具体要求准备相应的经济学评价材料。加拿大制药企业在申请新药时提交药物经济学评价,由共同药品审评机构评估经济学评价结果的可靠性,最终递交至咨询委员会分类推荐等级,按照推荐结果进行谈判,最终决定是否将药品纳入医药目录。

人力资源和社会保障部于 2009 年印发的《国家基本医疗保险、工伤保险和生育保险药品目录调整工作方案》中指出,在药品准入和退出时,需考虑按药物经济学原则进行疗效价格比较;2015 年 5 月,国家发展和改革委员会、国家卫生计生委、人力资源和社会保障部联合发布《推进药品价格改革的意见》,规定除麻醉药品和第一类精神药品外,取消药品的政府定价,由医保部门会同有关部门,在调查药品市场交易价格的基础上,综合考虑医保基金和患者承受能力等因素制定医保药品支付标准。2016 年 6 月,人力资源和社会保障部印发《关于积极推动医疗、医保、医药联动改革的指导意见》中明确指出,医保要积极参与医药和医疗服务价格改革,制定与价格改革相适应的药品和医疗服务医保支付标准。可见药物经济学在医保决策中扮演着越来越重要的角色。

(一)药物经济学与医保药品支付标准

医保药品支付标准,又称医保支付价或参考价,是指医保基金和参保人员就某一药品向供给方(定点医疗机构和药店)结算费用基准,引导整个药品市场的药品价格合理形成,体现药品质量和疗效价值。

在德国,对于仿制药和专利药采取支付价分类管理的方法,对于无附加临床价值的仿制药采用参考定价;对于存在附加临床价值的药品,则先由药物评估局进行经济性评价确定其附加临床价值大小,然后根据评价结果按价值定价。尽管药物经济学评价方法依然存在不少缺陷,但其他许多国家也将药物经济学引入医保支付和药品定价中。

人力资源和社会保障部提出,对于缺乏竞争品的创新药,可基于价值评估结果和谈判机制,形成医保支付标准。把药物经济学与评价结果用于医保支付标准的制定,将起到其他方法无法比拟的重大作用。

(二)药物经济学与医保目录制定

一种新药或新技术能否进入医保报销目录,不仅取决于成本效益分析等经济学评价的结果,还必须考虑医保基金支付能力的可负担性。卫生决策者在进行报销决策时,希望了解新治疗措施对整个预算的影响。因此,预算影响分析越来越受到重视,帮助卫生决策者做出决策。

1. 预算影响分析 预算影响分析(budget impact analysis,BIA)旨在测算纳入新的药品或治疗方法将对医保支出产生的影响。预算影响分析是在新药或新治疗方案使用前后,综合考虑如发病率、患病率、诊疗方法及其资源利用的单位成本等影响疾病成本的关键要素,并结合人口情况与卫生服务系统的特点,评价新药或治疗方案对支付系统所产生的总成本或费用影响。

20世纪90年代开始,部分国家或地区把预算影响分析列入制定处方集或报销目录时所要求提供的内容,如澳大利亚、加拿大、美国、英国等。2005年,国际药物经济学与结果研究协会(ISPOR)成立了预算影响分析工作组。2007年,该工作组提出了工作报告《预算影响分析指导原则》,为开展预算影响分析研究提供了指南。目前,英国国家临床规范研究所(NICE)、澳大利亚药品福利计划委员会(PBAC)以及美国的管理保健药学研究院(AMCP),都要求制药企业在申请其产品进入药品目录时,不仅要求递交药物经济学评价结果,还要递交预算影响分析的相关资料。《中国药物经济学评价指南及导读(2015版)》也将预算影响分析纳入其中,但并非药物经济学评价中的必要环节。

2. 预算影响分析的方法

(1)测算医保对患者个体支出的影响:在预算分析中,需要测算新纳入医保的治疗方案与原有治疗方案相比增加的直接医疗成本。在测算过程中应注意:一是界定治疗成本时,应采用"医保支付价格";二是预算影响分析的预测时间应根据分析的角度和疾病类型予以确定,通常在3~5年。

(2)测算医保对整体人群支出的影响:如果某个治疗方案的费用较高,但需要治疗的人群较少,该方案可能对医保基金的预算影响较小;相反,如果某个治疗方案的费用较低,但是需要干预的人群很大,则该方案的预算影响可能很大。在成本效果分析结果的基础上,测算医保对整体人群的支出主要考虑3个因素:确定市场容量;分析市场情形;估计市场份额。结合个体的医疗成本数据、医保报销政策、药品整体市场情况等,可以测算出医保总支出随时间的变化,从而评估不同时间医保基金对新治疗方案的可负担性。

(3)敏感性分析:假设改变模型中一个或多个参数,并评价变化对分析结果产生的影响,则可识别出敏感性因素,以便采取控制其影响程度的措施。为评价假设条件导致的不确定性,应进行单因素或多因素敏感性分析,从而为医保决策提供更多信息。

四、药物经济学与合理用药

药品是全球公认的特殊商品,合理用药是世界各国在药品使用环节所追求的共同目标。WHO将药品合理使用定义为使患者获得临床需要的药物,采用满足个人需要的剂量,服用适当的期限,并具有最低的成本。用药安全、有效、经济、适当是合理用药的四大基本原则,药品的特殊性决定了实现用药安全性、有效性和适当性的必要性与重要性,医药资源的有限性同样决定了用药经济性的重要性和必要性。经济性是实现合理用药的客观需求且经济的内涵并非单纯指干预方案的成本最小或价格最低,也不是干预方案的收益最大或效果最佳,而是基于对干预方案的成本和收益的综合考虑与比较而得出的判定,力求以尽可能少的成本获得尽可能多且满足临床需求的收益。药物经济学能够从经济性角度为合理用药提供科学依据。

合理用药是临床药学的主要目标和内容,药物经济学的发展需要临床药学的推动。药物经济学成本效果分析中的收益直接对干预方案实施后所产生的健康效果或临床结果指标(如血糖或血脂等指标的变化值、血压的降低值、挽救的生命数量、降低的发病率等)予以描述和计量,易于被临床医药人员和公众接受,故在临床中应用广泛,也是实现合理用药的重要手段。

合理用药包含两方面含义:一方面是从全社会角度来看,如何优化配置、高效利用有限的药物资源;另一方面是指如何使具体的消费者安全、有效、经济、适当地使用药物。药物经济学研究与评价可为合理用药提供科学的参考依据,提高全社会的合理用药水平。

五、药物经济学与国家基本药物制度

药物经济学为国家基本药物制度建设提供了重要的理论支持,运用药物经济学理论对于指导国家基本药物的遴选,建立并完善基本药物生产、供应和使用制度都具有极其重要的意义。

(一)药物经济学与基本药物目录遴选

2002年,WHO形成最终的基本药物遴选原则,主要有3条。

1. 综合因素　基本药物遴选需考虑多个因素,包括疾病范围、可负担性,药品的有效性、安全性、成本效益比较的充足数据。某些情况下,还需考虑药物的稳定性、药动学特性、诊断或治疗设备。

2. 复方制剂　大多数基本药物为单一化合物,只有当复方制剂在治疗效果、安全性、依从性或降低药物耐药性方面存在优势时才会选择复方制剂。目前只有抗结核药物、抗疟疾药物和抗艾滋病药物采用复方制剂形式。

3. 成本比较　在比较多种药物成本时,应考虑到整个治疗过程的成本。且在同一治疗组内进行成本效益比较,并不跨组比较。符合遴选标准的药物不可由于治疗费用和专利状态而被排除在基本药物目录之外。

(二)药物经济学在我国基本药物制度中的运用

1. 目录遴选调整方面　坚持以满足疾病防治基本用药需求为导向,强化循证决策,突出药品临床价值。优化基本药物目录遴选调整程序,综合药品临床应用实践、药品标准变化、药品新上市情况等因素,对基本药物目录定期评估、动态调整,调整周期原则上不超过3年。坚持调入和调出并重,优先调入有效性和安全性证据明确、成本效益比显著的药品品种;重点调出已退市的,发生严重不良反应较多、经评估不宜再作为基本药物的品种,以及存在风险效益比或成本效益比更优的品种。

2. 保障质量安全方面　鼓励企业开展药品上市后再评价,加强基本药物不良反应监测,强化药品安全预警和应急处置机制。对通过一致性评价的药品品种,按程序优先纳入基本药物目录。对已纳入基本药物目录的仿制药,鼓励企业开展一致性评价,未通过一致性评价的基本药物品种,逐步调出目录。

3. 保障采购配送方面　充分考虑药品的特殊商品属性,发挥政府和市场两方面作用,坚持集中采购方向,落实药品分类采购,引导形成合理价格。2015年2月9日,国务院办公厅印发《关于完善公立医院药品集中采购工作的指导意见》(国办发〔2015〕7号)明确坚持以省(区、市)为单位的网上药品集中采购方向,实行一个平台、上下联动、公开透明、分类采购,采取招生产企业、招采合一、量价挂钩、双信封制、全程监控等措施,加强药品采购全过程综合监管,切实保障药品质量和供应。对采购周期内新批准上市的药品,各地可根据疾病防治需要,经过药物经济学和循证医学评价。

4. 保障优先使用方面　通过制定药品医保支付标准等方式,引导医疗机构和医务人员合理诊疗、合理用药。开展药品临床综合评价,重点对基本药物临床使用的安全性、有效性、经济性等开展综合评价,并将评价结果应用于药品采购目录制定、药品临床合理使用、提供药学服务、控制不合理药品费用支出等方面。

第四节　药物政策监测与评价

一、药物经济学评价基本原则

(一)总体原则

药物经济学评价通过对干预方案的经济性进行评价与比较,选择经济性较好的方案实施。每个干预方案首先必须符合国家的有关法律、规章和规定;其次,必须符合临床对有效性、安全性的要求;第三,必须符合伦理、道德等相关方面的要求,符合上述要求的方案可称为可行方案,只有可行方案才具备参与药物经济学评价的资格。在进行药物经济学评价之前,应首先识别并去除不可行方案,这是进行药物经济学评价应遵循的总体原则。

(二)比较原则

1. 评价观点的可比性　不同的利益主体,如患者、医疗机构、保险公司、全社会等,有不同的评价观点和立场。从不同的观点和立场进行成本效益分析,其评价的内容和目的也随之不同。因此,进行药物经济学评价分析时,应将干预方案置于相同的评价立场和观点下进行比较,保证成本和收益的范围相同,使干预方案具有可比性。

2. 满足需求的可比性　不同的干预方案应满足相同的需求,且能够程度相同地实现某一特定领域的预防或治疗目标(如治愈疾病、阻止疾病恶化、挽救生命等),这些方案才具有可比性。

3. 满足时间的可比性　实施不同干预方案的时间上若不相同,则不具备直接可比性,需要采用相等的分析计算期进行比较。例如,成本效益分析的指标均以货币计量,不同时间点的成本、效益由于通货膨胀等因素而不具有直接可比性。因此,需要进行贴现使之等值折算到相同时间点再进行比较。

(三)完备性原则

对于成本和效益的识别要全面,在实施预防、诊断或治疗项目全过程中,凡是需要特定地评价主体所消耗的资源(人力、财力、物力、时间等)或所付出的代价(恐惧、痛苦、不便等),均应计入该评价主体的成本项;所有相关健康产出结果以及资源消耗或代价的节约就计入效益项。既不能有遗漏,也不能有所重复。

二、药物经济学评价方法

(一)成本分析

仅关注投入成本,识别和计量在实施某一药物治疗方案或其他治疗方案的整个过程中所投入的全部财力资源、物质资源和人力资源消耗的总和,可以为总体医疗费用的控制和医疗资源优化配置提供基本信息,对促进合理用药水平的提升及强化医院的成本管理具有重要意义。

(二)成本效益分析

成本效益分析是将单个或多个药物治疗方案或其他干预所耗费的成本与所产生的效益归化为以货币为单位的数字,用于评估药物治疗方案的经济性。效益是多方面的,比如,因发病率下降而减少的诊断、治疗、住院、手术、药品等费用及其他人力、物力消耗,减少的收入损失或对生产带来的影响等。

(三)成本效果分析

成本效果分析是较为完备的综合经济评价形式之一,主要比较健康效果差别和成本差别,其结果以单位健康效果增加所需成本值(即成本效果比)表示。

效果是以临床指标计量的收益,通常用物理或自然单位表示,如治愈率、死亡率、生理生化指标(如血糖、血压、血脂)和影像学指标(如 X 线或 CT 显示肺癌大小的变化)等。成本效果分析的比值通常采用两种表示方法：①成本效果比值法；②增量成本效果比。具体计算方法详见第十一章。

（四）成本效用分析

将干预方案的成本以货币形态计量，收益则以效用指标表示，并将干预方案的成本和效用进行比较，进而判定干预方案经济性的一种评价方法。常用的效用指标包括质量调整生命年（QALYs）和伤残调整生命年（DALYs）。

（五）最小成本分析

用于两种或多种药物治疗方案的选择，虽然只对成本进行量化分析，但也需要考虑效果，这是最小成本分析与成本分析的区别。最小成本分析是成本效果分析的一种特例，它是在临床效果完全相同的情况下，比较何种药物治疗（包括其他医疗干预方案）的成本最小，由于要求过多，所以该方法的应用范围较为局限。

（六）药物经济学评价敏感度分析

药物经济学评价的结果只是一个点估计，如果各种研究参数发生变化，如改变总住院费用、平均住院日、治愈率、生存率、贴现率等，其结果也会随之变化。可分别采用最大值和最小值，即所谓的"双向敏感度分析"做出最优估计和最差估计。

三、国家药物政策的监测与评价

（一）监测与评价国家药物政策的重要性

国家药物政策的监测与评价体系是一种建设性的管理工具，可以对各关键要素进行持续的评价，并帮助做出必要的管理决策。监测作为一种持续审查的形式，主要审查计划活动的实施情况，并可以结合多种方法，包括监督访问和常规报告等。评价是分析预期目标进展的一种方式，应建立在监测的基础上。在计划开始时，应对需求进行评价，中期评价可以提供计划进展的有价值信息，最终评价是对计划成果进行全面审查，从中总结经验教训。

监测与评价的关键政策问题是：政府对监测与评价原则的明确态度；通过以指标为导向的定期调查对药品领域进行监测；就国家药物政策对社会、经济各领域的影响力进行独立的外部评价。但由于缺乏时间、人力、预算以及监测价值的理解，因此对国家药物政策影响的监测与评价具有一定的挑战性。

（二）国家药物政策监测指标

为了确定国家药物政策的进展情况，可选用监测指标对变化进行衡量并评价目标是否实现。要求指标应清晰、可用、可衡量、可靠和有效。WHO 和健康管理科学中心（Management Sciences for Health，MSH）通过开展大量研究，制定和完善监测国家药物政策的指标，主要分为背景指标、结构指标、进程指标和结果指标，具体内容详见附录。背景指标（background indicators，BG）提供了与国家药物政策有关的人口、经济、卫生和药品方面的数据；结构指标（structural indicators，ST）提供了定性信息，用于评价医药系统实现其政策目标的能力，确定国家中是否存在事实药品政策所必需的关键机构／系统／机制，结构指标是以"是"或"否"评定，共有 50 个指标；进程指标（process indicators，PR）提供国家药物政策实施过程的定量信息，评估内容为指标的机制和行动的效果，评价结果以百分比表示；结果指标（outcome indicators，OT）用于衡量政策实施后总体目标的完成程度，包括：基本药物的可及性、可负担性、药品质量、合理用药 4 方面。如果结果指标为有关重大问题提供证据，而结构指标和进程指标显示良好的结果时，则决策者应对问题仔细分析，确定因果关系并相应调整战略。

制药领域的各利益相关者均可应用相关评价指标，政策制定者、实施者和管理者可以清楚地了解本国的问题，重新部署战略和优先事项。监测与评价结果可用作确定优先事项和战略的指南。例如，若基本药物的可用性和可负担性差，表明可能需要考虑调整本国的健康和经济政策。

（杨　悦　马黎黎）

思考题

1. 药物经济学可应用在哪些方面？
2. 国家药物政策的意义是什么？
3. 国家基本药物目录的遴选原则是什么？

第十三章 | 健康中国建设发展

本章要点

1. **掌握** 健康中国建设上升为国家战略的经济社会、人口社会和居民疾病健康特征及其时代必然性；健康中国建设的理论与实践依据。

2. **熟悉** 《"健康中国 2030"规划纲要》的主题与目标，及其"普及健康生活""优化健康服务""完善健康保障""建设健康环境"和"发展健康产业"五大任务内涵。

3. **了解** "互联网 +"、健康大数据、"一带一路"医疗健康合作等相关涵义，及其在健康中国建设战略实施中的特殊意义。

第一节 健康中国建设背景

由农耕文明到工业文明，由农业经济到工业经济，是人类社会演化的必然轨迹。当一项一项工业品和制成品达到满足时，工业发展达到极限，必须开辟新的消费领域，发展新型服务业，进入后工业时代。其中，健康消费服务属于新型服务业的重要内涵，健康经济成为国民经济可持续增长的新动能。从工业化历史进程看，欧洲、美国、日本等发达国家皆如此，大健康产业已经成为支柱产业。中华民族从站起来、富起来到强起来，中国特色社会主义进入新时代，我国经济发展正在走进后工业时代，健康成为人民日益增长的美好生活的需要；优化健康服务、发展大健康产业、建设健康国家，成为我国经济社会可持续发展的大趋势。

一、经济社会发展

（一）宏观经济状况

改革开放 40 年来，我国经济持续发展，已从低收入国家进入中上等收入国家行列，向高收入国家迈进。国民经济总量稳居世界第二，2017 年 GDP 约合 12 万亿美元，外汇储备 3.1 万亿美元，分别是 2001 年的 8 倍和 15 倍，对世界经济增长贡献率保持在 30% 左右。投资对经济增长贡献率由 2001 年的 64% 下降到 2017 年的 32%，消费贡献率由 49% 上升到 59%，而且这种基本态势不会发生改变。

从国民经济第一、二、三产业结构看，特别是进入新千年以来，第一产业（农业）占比逐年下降，第三产业（服务业）占比持续上升。其中，2017 年第一、二、三产业产值分别为人民币 6.5 万亿元、33.5 万亿元和 42.7 万亿元，是 2001 年的 4 倍、7 倍和 9 倍；2001 年与 2017 年第一、二、三产业同期占比构成对比，第一产业由 14.0% 下降到 7.9%，第二产业由 44.8% 下降到 40.5%，第三产业由 41.2% 上升到 51.6%，服务业对经济增长的贡献率已经接近 60%。

（二）居民经济状况

2017 年，我国城镇居民人均收入 36 396 元，农村居民人均收入 13 432 元，城乡居民收入差距逐步缩小,由 2001 年的 4.3 倍降至 2.7 倍。2017 年我国居民恩格尔系数为 29.3%,首次降到了30% 以内,与 2001 年比较,城镇居民下降近 10%,农村居民下降 17%。截至 2018 年年底,深沪股市总市值约 28 万亿元,全国住户储蓄存款约 70 万亿元,居民净存款较上年同期减少 1 600 亿元。居民净存款连续 3 年负增长,究其原因,除互联网金融分流居民存款外,主要还是居民消费增速加快。

2017 年城镇居民人均医疗保健支出 1 777 元,占城镇居民收入的 5%;农村居民为 1 059 元,占农村居民收入的 8%。城乡居民医疗保健支出差距缩小,医疗保健支出持续快速增长,2017 年支出分别是 2001 年的 5 倍和 10 倍。

我国农产品已连续十几年丰收,农民收入增速连续 7 年快于城镇居民收入增速;到 2020 年我国脱贫攻坚目标任务完成,4 000 多万贫困人口即将全部脱贫,医疗卫生需求和保健康复消费还会得到进一步有效释放。

(三)后工业时代:大健康产业的发展

国家于 1984 年制定的国民经济行业分类中,将工业按行业划分为 40 个大类、212 个中类、538 个小类。我国已经成为世界第一制造大国、第一大货物出口大国、重要对外投资国。2018年,220 多种主要工农业产品生产能力居世界第一,货物贸易进出口总值突破 30 万亿人民币,对外直接投资达 1 298 亿美元。

但必须看到,我国工业发展过分依赖资源能源,单位国内生产总值能耗居高,生产能力大多数只能满足中低端、低质量、低价格的需求,传统产品工业产能利用率为 76.5%。规模以上工业企业资产负债率 56.5%,规模以上工业企业每百元主营业务收入中的成本 83.9 元。一些关键核心技术长期受制于人,一些关键零部件、高端装备、优质农产品依赖进口,旅游、体育、健康、养老等领域供给还不能完全满足居民需要。要促进我国产业迈向全球价值链中高端,必须加快供给侧结构性改革,在信息技术、生物技术、新材料技术、新能源技术和医疗健康高端装备等领域,形成世界级的先进产业集群,实现新旧动能转换。以生物医药为例,国内国际市场需求强劲,预计未来 5 年还将保持两位数增长速度,到 2024 年我国生物医药产业园区总产值将达到4 万亿元。

大健康产业正由最具发展潜力的高技术产业向高技术支柱产业发展。许多国家都把生物技术产业作为 21 世纪优先发展的战略性产业。例如,美国将生物医药产业作为新的经济增长点,实施"生物技术产业激励政策";日本制定了"生物产业立国"战略;新加坡制定了"五年跻身生物技术顶尖行列"规划等。鉴于国内情况与国际经验,去传统工业产能、降低能耗,支持大健康产业升级发展,成为实现经济可持续增长,满足重大民生需求的必然路径。

综上所述,随着经济社会发展,城乡居民财富、消费和需求发生了变化,实施健康中国战略,不仅是满足新时代人民群众对美好生活的需要,保障健康水平,化解社会主要矛盾;更是进行供给侧结构性改革,发展健康服务和健康产业,实现新旧动能转换,保持经济可持续增长的需要。

二、人口社会学特征

(一)城乡人口

城镇化是工业化的自然过程,对于多数发展中国家而言,是一个农村人口向城市或城镇流动聚集的过程。1949—1978 年,我国城镇化相对缓慢。2001—2016 年,全国城镇总人口从 48 064万人增长到 79 298 万人,农村总人口从 79 563 万人减少到 58 973 万人,常住人口城镇化率从37.7% 上升到 57.4%。据统计,我国城市数量从 1978 年至 2007 年一直在不断增加,其中,1978—1983 年平均每年增加 16 个;1984—1991 年平均每年增加 23 个;1992—2007 年平均每年增加 11个。当前城市数量基本趋于稳定,但是城市人口继续快速增长。2016 年全国 657 个城市,其中,户籍人口达 300 万~500 万的城市 13 个,500 万人口以上的城市 13 个。上海、北京、广州、天津、深圳和重庆等超级大城市常住人口均超过1 000万。

城镇化、市民化在便利人民群众生活，扩大内需，形成强大国内市场的同时，也改变了传统生活环境和生活方式，人们生存、生活的微生态遭受急剧变化，加之新建扩建城市功能设施方面的欠缺，给实现城镇化了的居民健康带来挑战。例如，2014年西非埃博拉疫情就与西非国家城镇化密切相关。

（二）产业人口

随着社会经济的发展，国民经济各部类就业人口结构不断变化。农业社会从事第一产业的人口，往往占就业人口的70%～80%；进入工业社会，第一产业人口比重不断下降，第二产业人口比重不断上升，但工业化后期或后工业化时期，第二产业人口比重也会逐渐下降，只有第三产业人口比重上升。例如，作为世界农产品主要出口国的美国，其农业人口比重目前已不足3%。

2001—2017年，我国三大产业就业情况表现为：第一产业就业人口比重持续下降，第三产业就业人口比重持续增长；第二产业就业人口在2001—2012年快速增加，2013—2017年则呈现增速减缓甚至比重下降趋势。

我国产业人口结构变化，与我国工业化、现代化进程密不可分。无论是第二产业还是第三产业新增就业人口，绝大部分来源于农村流动人口。这部分人群离开祖祖辈辈习以为常的田园劳动，从田间地头走进车间工矿，由第一产业到第二产业，再由第二产业转变到第三产业。

我国工业化、城镇化进程中，大批农民市民化，其熟悉与习惯的职业行为、生产生活环境以及生产生活方式发生了巨大变化。生产生活环境、生产生活方式、人与自然和谐度均属于人类健康的重要影响因素，这些因素的变化甚至恶化会引发疾病或疾病谱改变。

（三）人口老龄化

欧洲工业革命前，世界所有国家65岁及以上老年人口比例未曾超过3%。19世纪中叶，法国成为世界第一个人口老龄化国家。40年以后，瑞典和挪威才相继进入老龄化国家行列。20世纪初期，还只有欧洲的法国、瑞典、挪威、英国、德国、爱尔兰等少数国家进入人口老龄化社会。至20世纪末期，全球202个国家和地区中，已有72个国家和地区达到联合国老龄化社会标准。在过去的100年间，人口老龄化国家已由个别成为普遍现象，由欧洲扩散到全球各大洲，由工业化发达国家蔓延到发展中国家。人口老龄化成为全球性不可逆转的大趋势。

我国于1999年进入老龄化社会，其突出特征包括：老年人口绝对数量大、老龄化进程快、地区间不平衡、城乡倒置、老龄化超前于现代化。发达国家是在基本实现现代化的条件下进入老龄化社会，进入老龄化社会时人均GDP一般在5 000～10 000美元，属于"先富后老"或"富老同步"。中国则是在经济尚不发达时提前进入老龄化社会，应对老龄化的经济实力薄弱。

人口老龄化是人类文明的结果，健康长寿是人类的追求目标。然而，老年生理、心理和社会特征决定了人口老龄化是把"双刃剑"。随着生理功能减退，机体抵抗力下降，老年人患病的概率高于其他人群，易患高血压、糖尿病、脑卒中、肿瘤、老年痴呆等慢性非传染性疾病，多数无法治愈，易导致失能失忆、并发症或死亡，也需要更多的社会支持和照护。期望寿命的延长是公共卫生的一项重大成就，也给人类社会带来了重重隐忧。人口结构改变，意味着医疗健康服务对象发生改变，老年健康成为突出问题，必须调整社会健康策略。其中，联合国倡导的主要策略是健康老龄化：即老龄化自身不是问题，如何通过全方位、全生命周期健康服务，保障每个公民进入老年期后仍然保持健康活力，仍属社会发展的贡献者，才是全社会必须面临的重大挑战。

综合以上，快速工业化、城镇化和人口老龄化，是我国经济社会进步的必然结果，但也深刻改变了我国居民疾病谱和居民疾病健康影响因素，因此，需要从国家层面应对各种可能的健康问题，实施健康国家建设战略。

三、疾病健康特征

（一）卫生服务

卫生服务（health services）是指卫生系统为了维持和促进人群健康，合理使用卫生人力、经费、设施、装备等卫生资源，向人群提供预防保健、医疗康复等服务的过程。随着国民经济发展、居民收入增长、健康意识增强，我国居民对医疗服务的消费能力和消费需求快速提升。全国卫生费用由 2001 年的 5 千亿元提升到 2017 年的 5.2 万亿元，增长了 10 倍；卫生费用占 GDP 的比例由 2001 年的 4.6% 上升到了 2017 年的 6.2%。

截至 2018 年末，我国基本医疗保险覆盖 13.4 亿人，参保覆盖面稳定在 95% 以上，全年医保基金总收入超过 2.1 万亿元，总支出 1.8 万亿元。2018 年总诊疗人次 84.2 亿，居民门急诊和住院人次持续上升。2001 年居民年住院每百人不足 5 人，2018 年上升至 17 人，为全球高位水平；2001 年年人均门急诊不足 2 次，2018 年提高到 6 次，高于世界平均水平。以"治疗为中心"难以缓解看病就医问题，医学服务模式必须转向以"健康为中心"，需要优化医疗健康服务模式。

（二）疾病与死因

居民疾病和死因谱既反映一个国家地区社会经济和居民健康状况，也是制定社会经济发展和疾病健康策略的重要依据。中华人民共和国成立前，寄生虫病、传染病是我国居民疾病与死亡的主要原因，其中，婴儿死亡率约 200‰，孕产妇死亡率约 1 500/10 万，居民期望寿命不超过 35 岁。20 世纪 90 年代，我国居民死因顺位为心脏病、脑血管病、恶性肿瘤、呼吸系统疾病、消化系统疾病等慢性非传染性疾病为主。2015 年婴儿死亡率为 8.1‰，5 岁以下儿童死亡率为 10.7‰，孕产妇死亡率降低到 20.1/10 万，居全国前 10 死因的疾病依次为：恶性肿瘤；心脏病；脑血管病；呼吸系统疾病；损伤和中毒；内分泌、营养和代谢疾病；消化系统疾病；神经系统疾病；传染病（含呼吸道结核）；泌尿、生殖系统疾病。

结合我国居民疾病与死因变化，从大的病种看，肿瘤、心血管疾病和内分泌疾病是发病率和死亡率均迅速上升的病种；随着生产生活方式改变，高血压和糖尿病患者人数越来越多；随着人口老龄化，老年性慢性支气管炎、肺气肿、骨关节病等发病率较高；各类传染性疾病患病率总体呈下降趋势，但某些传染病发病率出现反弹现象，在个别时期个别地区时有发生，不容懈怠。居民疾病健康特征、疾病和死因谱确实发生了重大变化，必须重构与之相适应的卫生健康资源配置方案和卫生健康服务体系。

（三）平均期望寿命

平均期望寿命（average life expectancy）是根据各个年龄死亡率计算出来的一项重要指标，可以综合反映某一地区每一成员未来存活年龄的平均水平。伤残调整期望寿命是反映因各种疾病造成的早死与残疾对健康寿命年损失的综合指标。与伤残调整期望寿命相对应的常用指标是健康期望寿命，即在完全健康状态下生存的平均年数。

我国居民平均期望寿命在发展中国家居前列。2015 年居民期望寿命 76.3 岁，其中，男性为 73.6 岁，女性为 79.4 岁，男女期望寿命差距为 5.8 岁，这一指标在 2000 年为 3.7 岁，20 世纪 80 年代初为 2.9 岁，性别间差距扩大。根据世界卫生组织《2018 世界卫生统计报告》，我国居民人均期望寿命与健康期望寿命相差 8 岁。根据中国疾病预防控制中心发布的我国内地 31 省（直辖市、自治区）及香港、澳门 2 个特别行政区 2015 年期望寿命和健康期望健康寿命数据，期望寿命和健康期望寿命之差，与其相应的期望寿命之间的相关系数高达 0.946。随着人口老龄化，伤残生存寿命延长，人口健康压力进一步增大。卫生健康服务内涵不仅需要防治结合，更需要提供预防保健与治疗康复整体连续性服务，预防伤残、治愈病伤、康复减少残疾，提高健康期望寿命。

综上所述，随着我国居民疾病与死因谱及疾病健康问题的变化，树立"大卫生、大健康"理念迫在眉睫，要优化健康服务，把"以治疗为中心"服务模式转向"以健康为中心"，实施健康中国战略,让居民不生病、少生病,提升医疗健康资源利用绩效,提高居民的健康数量和健康质量。

第二节　健康中国 2030

健康长寿是人类文明的结果,是经济社会发展的基本要素,是实现人的全面发展的基础。党的十八届五中全会做出"健康中国"建设的重要决策,2016 年 8 月全国卫生与健康大会上,习近平总书记深刻阐述了推进健康中国建设的重要意义、基本方略、目标任务。2016 年 10 月,中共中央、国务院《"健康中国 2030"规划纲要》提出,将健康摆在优先发展的战略地位。实施健康中国战略,是中国特色社会主义进入新时代的必然选择,具有坚实的社会政治基础、理论基础和丰富的实践经验。

一、经验与理论

(一)社会政治基础

健康中国战略,以普及健康生活、优化健康服务、完善健康保障、建设健康环境、发展健康产业为重点,为人民群众提供全方位全周期健康服务。从卫生健康事业角度看,"健康中国"是一个健康发展目标,是健全全民健康服务体系,促进健康公平,提高全民健康水平;从人民生活角度看,"健康中国"是一种生活方式,是人人拥有健康理念、健康环境和健康生活方式,享有健康服务和健康保障;从社会发展角度看,"健康中国"是一种发展模式,是把人民健康放在优先发展地位,把健康融入所有政策,发展健康经济,人民健康成为民族昌盛、国家富强的重要标志。健康中国战略是生产生活、经济社会领域的一场重大变革,是人民中心论的具体实践。深化医药卫生体制改革 10 年,为健康中国战略实施奠定了坚实的社会政治基础。

1. **健康进入重要"政治议题"** 2009 年《中共中央　国务院关于深化医药卫生体制改革的意见》(中发〔2009〕6 号)指出,深化医改是"全面建设小康社会和构建社会主义和谐社会的一项重大任务";"十二五"期间的共识为"没有全民健康就没有全面小康";2017 年党的十九大报告首次提出"人民健康是民族昌盛国家富强的重要标志"的论断;《国务院关于印发"十三五"深化医药卫生体制改革规划的通知》(国发〔2016〕78 号),首次要求"把医改纳入全面深化改革中同部署、同要求、同考核"。

2. **健康进入"经济轨道"** "十一五"期间,对于"医改"和"医疗健康"的认识,大多还停留在"公益事业"或者"福利性质的公益事业"层面;《国务院关于印发"十二五"期间深化医药卫生体制改革规划暨实施方案的通知》(国发〔2012〕12 号)首次提出,深化医改是"加快转变经济发展方式的重大实践";"十三五"规划进一步明确,深化医改"为保障人民健康、促进经济社会发展增添新动力"。

3. **健康进入"文化范畴"** 随着医改的深入,各级党委政府和人民群众对于疾病健康的本质,以及疾病健康影响因素的认识越来越深刻,危害健康的行为和文化陋习逐渐被摒弃,倡导健康文明社会方式。例如,从控烟行动、"禁酒令"到严惩"酒后驾车",从"厕所革命"到倡导"村容整洁、乡风文明"。

保障人民健康是家庭个人的责任,更是政党、政府和全社会的责任;增强人民健康不仅是增加社会福利公益,更是新时代经济转型发展的新动能;维护人民健康不再局限于医疗技术范畴,更是一场社会治理和生产生活方式的变革。我国 10 年医改成就就是将以往容易被忽略或片面认识的疾病健康问题,从"边缘地带"推进到时代的中央舞台,奠定了健康中国建设的社会政治、经济和文化基础。

(二)国内外经验

1950—1980 年,居民人均预期寿命增长了 32 岁,提高到 67 岁,远高于同期世界平均增幅 14 岁,我国用 30 年时间完成了一些国家需要 100 年才能完成的第一次卫生革命。2017 年,我国居民人均期望寿命约 77 岁，稳居发展中国家前列，有力地支撑了中国的人口红利，促进了经济腾飞。中华人民共和国成立以来，在党和政府领导下，历经创建国家卫生服务体系、健全居民健康保障制度、发展健康产业、深化医药卫生体制改革等，摸索并积累了大量"中国经验"，可助力"健康中国"建设。

例如，中华人民共和国成立初期，周恩来总理担任第一届中央爱国卫生运动委员会主任，创造性开展"爱国卫生运动"，把"卫生工作与群众运动相结合"纳入国家卫生工作方针。爱国卫生运动（patriotic public health campaign）由政府主导，充分发挥国家、集体、个人的协调作用，运用群众路线的方法，组织社会力量，进行除害灭病、革除陋习，增强社会卫生意识，改造自然、改善环境、消除影响危害健康的因素，提高全民生活质量、卫生素养及健康水平，是一种具有中国特色的卫生健康工作方式，在我国社会建设、经济建设、环境建设和增进人民健康方面曾经发挥过巨大作用，并将在健康中国建设中继续发挥作用。进入改革开放年代，中央爱国卫生运动委员会主导的"改厕改水"工作、"卫生城市"创建、"亿万农民健康促进行动"工程、"健康促进县（区）"试点等系列活动，更是为健康中国建设积累了大量经验。

"健康国家"建设是经济社会发展的必然结果。经济发达国家，有的已经实施了多轮"国民健康"规划，这些规划有以下主要共性特征：一是以解决不同历史时期的健康问题为重点；二是预防干预优先，统筹疾病预防、治疗和健康促进工作，保护民众健康；三是政府主导，社会各界广泛参与；四是循序渐进，分步实施；五是发展健康产业，奠定健康的物质经济基础。

例如，日本是最早实施国家健康战略的发达国家之一。1978 年制定第一次国民健康计划，1988 年实施第二次国民健康计划。进入新千年，日本为应对人口快速老龄化和医疗费用负担沉重的问题，继续制定第三次国民健康计划，即"健康日本 21"计划（Healthy Japan 21）。为了配合"健康日本 21"计划实施，2002 年日本政府颁布了《健康促进法》，确立了"健康日本 21"计划的法定地位。在 2011 年对第一阶段"健康日本 21"计划评估基础上，2012 年日本厚生省又发布了"健康日本 21"第二阶段的战略计划。通过持续的国民健康计划，使得日本国民健康服务、健康产业和人均期望寿命居世界领先水平。

（三）相关理论基础

享有最大可能的健康是一项公民基本人权。健康作为一种特殊人力资本，是实现社会经济可持续发展的基础。健康也是社会经济发展的终极目标，持续改善国民健康是国家政府的责任，社会文明进步的结果。健康与社会经济发展具有双向作用。社会经济是人类生存和健康发展的基本条件，近半个世纪以来，全球人群健康状况的普遍提高，主要得益于社会经济的持续发展；人群健康对社会经济发展具有促进作用，研究证实人群健康指标每提高 1%，国民经济增长率提高 0.05%。只有将健康投入作为社会经济发展战略体系中的有机部分，才能出现社会经济与健康的良性互动。这些奠定了实施健康中国战略的学理基础。事实上，制定《"健康中国 2030"规划纲要》的理论依据充分而又广泛，源自健康领域自身的相关理论包括：

1. 现代医学模式下的系列国际倡导　现代医学模式（modern medical model），即"生物 - 心理 - 社会医学模式"认为，健康不仅仅是没有疾病或虚弱，而是一种身体、心理和社会的完好状态。影响健康的主要因素包括社会环境因素、生活行为因素、生物遗传因素和医疗健康服务因素等方面。2008 年世界卫生组织全球大数据分析显示：50% 的死亡归因于生活行为因素，30% 为社会环境因素，10% 是生物遗传因素，10% 是医疗健康服务因素所致。基于这些理论与事实，世界卫生组织认为，需要提倡积极的大健康观，以"治疗为中心"必须转向以"健康为中心"，卫生健康工作目标不再只是专注疾病患者而应该是全人群，并倡导了"人人享有健康"和"全民健康覆盖"等全球健康系列重大策略。因此，健康中国建设秉持"大卫生大健康"理念，覆盖惠及全人群。

2. 健康社会决定因素理论　传统生物医学模式认为，疾病是由生物的、物理的或化学的病因引起，从这些病因入手可以防治疾病，恢复健康；解决疾病健康问题主要涉及医师、护士、医院和卫生部门这些专业人员与行业机构。然而，越来越多的证据表明，仅仅依赖生物医学技术能够治愈的疾病十分有限，难以达到增进人类健康福祉的社会目标。影响人类疾病健康的因素确实很多，但其根本原因是社会因素。健康社会决定因素（social determinants of health）理论认为，年龄、性别、遗传、出生成长环境、生活方式、工作条件、医疗保健、社会阶层、宏观经济、文化和环境等都属于疾病健康影响因素；这些因素对疾病健康的影响作用与路径不是"水平"关系，而是一种层级状逻辑结构，其中，年龄、性别和遗传属于最"内层"，宏观社会经济、文化和环境属于最"外层"，"外层"因素可以直接、也可通过"内层"因素对人类疾病健康产生作用。因此，健康中国建设不仅需要发挥卫生健康专业机构、专业人员的作用，更需要从宏观社会经济、文化和环境全方位综合治理，将健康融入所有公共政策。

3. **生命历程理论**　20世纪90年代以来，现代医学研究发现，妊娠期营养不良是低出生体重、成年期心脏病和代谢性疾病早期重要的病因。人类疾病健康问题不仅从胎儿期和婴儿期起源，还可以延伸到卵母细胞期甚至怀孕之前，也可以延伸至童年期、青春期的各阶段。生命历程理论（life course theory）认为，根据生理、心理和社会特征，整个生命历程可以划分婴幼、青少年、成年和老年期等若干年龄阶段，每个阶段有其特殊的疾病健康问题，以及特殊的影响因素，特别是社会因素；按照生命历程路径预防疾病、实施保健，完全可以使得各年龄阶段健康、独立和自由发展的时间尽可能长；老年健康不仅取决于老年阶段，与生命全程各年龄阶段密不可分。即使进入老年阶段，改变健康有害行为也能促进健康。例如，60～75岁戒烟，过早死亡的风险可减少50%。因此，健康中国建设，应坚持开展全生命周期健康服务。

依据上述相关理论，"健康中国2030"规划纲要（Outline of the "Healthy China 2030" Plan）核心理念内涵，以全人群健康为中心，提供全方位、全生命周期健康服务。其中，"全人群"指以健康为中心，人人热爱健康、人人追求健康、人人生活健康，最终实现全民健康；"全方位"指把健康摆在优先发展的战略地位，将促进健康融入各部门、各行业公共政策制定实施的方方面面；"全周期"指要覆盖全生命周期，针对生命不同阶段的主要问题及主要影响因素，确定若干优先领域，强化干预，实现从胚胎到生命终末期的全程健康服务保障。

二、主题与目标

（一）建设主题

1. **指导思想**　推进"健康中国2030"建设，要坚持以人民为中心的发展思想，牢固树立和贯彻落实创新、协调、绿色、开放、共享的发展理念，坚持新时代卫生与健康工作方针，坚持健康优先、改革创新、科学发展、公平公正的原则，以提高人民健康水平为核心，以体制机制改革创新为动力，从广泛的健康影响因素入手，以普及健康生活、优化健康服务、完善健康保障、建设健康环境、发展健康产业为重点，把健康融入所有公共政策，全方位全周期保障人民健康，大幅提高健康水平，显著改善健康公平。

2. **战略主题**　"共建共享、全民健康"是建设健康中国的战略主题。"共建共享"是建设健康中国的基本路径，这是贯彻落实"共享是中国特色社会主义的本质要求"和"发展为了人民、发展依靠人民、发展成果由人民共享"的具体表现。坚持政府主导，动员全社会参与，推动社会共建共享，人人自主自律。强化跨部门协作、有效控制影响健康的生态和社会环境危险因素、形成多元化社会共治格局，强化早诊断、早治疗、早康复，在"共建共享"中实现"全民健康"，提升人民群众的获得感。

"全民健康"是建设健康中国的根本目的。立足全人群和全生命周期两个着力点，惠及全人群、覆盖全生命周期，分别解决提供"公平可及"和"系统连续"健康服务的问题，做好妇女儿童、老年人、残疾人、低收入人群等重点人群的健康工作，使全体人民享有所需要的、有质量的、可负担的预防、治疗、康复、健康促进服务，强化对生命不同阶段主要健康问题及主要影响因素的有效干预，实现"从胎儿到生命终点"的全程健康服务和健康保障，全面维护人民健康。

（二）建设目标

《"健康中国 2030"规划纲要》围绕总体健康水平、健康影响因素、健康服务与健康保障、健康产业、促进健康的制度体系等方面设置了若干主要量化指标，使目标任务具体化，工作过程可操作、可衡量、可考核，其主要指标见表 13-1。

表 13-1　"健康中国 2030"规划主要指标情况

领域	指标	2015 年	2020 年	2030 年
健康水平	人均预期寿命 / 岁	76.34	77.3	79
	婴儿死亡率 /‰	8.1	7.5	5
	5 岁以下儿童死亡率 /‰	10.7	9.5	6
	孕产妇死亡率 /1/10 万	20.1	18.0	12.0
	城乡居民达到《国民体质测定标准》合格以上的人数比例 /%	89.6（2014 年）	90.6	92.2
健康生活	居民健康素养水平 /%	10	20	30
	经常参加体育锻炼人数 / 亿人	3.6（2014 年）	4.35	5.3
健康服务与保障	重大慢性病过早死亡率 /%	19.1（2013 年）	比 2015 年降低 10%	比 2015 年降低 30%
	每千常住人口执业（助理）医师数 / 人	2.2	2.5	3
	个人卫生支出占卫生总费用的比重 /%	29.3	28 左右	25 左右
健康环境	地级及以上城市空气质量优良天数比率 /%	76.7	>80	持续改善
	地表水质量达到或好于Ⅲ类水体比例 /%	66	>70	持续改善
健康产业	健康服务业总规模 / 万亿元	—	>8	16

到 2020 年，建立覆盖城乡居民的中国特色基本医疗卫生制度，健康素养水平持续提高，健康服务体系完善高效，人人享有基本医疗卫生服务和基本体育健身服务，基本形成内涵丰富、结构合理的健康产业体系，主要健康指标居于中高收入国家前列。

到 2030 年，促进全民健康的制度体系更加完善，健康领域发展更加协调，健康生活方式得到普及，健康服务质量和健康保障水平不断提高，健康产业繁荣发展，基本实现健康公平，主要健康指标进入高收入国家行列。到 2050 年，建成与社会主义现代化国家相适应的健康国家。

三、任务与内涵

（一）普及健康生活

WHO 指出，不健康的生活行为方式是威胁人群健康的主要因素。《"健康中国 2030"规划纲要》从加强健康教育，塑造自主自律的健康行为和提高全民身体素质等方面普及健康生活，即从健康的源头入手，强调个人健康责任，发展健康文化，加强健康教育，提高全民健康素养，广泛开展全民健身运动，引导群众形成合理膳食、适量运动、戒烟限酒、心理平衡的健康生活方式。

普及健康生活旨在推进全民健康生活方式，强化家庭和高危个体健康生活方式指导及干预，开展健康体重、健康口腔、健康骨骼等专项行动，到 2030 年，基本实现以县（市、区）为单位全覆盖；加大学校健康教育力度，将健康教育纳入国民教育体系，培养健康教育师资；制定实施国民营养计划，全面普及膳食营养知识，引导合理膳食，到 2030 年，居民营养知识素养明显提高，营养缺乏疾病发生率显著下降，全国人均每日食盐摄入量降低 20%，超重、肥胖人口增长速度明显放缓；开展控烟限酒活动，全面推进控烟履约，加大控烟力度，到 2030 年，15 岁以上人群吸烟率降低到 20%，加强限酒健康教育，控制酒精过度使用，减少酗酒；加强心理健康服务体系建设和规范化管理，加大全民心理健康科普宣传力度，促进心理健康，到 2030 年，常见精神障碍防治和心理行为问题识别干预水平显著提高；强化社会综合治理，以青少年、育龄妇女及流动人群为重点，开展综合干预，减少不安全性行为和毒品危害；完善全民健身公共服务体系，到 2030 年，基本建成县、乡、村三级公共体育设施网络，人均体育场地面积不低于 2.3 平方米，在城镇社区实现15 分钟健身圈全覆盖；广泛开展全民健身运动，到 2030 年经常参加体育锻炼人数达到 5.3 亿人；促进重点人群锻炼，到 2030 年，学校体育场地设施与器材配置达标率达到 100%，青少年学生每周参与体育活动达到中等强度 3 次以上，国家学生体质健康标准达标优秀率 25% 以上。

为实施全民健身国家战略，提高全民族的身体素质和健康水平，国务院于 2016 年 6 月 15 日发布了《全民健身计划（2016—2020）》。该计划目标为完成制定实施全民健身计划，普及科学健身知识和健身方法，推动全民健身生活化，到 2020 年，每周参加 1 次及以上体育锻炼的人数达到7 亿，经常参加体育锻炼的人数达到 4.35 亿。全民健康生活方式行动自 2007 年正式启动，行动任务分两阶段完成，2015 年已完成第一阶段任务。2016 年启动第二阶段（2016—2025 年）工作，提出开展"三减三健"行动，提倡"减盐、减油、减糖，健康口腔、健康体重、健康骨骼"等 6 项专项活动，不断提升全民健康理念与意识，不断普及健康知识与技能，不断推广健康活动与实践。全民健康生活方式行动现已覆盖 80% 的县区，预计到 2020 年覆盖 85% 的县区，2025 年覆盖 95%的县区。

（二）优化健康服务

为有效满足人民多样化、个性化的健康需求，逐步实现以"治病为中心"到以"健康为中心"的转变，《"健康中国 2030"规划纲要》提出，从强化覆盖全民的公共卫生服务，提供优质高效的医疗服务，充分发挥中医药独特优势，加强重点人群健康服务等方面优化健康服务内涵。以妇女儿童、老年人、贫困人口、残疾人等人群为重点，从疾病的预防和治疗两个层面采取措施，建立整合型的医疗卫生服务体系，强化覆盖全民的公共卫生服务，加大慢性病和重大传染病防治力度，实施健康扶贫工程，创新健康服务供给模式，提供更优质高效的健康服务。

优化健康服务旨在强化覆盖全民的公共卫生服务，防治重大疾病，到 2030 年，实现全人群、全生命周期的慢性病健康管理，总体癌症 5 年生存率提高 15%，12 岁儿童患龋率控制在 25% 以内；完善计划生育服务管理，健全人口与发展的综合决策体制机制，完善有利于人口均衡发展的政策体系，全国人口性别比实现自然平衡；全面建成体系完整、分工明确、功能互补、密切协作、运行高效的整合型医疗卫生服务体系，到 2030 年，基本形成 15 分钟基本医疗卫生服务圈；建立专业公共卫生机构、综合和专科医院、基层医疗卫生机构"三位一体"重大疾病防控机制，建立信息共享、互联互通工作机制，推进慢性病防、治、管融合发展，实现医防结合；建立与国际接轨、体现中国特色的医疗质量管理与控制体系，提升医疗服务水平和质量；发挥中医药服务独特优势，提高中医药服务能力，到 2030 年，中医药在治未病中的主导作用、在重大疾病治疗中的协同作用、在疾病康复中的核心作用得到充分发挥。

2015 年，国务院办公厅印发《关于推进分级诊疗制度建设的指导意见》（国办发〔2015〕70 号），2018 年，国家卫生健康委员会印发《关于进一步做好分级诊疗制度建设有关重点工作的通知》（国卫医发〔2018〕28 号），部署加快推进分级诊疗制度建设，形成科学有序的就医格局，进一步保障和改善民生。为加强慢性病防治工作，降低疾病负担，提高居民健康期望寿命，努力全方位、全周期保障人民健康，国务院办公厅于 2017 年 1 月印发《中国防治慢性病中长期规划（2017—2025年）》（国办发〔2017〕12 号），将降低重大慢性病过早死亡率作为核心目标，提出到 2020 年和 2025年，力争 30～70 岁人群因心脑血管疾病、癌症、慢性呼吸系统疾病和糖尿病导致的过早死亡率分别较 2015 年降低 10% 和 20%，到 2025 年实现全人群全生命周期健康管理。

（三）完善健康保障

《"健康中国2030"规划纲要》提出，从健全医疗保障体系和完善药品供应保障体系两方面完善健康保障，即加强各类医保制度整合衔接，健全医保管理服务体系，推进医保支付方式改革，积极发展商业健康保险，实现保障能力长期可持续；深化药品、医疗器械流通体制改革，完善国家药物政策，降低虚高价格，切实减轻群众看病负担，改善就医感受。

完善健康保障，健全以基本医疗保障为主体、其他多种形式补充保险和商业健康保险为补充的多层次医疗保障体系，到2030年，全民医保体系成熟定型；严格落实医疗保险基金预算管理，到2030年，全民医保管理服务体系完善高效；落实税收等优惠政策，鼓励企业、个人参加商业健康保险及多种形式的补充保险，到2030年，现代化商业健康保险服务业进一步发展，商业健康保险赔付支出占卫生总费用比重显著提高。

推进药品、医疗器械流通企业向供应链上下游延伸开展服务，形成现代流通新体系，建设遍及城乡的现代医药流通网络，提高基层和边远地区药品供应保障能力；巩固完善国家基本药物制度，推进特殊人群基本药物保障，建立健全覆盖城乡居民的医疗保障体系和规范的药品供应保障体系。

（四）建设健康环境

《"健康中国2030"规划纲要》提出，从深入开展爱国卫生运动、加强影响健康的环境问题治理、保障食品药品安全和完善公共安全体系等方面建设健康环境，针对影响健康的环境问题，开展大气、水、土壤等污染防治，实施工业污染源全面达标排放，建立健全环境与健康监测评估制度，加强食品药品安全监管，强化安全生产和职业病防治，促进道路交通安全，开展爱国卫生运动，建设健康城市和健康村镇，提高突发事件应急能力，减少环境、食品和药品突发公共事件对健康的危害。

建设健康环境旨在加强城乡环境卫生综合整治，建设健康城市和健康村镇，到2030年，力争全国农村居民基本都能用上无害化厕所，力争国家卫生城市数量提高到全国城市总数的50%，有条件的省（自治区、直辖市）实现全覆盖，建成一批健康城市、健康村镇建设的示范；推进联防联控和流域共治，实行环境质量目标考核，实施最严格的环境保护制度，切实解决影响人民群众健康的突出环境问题；完善食品安全标准体系，实现食品安全标准与国际标准基本接轨。加强食品安全风险监测评估，到2030年，食品安全风险监测与食源性疾病报告网络实现全覆盖；加强道路交通安全设施设计、规划和建设，组织实施公路安全生命防护工程，治理公路安全隐患，力争实现道路交通万车死亡率下降30%；建立健全城乡公共消防设施建设和维护管理责任机制，城乡消防设施基本实现全覆盖；建立起覆盖全国、较为完善的紧急医疗援救网络，力争将道路交通事故死亡比基本降低到中等发达国家水平。

依据《国家环境与健康行动计划（2007—2015）》（卫办监督发〔2007〕279号），我国已开展实时、系统的环境污染及其健康危害监测，及时有效地分析环境因素导致的健康影响和危害结果，掌握环境污染与健康影响发展趋势，为国家制订有效的干预对策和措施提供科学依据。此外，《"十三五"生态环境保护规划》（国发〔2016〕65号）已经研究发布了一批利于人体健康的环境基本标准。制定、发布环境与健康现场调查、暴露评价、风险评估等管理规范类标准，科学指导并规范相关工作开展。编制发布了一批环境与健康数据标准，增强了数据采集的标准化与系统性。2015年4月颁布的《中华人民共和国食品安全法》，是借鉴国际食品法典委员会标准体系模式，构建中国食品安全标准体系迈出的重要一步，规定了食品安全标准的内容范围，在法律层面上界定了横向基础标准的结构模式。依据原国家卫生计生委《食品安全标准与监测评估"十三五"规划（2016—2020年）》，"十三五"期间将重点围绕建立最严谨的标准，不断构建和完善以国家标准为框架，地方标准为补充的食品安全标准体系。

（五）发展健康产业

完善健康服务、发展健康产业,对经济结构转型、社会创新驱动发展的贡献越来越大。《"健康中国 2030"规划纲要》提出,发展健康产业,要优化多元办医格局、发展健康服务新业态,促进医药产业发展。

发展健康产业,首先,要进一步优化政策环境,支持社会力量举办非营利性医疗机构,优化多元办医格局,推动非公立医疗机构向高水平、规模化方向发展;其次,加强供给侧结构性改革,发展健康医疗旅游、健康管理服务等新业态,加强医药技术创新,促进医药产业发展,不断满足人民群众日益增长的多样化健康需求。到 2030 年,我国药品、医疗器械质量标准全面与国际接轨;具有自主知识产权新药和诊疗装备国际市场份额大幅度提高,高端医疗设备市场国产化率大幅度提高,实现医药工业中高速发展和向中高端迈进,跨入世界制药强国行列。

深化医药卫生体制改革以来,为推进社会办医疗机构成规模、上水平,不断满足人民群众多层次医疗卫生服务需求,国家先后发布《国务院关于促进健康服务业发展的若干意见》(国发〔2013〕40 号)、《国务院办公厅转发发展改革委卫生部等部门关于进一步鼓励和引导社会资本举办医疗机构意见的通知》(国办发〔2010〕58 号)、《国务院办公厅印发关于促进社会办医加快发展若干政策措施的通知》(国办发〔2015〕45 号)和《国务院办公厅关于支持社会力量提供多层次多样化医疗服务的意见》(国办发〔2017〕44 号),以进一步优化政策环境,优先支持社会力量举办非营利性医疗机构,实现非营利民营医院与公立医院同等待遇。

第三节　健康中国相关专题

社会变革或者重大战略实施,需要充分的社会经济、政治、文化基础,还往往伴有重大技术革新或重大理念创新。例如,18 世纪 60 年代,第一次工业革命与英国蒸汽机的发明应用;20 世纪 70 年代末,我国改革开放,治国理念从"以阶级斗争为纲"转向"以经济建设为中心"。健康中国战略实施也不例外。既是我国经济社会持续发展、深化医药卫生体制改革的必然结果,也必定加速国民经济供给侧结构性改革,促使国家卫生健康事业发展理念、内容方式变革。全球化时代,疾病健康无国界,任何国家不能独善其身,SARS 如此,埃博拉也是如此;具有时代特征的现代生物技术、现代信息技术、人工智能技术重大创新如火如荼,正在改变世界,深刻影响着人们的生产与生活。健康中国建设是中国特色社会主义进入新时代,中华民族由站起来、富起来走向强起来的关键时刻,由党中央、国务院做出的重大决策部署,突出强调"将健康融入所有政策"。健康中国战略实施,是经济社会发展从农业经济、工业经济转向健康经济的重要标志,需要互联网大数据新技术支撑,需要全球健康治理新理念融合。

一、互联网＋医疗健康服务

我国卫生健康领域的主要矛盾就是发展不平衡、不充分,特别是卫生人才分布不均衡,致使农村、西部地区卫生健康服务能力薄弱。"十三五"期间深化医改的首要任务,是推进"分级诊疗制度"建设,缓解"看病难、看病贵"问题。大城市大医院"人满为患",偏远地区和基层机构"门可罗雀"现象,致使患者多跑路多花钱,降低医疗资源利用效率,百姓"获得感、体验感"差。为了引导优质资源下沉,提高百姓看病就医的满意度,一些地区试图通过多种"巡回医疗"或者各种"医疗联合体"等方式,促使优质卫生资源在城乡、地区和各类机构之间的柔性流动。但是实践中总体效果不佳、效率不高,难以实现预期。

互联网＋(internet+),通俗地说,就是"互联网＋各个传统行业",但这并不是简单的两者相加,是利用信息通信技术以及互联网平台,让互联网与传统行业进行深度融合,创造新的发展生态。可以让人们不受时间和空间的限制,共享资源,最大限度地节省成本、提高效率,在我国现代服务业领域应用成效显著。2018年4月，国务院办公厅印发《关于促进"互联网＋医疗健康"发展的意见》，旨在促进互联网与医疗健康服务的深度融合，形成医疗健康服务新业态，破解优质"人才"资源等发展不平衡的突出瓶颈问题。

（一）互联网＋医疗健康服务概述

我国"互联网＋医疗健康"服务快速发展的缘由，一方面是国家现代信息技术及其基础设施快速发展，商业等服务业领域积累了成功经验；另一方面是新医改和健康中国建设的新要求、新任务，迫使一些优质医疗健康资源不足的地方政府、医疗卫生服务机构主动通过"互联网＋"与大城市、大医院共享优质资源，从远程医疗入手，积极探索"互联网＋医疗健康"服务模式，让百姓少跑腿、数据多跑路，让更多患者享受优质医疗服务，提高服务效率。

推进"互联网＋"应用，是优化我国医疗健康服务的有效途径。发展完善互联网＋医疗健康服务的基本原则：一是坚持以人为本、便民惠民，以人民群众多层次、多元化医疗健康需求为导向，依托互联网等技术优势，提高医疗健康服务质量和医疗健康服务可及性。二是坚持包容审慎、安全有序，营造包容发展的政策环境，形成政府主导、多方参与、公平竞争、开放共享的局面。创新监管方式，防范各类风险。三是坚持创新驱动、融合发展，推动医疗健康与互联网深度融合，探索互联网医院、互联网家庭签约服务和互联网健康管理等新模式，提高医疗健康服务体系整体效能。

（二）互联网＋医疗健康服务内涵

我国现阶段发展互联网＋医疗健康服务内涵，主要包括以下3方面：

首先，健全"互联网＋医疗健康"服务体系。从发展"互联网＋"医疗服务、创新"互联网＋"公共卫生服务、优化"互联网＋"家庭医师签约服务、完善"互联网＋"药品供应保障服务、推进"互联网＋"医保结算服务、加强"互联网＋"医学教育和科普服务、推进"互联网＋"人工智能应用服务等7方面，推动互联网与医疗健康服务深度融合。

其次，完善"互联网＋医疗健康"支撑体系。从加快实现医疗健康信息互通共享、健全"互联网＋医疗健康"标准体系、提高医院管理和便民服务水平、提升医疗机构基础设施保障能力、制订完善相关配套政策等，支撑互联网＋医疗健康服务可持续发展。

再次，加强行业监管和安全保障。强化互联网＋医疗健康服务质量监管和保障数据信息安全，规范"互联网＋医疗健康"服务有序发展。

让老百姓真真切切地享受到"互联网＋医疗健康"服务带来的健康红利。通过互联网预约诊疗、双向转诊、远程医疗、疾病随访、健康咨询、健康管理，拆除传统医院"围墙"，形成区域性"互联网＋医疗健康"平台，医患实时对接，医师"多点执业"，用现代信息技术方案解决农村地区、基层机构优质医疗资源缺乏的难题。

（三）互联网＋医疗健康服务的挑战

在强大的"互联网＋"技术推动下，我国互联网＋医疗健康服务发展迅速。宏观层面，国家积极鼓励政策扶持；中观层面，地方政府和基层机构有积极性；微观层面，患者百姓有需求。但是"互联网＋"在医疗健康服务领域的应用也面临着一系列挑战。

首先，互联网＋医疗健康服务行业边界和相关法律政策问题。"互联网＋"技术在医疗健康服务领域的应用边界不明确，相关行业标准规范、数据安全、隐私保护、行业监管等政策体系亟待完善。加强顶层规划，以保障互联网＋医疗健康服务有序持续发展的政策环境。

其次，互联网＋医疗健康服务信息技术基础设施建设问题。互联网＋医疗健康服务高度依赖现代信息技术，加强相关信息技术基础设施建设，是可持续发展的物质基础和硬环境。医疗健康的复杂性和服务的特殊性，要求信息技术更加大容量、快速度、高质量，医疗健康数据信息更加完整。需要进一步加大信息技术基础设施建设，避免信息"梗阻"现象，打破信息"孤岛"壁垒，更好地实现医疗健康信息互联互通,搭建更大互联网平台,才能承载更加丰富的医疗健康服务内涵,壮大互联网＋医疗健康服务新业态的形成发展。

再次,畅通医师、医院、企业和患者参与管道。发展互联网＋医疗健康服务,是为了更好地满足人民群众大健康需要。因此,均衡政府与市场关系,实现医师、医院、患者和企业共赢格局,建立政府主导,企业参与,市场运作新机制,遵循健康经济学规律,畅通互联网＋医疗健康的建设投入、运行管理、服务和使用消费管道,才能消除一些地方互联网＋医疗健康服务"中看不中用"现象,夯实互联网＋医疗健康服务可持续发展的管道。

二、医疗健康大数据

深化医药卫生体制改革的核心政策问题,是医疗资源发展不平衡不充分,重点是不平衡问题,需要应用"互联网＋"技术实现患者与医疗信息互联互通,实时共享,有效缓解"看病难、看病贵"问题;健康中国建设实施的核心服务理念,是提供全人群、全方位、全周期健康服务,需要应用现代信息技术实现"万物相连",进入医疗健康物联网时代,增加人民群众的健康福祉。如果将针对深化医改的"互联网＋"技术应用称为"互联网＋医疗健康"1.0版,则针对健康中国建设的现代信息技术应用,自然属于"互联网＋医疗健康"2.0版,其突出特征是通过物联网形成医疗健康大数据,由医疗健康大数据衍生出强大的智能智慧医疗健康产品与服务项目,辅助实现精准识别诊断、精准预防保健和个性化治疗康复,提高人类健康期望寿命。

全球大数据技术创新发展迅速,大数据产业和服务日趋活跃,在推动经济增长、改善社会服务等方面具有重大意义。2015年9月,国务院印发《促进大数据发展行动纲要》,系统部署我国大数据发展工作,开启大众创业、万众创新的新格局,培育高端智能、新兴产业发展。按照国家统一部署,医疗健康领域正在推动数据共享,规划大数据基础设施建设,支撑健康中国战略实施。

(一)大数据概述

顾名思义,大数据(big data)是一个体量特别大,数据类型特别多的数据集。无法在一定时间范围内用常规软件工具进行捕捉、管理和处理的数据集合。"大数据"在物理学、生物医学以及军事、金融、通讯等行业存在已有时日,却因为近年来大数据技术的快速发展,实现大数据开发而引起人们关注。

大数据具有4V特征:①数据量大(volume),大数据的起始计量单位至少是P(1 000个T)、E(100万个T)或Z(10亿个T);②类型繁多(variety),包括网络日志、音频、视频、图片、地理位置信息等,多类型的数据对数据的处理能力提出了更高的要求;③价值密度低(value),信息海量,但价值密度较低,如何通过强大的机器算法更迅速地完成数据的价值"提纯",是大数据时代亟待解决的难题;④速度快(velocity),处理速度快,时效性要求高。这是大数据区分于传统数据挖掘最显著的特征。

大数据技术主要包括数据采集、数据存取、基础构架、数据处理、统计分析、数据挖掘、结果呈现等。当数据的处理技术发生翻天覆地的变化时,大数据时代中的人类思维模式也要发生变革:第一个思维变革,利用所有的数据,不再仅仅依靠部分数据,即不是随机样本,而是全体数据;第二个思维变革,我们唯有接受不精确性,才有机会打开一扇新的世界之窗,即不是精确性,而是混杂性;第三个思维变革:不是所有的事情都必须知道现象背后的原因,而是要让数据自己"发声",即不是因果关系,而是相关关系。

大数据技术的战略意义不在于掌握庞大的数据信息,而是对这些数据进行专业化处理"加工",实现数据的"增值"。全球知名咨询公司麦肯锡称:"数据,已经渗透到当今每一个行业领域,成为重要的生产因素。对于海量数据的挖掘和运用,预示着新一波生产率增长和消费者盈余浪潮的到来"。

（二）医疗健康大数据特性

医疗健康大数据主要来自全人口健康信息和患者诊疗过程中产生的数据。包括全人口健康相关信息，患者就医过程产生的数据，生物医药器械企业和生命科学研究产生的数据，人体可穿戴设备产生的数据等。医疗健康大数据除了具备一般大数据特征外，还有以下特性。

1. **多态性**　医疗健康数据包含化验产生的纯数据、心电图等信号图谱、医师对患者症状判断的文字描述，还有心跳声、哭声、咳嗽声等声音资料，以及像胎动影像等动画数据。

2. **不完整性**　由于各种原因导致有很多医学数据不完整，像医师的主观判断以及文字描述的不完整，患者治疗中断导致的数据不完整，患者描述不清导致的数据不完整等。

3. **冗余性**　全人群全方位和全周期医疗健康数据范围广泛，每时每刻都能产生数据，其中也包含大量多余的数据，给数据分析筛选带来了很大困难。

4. **时间性**　大多医疗健康数据都是具有时间性、持续性，像心电图、胎动思维图均属于时间维度内的数据变化图谱，具有极强的时效性。

5. **隐私性**　隐私性是大部分医疗数据不愿对外开放的一个原因，很多医院的临床数据系统都是相对独立的局域网络。如何处理好隐私保护和大数据开发，属于医疗健康数据的一个重要特征。

（三）医疗健康大数据应用

医疗健康与大数据技术融合正在加速。已经有条件实现人体数字化、无线传感、数字成像。医疗健康大数据应用前景广阔，例如，促使临床医疗从"经验决策"到"数据辅助决策"，以及将来的"数据即决策"等。医疗健康大数据应用发展，必定创新医疗健康服务新业态，推进覆盖第一、二、三产业的大健康产业链协同发展。以下举例说明医疗健康大数据应用领域场景。

1. **医药研发**　传统药品研发需要耗费大量人力财力，从细胞到动物，从健康志愿者到临床患者，周期一般为 10 年以上。通过基于临床真实事件的医疗健康大数据，利用人工智能深度学习算法系统，对研发药物中各种不同的化合物以及化学物质进行分析，预测药品研发过程中的安全性、有效性、副作用等，可以筛选更加有效、安全的新型药品，可以降低药品研发成本，缩短研发周期，降低药品价格，甚至与3D打印技术结合，研发生产"个性化药品"。

2. **健康管理**　基于人群体检数据、心理数据、运动数据、营养数据以及基因大数据，借助物联网、智能医疗器械、智能穿戴设备，实时收集全人群、全方位和全生命周期医疗健康大数据，制订个性化健康管理、疾病管理和康复管理方案，实现健康者更健康的理想状态。

3. **生物大数据改良基因**　基因技术是人类未来战胜疾病的重要武器，自人类基因组计划完成以来，世界主要发达国家纷纷启动了生命科学基础研究计划，生命科学领域正在暴发数据革命。生物大数据技术将会加速基因技术的研究，快速实现基因组合模拟计算，利用基因技术改良基因，达到预防、治愈或根除疾病的目的。基因技术广泛走向人类临床应用还有很长距离，还有诸多未知风险，需要更多医疗健康大数据的支撑。

三、"一带一路"医疗健康合作

生产要素跨国界流动成为不可逆转的大趋势，人类命运息息相关，源自世界任何一个国家的经济金融、政治人道主义危机，均可波及更大区域范围，乃至影响全球经济与贸易发展。中国经济快速发展受益于经济全球化，离不开世界，世界需要中国，中国已经成为世界经济增长的重要引擎。"推动构建人类命运共同体"写入宪法。"一带一路"倡议已有 100 多个国家表达了支持和参与的意愿。医疗健康属于"一带一路"合作中不可或缺的重要内容，与此同时，"一带一路"倡议也给健康中国建设提出了新理念、新要求。

（一）加强"一带一路"医疗健康国际合作的意义

加强医疗健康领域的国际交流合作，共享人类健康领域的知识、技术、产品，促进人类健康繁衍,不仅是国际人道主义的基本要求,更是各国政府和全社会的责任。中国政府历来重视医疗健康国际合作交流,早在 20 世纪 60 年代,中国在自身发展十分艰难的条件下,应阿尔及利亚政府邀请,派遣出第一支中国援外医疗队,开创了有组织、大规模、持续时间最长、成效最为显著的官方对外卫生援助项目。中国援外医疗队具有崇高的国际声誉,彰显了中国独特的软实力。

进入新时代,我国国情发生了重大变化,世界政治经济格局也正在发生重大变化。倡导"一带一路"国际合作,推动构建人类健康命运共同体,既是全球经济可持续和平发展的需要,也是中国谋取人类共同福祉的责任大国担当,更是实现中国民族伟大复兴梦的重要路径。打造"健康丝绸之路",维护全球健康安全、支持全球健康事业发展,是促进"一带一路"合作国家政策沟通、设施联通、贸易畅通、资金融通、民心相通的重要保障。

世界卫生组织总干事谭德塞在谈及"一带一路"倡议将如何影响世界健康领域发展时表示,"中国具有实际经验和经济影响力,能极大影响'一带一路'沿线国家的数十亿生命"。加强中国与"一带一路"国家在医疗健康的重点领域合作,是惠及包括中国人民在内的共赢举措,也是建设健康中国的客观需要。加强与"一带一路"沿线国家医疗健康合作交流,分享健康知识、技术和经验,相互借鉴,取长补短,有利于实现世界卫生组织提出的全面健康覆盖目标的实现,有利于提高我国健康治理水平,发展人民健康事业;加强与"一带一路"国家重大传染病监测、交流和应急能力建设,可以有效防范重大传染性疾病和突发公共卫生事件风险,维护国家健康安全。

(二)"一带一路"医疗健康国际合作的内涵

中国越来越注重借鉴国际经验解决国内健康问题,积极参与全球健康治理,分享中国经验,把全球健康纳入大国外交议程。2016 年 8 月,全国卫生与健康大会上,习近平总书记讲话中强调,长期以来我国在履行国际义务、参与全球健康治理方面取得了重要进展。2016 年 10 月,中共中央、国务院发布《"健康中国 2030"规划纲要》,把"实施中国全球卫生战略,全方位积极推进人口健康领域的国际合作"作为"健全支撑与保障"部分的单独章节,提出了一系列极为重要的方针:在促进我国和"一带一路"沿线国家卫生合作方面,要创新合作模式;在加强南南合作方面,要落实中非公共卫生合作计划,继续向发展中国家派遣医疗队员,并"重点加强包括妇幼保健在内的医疗援助,重点支持疾病预防控制体系建设";在开展卫生外交方面,要"充分利用国家高层战略对话机制,将卫生纳入大国外交议程";在积极参与全球卫生治理方面,要"在相关国际标准、规范、指南等的研究、谈判与制定中发挥影响,提升健康领域国际影响力和制度性话语权"。为贯彻落实全国卫生与健康大会和《"健康中国 2030"规划纲要》的精神,2017 年 7 月,国家卫生计生委制定下发了《中国全球卫生战略(2017—2030)》。

"一带一路"倡议中明确提出,要强化与周边国家在传染病疫情信息沟通、防治技术交流、专业人才培养等方面的合作,为有关国家提供医疗援助和应急医疗救助。2017 年 5 月举办的首届"一带一路"国际合作高峰论坛上,中国政府承诺将在未来 3 年在沿线国家实施 100 个"幸福家园"、100 个"爱心助困"、100 个"康复助医"等项目,将"一带一路"建设与健康中国建设有机融合。

(三)"一带一路"医疗健康合作模式

医疗健康领域国际合作交流,中国正从"单向"受援大国模式转向"双向"多元多层次国际交流合作,不断创新突破,以务实打造"健康丝绸之路"。

1. 开展国家间合作　国家间双边与多边合作形式。例如,以周边俄罗斯、蒙古国、印度尼西亚、韩国、乌克兰等为代表,通过卫生合作委员会、卫生部长会议机制等,开展双边或多边合作;再如,以原有的大湄公河次区域(GMS)经济多边合作机制,强化与相关国家在重点领域的双边或多边医疗健康合作。

2. 与国际组织合作　中国与政府间或非政府间国际组织长期保持良好合作关系,通过与这些国际组织签署"一带一路"合作倡议等,加强通过国际组织平台,推进"一带一路"务实合作。例如,2017 年,中国与世界卫生组织签署了《中华人民共和国政府与世界卫生组织关于"一带一路"卫生领域合作的执行计划》,意味着中国与世界卫生组织合作扩展到"一带一路"层面。

3. 搭建交流平台 通过举办医疗健康相关论坛、会展等,搭建"一带一路"国家卫生健康交流平台,推进卫生健康事业和医疗健康产业合作。例如,"丝绸之路卫生合作论坛""中阿卫生合作论坛""中国 - 东盟卫生合作论坛"等。通过这些交流平台,我国已经同法国、加拿大、日本、新加坡以及一些国际组织签署了第三方市场合作的文件,设立了第三方市场合作的基金,支持企业通过联合投标、共同投资等方式,开拓新的市场,实现优势互补、多方共赢。

4. 援助合作模式 中国与发展中国家医疗健康领域传统模式属于援助合作,以政府间、机构间交流合作为基础,通过派遣医疗队、紧急医疗救援队等方式开展医疗健康合作,通过援助合作模式促进相关国家医疗健康事业发展。

(四)"一带一路"医疗健康合作挑战

"一带一路"医疗健康交流合作,机遇大于挑战的同时,必须更加充分认识挑战、应对挑战。这些挑战可归为两大方面:国际外部环境不利因素和国内自身能力不足。

1. 国际环境因素 世界范围内的"逆全球化"倾向及"单边主义"愈演愈烈,曾经的"地球村"观念在一些国家正在被贸易保护、边境修墙、控制移民等思潮掩盖,全球贸易呈现持续低迷态势,联合国框架下的全球治理机制正在经受严重挑战。"一带一路"医疗健康交流合作实践,是通过国际健康治理实现全球健康发展和健康安全的一项复杂、宏大的系统工程,受政治经济、文化思潮、战争灾难等因素影响。"逆全球化"和"单边主义"思潮、全球性金融危机、地缘政治所导致的"不确定形势",可影响"一带一路"医疗健康交流合作进程,降低全球健康治理实践成效,甚至加剧全球健康不公平性。

2. 国内环境因素 虽然发展"一带一路"医疗健康交流合作成为健康中国战略和国家总体外交政策的有机组成部分,但是作为一种新兴战略理念,政府各机构内部实施协同机制尚未健全,多部门参与度不够;大众往往更加关心"国民健康",而忽视全球健康与健康中国的关系,"大国思维"准备不足,甚至存在不少认识误区;我国缺乏国际医疗健康合作人才,相关理论、相关能力准备不足,可能成为中国与"一带一路"国家医疗健康交流合作的制约因素。

(毛宗福)

思考题 ——————————————————————————

1. 试述健康中国建设纳入国家战略的必然性。
2. 试述《"健康中国2030"规划纲要》的任务内涵。
3. 简述现代信息技术与健康中国建设融合的机遇挑战。
4. 简述健康中国建设与"一带一路"医疗健康合作的关系。

附　录

附表1　WHO国家药物政策背景指标与数值

背景指标	数值
1　国家信息	
人口数据	
BG1　总人口数	
BG2　人口年增长率	
BG3　城市人口比率	
BG4　平均寿命	
经济数据	
BG5　人均GDP	
BG6　年平均通货膨胀率	
2　健康信息	
健康状况数据	
BG7　新生儿死亡率	
BG8　产妇死亡率	
BG9　新生儿发病率最高的五种疾病	
BG10　新生儿死亡率最高的五种疾病	
BG11　成年人发病率最高的五种疾病	
BG12　成年人死亡率最高的五种疾病	
卫生体系数据	
BG13　开具处方医师的数量	
BG14　公共卫生预算	
BG15　对于卫生部门的国际援助	
BG16　总的健康支出（公共＋家庭＋国际援助）	
3　药物方面的信息	
BG17　基本药物的支出	
BG18　国际药品援助金额	
BG19　总的药品支出（公共部门＋家庭＋国际援助）	
BG20　一个国家本地生产药品的总价值	
BG21　药品进口的总值	
BG22　进口药品的总值与当地生产药品总值	
4　人力资源	
BG23　药师的总数量	
BG24　助理药师的数量	
5　药物机构信息	
BG25　药物生产企业数量	
BG26　药物批发企业数量	
BG27　药房的数量	

附表 2　WHO 国家药物政策结构指标与评价形式

结构指标体系	评价形式	
	是	非
法律与法规		
ST1　过去 10 年内是否有正式的国家药物政策文件被更新过	□	□
ST2　过去 10 年内是否有药物立法被更新过	□	□
ST3　是否有基于药品立法方面的药物管制文件出版并发行	□	□
ST4　是否成立有专门的药物管制机构并授权实施药品注册和监督管理	□	□
ST5　是否建立专门的许可制度以管制药品供应	□	□
ST6　是否有药剂师用通用药替换商标药的法律授权	□	□
ST7　是否有刑事制裁的法律规定	□	□
ST8　是否有不同类型药事机构的清单以便执行监督检查	□	□
ST9　是否在国内外建立实施质量控制的机构	□	□
ST10　是否在国际贸易中系统使用有关药品流通质量的 WHO 认证计划	□	□
ST11　是否有以药物管制为基础,并和 WHO 药物促进理论标准一致的药物	□	□
促进控制措施基本药物选择及药物注册方面的指标		
ST12　是否现在制订有国家采纳并广泛公布使用的国家基本药物目录(essential drug list,EDL)和治疗处方集	□	□
ST13　是否成立了官方的药物委员会,其任务之一是更新国家 EDL	□	□
ST14　过去 5 年内,国家 EDL 或治疗处方集是否更新过并在国家范围内广泛公布	□	□
ST15　捐赠的药物是否与国家 EDL 中的药物一致	□	□
ST16　是否有官方的药物注册程序	□	□
ST17　是否有药物注册委员会	□	□
ST18　药物是否至少每 5 年进行一次重新注册	□	□
在医疗卫生支出预算／公立医疗卫生机构财政政策中分配用于药品费用的情况		
ST19　过去 3 年里,是否每年卫生部总投资预算中用于医保药品预算占到 20% 以上	□	□
ST20　过去 3 年里,是否每年医保药品人均预算超过 1 美元	□	□
ST21　过去 3 年里,是否用于公立医疗卫生机构的医保药品预算花费占总医保药品预算花费的比例小于 40%	□	□
ST22　过去 3 年里,人均医保药品预算是否有所增加	□	□
ST23　公立医疗卫生机构除了医保药品预算用于购买药品,是否还有其他筹集渠道	□	□
公立医疗卫生机构药品获得程序方面指标		
ST24　公立医疗卫生机构采购药品是否经常通过公开投标的形式	□	□
ST25　是否有监督药品供应商行为的制度	□	□
ST26　是否大部分药品招标中使用的是国际非专利药名(international nonproprietary name,INN)	□	□
ST27　是否政府采购部门能在 60 天内收到政府用于购买药品的外币资金(从向政府发出要求算起)	□	□
ST28　公立医疗卫生机构采购药品是否受到国家基本药物目录的限制	□	□
ST29　平均到货时间(重点医院从下订单购买药物到收到药物的时间)是否少于 8 个月	□	□
ST30　采购是否是根据药品需求来定量采购	□	□

续表

结构指标体系	评价形式	
	是	非

公立医疗卫生机构药品分发和后勤保障指标

ST31	是否有药品主要流通单位或者地区性大药店实行仓储质量管理规范	□	□
ST32	最常用的基本药物记录卡是否与药店存储的药品信息记录一致	□	□
ST33	药品主要流通单位或地区性大药店储存的药物是否在其有效期内	□	□
ST34	在药品主要流通单位或者地区性大药店过去3次交付中是否对全部引进的药品进行监测	□	□
ST35	是否只有属于国家基本药物目录内的药物才能在药物主要流通部门或地区性大药店里出售	□	□
ST36	药品主要流通单位或地区性大药店是否有80%或以上的交通工具用于分发药物	□	□

定价政策

ST37	非公立医疗卫生机构是否实施药物价格管制	□	□
ST38	是否至少有一项以上的主要激励措施用于鼓励非公立医疗卫生机构以低成本出售基本药物	□	□
ST39	批发商和零售商获得的总利润是否少于到岸价格的35%	□	□
ST40	是否有监督药物价格的制度	□	□
ST41	是否采用了INN（国际非专利药品名）或者通用名命名的基本药物在非公立医疗卫生机构药品批发商点被出售	□	□

与药品使用的有关信息和继续教育

ST42	是否有国家级出版物（治疗处方集或手册等）提供药物使用方面的特定信息并在过去5年内修订过	□	□
ST43	是否制定有国家级标准治疗指导指南	□	□
ST44	是否基本药物的概念成为卫生工作人员基本训练课程的一部分	□	□
ST45	是否有官方的继续教育系统用于指导医师和药剂师合理用药	□	□
ST46	是否建立药物信息中心或机构	□	□
ST47	药品信息部门/中心（或其他独立机构）向医师和药剂师提供定期的药品信息	□	□
ST48	主要医院是否都建立药物治疗委员会	□	□
ST49	是否开展过药物使用方面的公共教育促进活动	□	□
ST50	药物教育是否渗透到小学和中学教育课程计划中	□	□

附表3　WHO国家药物政策进程指标及评价形式

进程指标	评价形式/%

法律与法规

PR1	监管的药品销售点数量占全国药品销售点数量的比
PR2	市面上销售的违法药品数量占被监管的药品总数量的比例
PR3	实施制裁和行政处罚的案件数量占确定的违法案件的比重
PR4	实际有效抽样数量占计划抽样总数量之比
PR5	检验样本的数量占总抽样的比重
PR6	违法广告数量占受监控广告数量的比例
PR7	处罚违法广告的数量占违法广告数量的比例

续表

进程指标	评价形式/%

基本药物遴选及药物注册方面的指标

PR8　公立医疗卫生机构采购的基本药物的价值占其采购的药物总价值的比例

PR9　处方中基本药物的数量占总处方药品数量的比例

PR10　销售基本药物药品的数量占销售药品总数的比例

PR11　地方制药企业生产在本国销售的基本药物数量占基本药物总数的比例

PR12　最新注册的化学药品数量占最近注册的药品总数的比例

PR13　注册药物中在其他国家被撤市的药物占总注册药物的比例

在医疗卫生支出预算/公立医疗卫生部门财政政策中分配用于药品费用的情况

PR14　过去一年医保药品人均预算金额占过去三年同类药品预算均值的比例

PR15　主要医院的医保药品预算金额占药品预算花费金额的比例

PR16　获得药品国际援助的价值占医保药品预算的比例

PR17　通过其他筹资途径获得的药品收入占医保药品预算总值的比例

PR18　实际消费的医保药品预算价值占分配的医保药品预算价值的比例

公立性质的医疗机构药品获得程序方面指标

PR19　通过竞争招标购买的药品费用占购买的药品总费用的比例

PR20　通过公开投标从本地制药企业购买药品的金额占公开投标购买药品金额的比例

PR21　最常用的基本药物的到岸（出厂）价值占参考年份同样最常用的基本药物的到岸计划（出厂）价值的比例

PR22　最常用的基本药物的到岸（出厂）价值占同样最常用的基本药物国际参考价值的比例

PR23　过去一年样本订单平均到货时间与过去三年平均到货时间的比例

PR24　样本订单的平均付费间隔时间与合同规定的付费间隔时间的比例

PR25　监测药品/批次的数量占采购药品/批次的数量的比例

PR26　药品（批）质量控制检测不合格的数量占总检测药品（批）的比例

公立医疗卫生机构和后勤保障指标

PR27　去年从省级药品经营存储部门进货并发货到边远医疗机构的平均时间占过去三年该时间的平均值的比例

PR28　去年城市和/或城乡药库里最常用的基本药物平均脱销时间与过去三年最常用的基本药物脱销时间的比例

PR29　去年抽样确定的边远医疗机构的最常用的基本药物平均脱销时间与过去三年该指标的比例

PR30　最常用的基本药物价格与同样最常用的基本药物价格的到岸（出厂）价格的比例

价格政策

PR31　每张处方的平均消费占过去三年平均值的比例

PR32　最常用的基本药物价格与参考年同样药物价格的比例

与药品使用有关的信息和继续教育

PR33　按照（国家）药物处方集开具药品的处方者人数占调查的总处方者人数的比例

PR34　去年处方者接受药物使用方面培训的天数占过去三年组织培训的平均天数的比例

PR35　去年至少接受过一次培训的处方者人数占被调查者人数的比例

PR36　去年单独发表的使用手册的数量占过去三年该数量的比例

PR37　分发给处方者的单独发表的药品手册的平均册数与被调查处方者人数的比例

PR38　药物使用方面的公共教育活动花费占总公共卫生教育活动花费的比例

附表 4　WHO 国家药物政策结果指标及评价形式

结果指标	评价形式 /%
基本药物可及性指标	
OT1　样本中边远医疗卫生机构里可获得的基本药物的数量占同样基本药物总数量的比例	
OT2　基本药物中以最低价格出售的药品数量占同样基本药物总数量的比例	
基本药物可负担性指标	
OT3　肺炎标准治疗药品的平均零售价格与基本食品的平均零售价格的比例	
OT4　最常用的基本药物的价值与以最低价格购买的同样基本药品价值的比例	
药品质量	
OT5　质量检验不合格的药品（批）数量占调查总数量的比例	
OT6　抽样中过期药品数量占样本总量的比例	
合理用药	
OT7　单张处方平均的药品数	
OT8　抽样中至少有一次注射的处方数占样本总处方数的比例	
OT9　抽样中接受抗腹泻药物治疗的 5 岁以下腹泻儿童数占样本中 5 岁以下腹泻儿童总数的比例	
OT10　非公立医疗卫生机构中 50 种最畅销药品中基本药物的比例	

推荐阅读

[1] DEATON A. Income, health, and well-being around the world: Evidence from the Gallup World Poll. Journal of Economic perspectives, 2008, 22(2): 53-72.

[2] GROSSMAN M. The Human Capital Model of the Demand for Health//CULYER AJ, NEWHOUSE JP. Handbook of Health Economics. New York: Elsevier, 2000.

[3] 翟淑云. 我国中老年人健康需求影响因素的实证研究——基于 CHARLS 数据的分析. 特区经济, 2014(9): 226-228.

[4] PAULY M. Doctors and their workshops: economic models of physician behavior: appendix to "doctors and their workshops: economic models of physician behavior". Social Science & Medicine, 1981, 16(8), 924-925.

[5] 卫东, 石大千. 公共卫生支出的健康生产效应分析. 中国卫生经济, 2015, 34(8), 85-86.

[6] 江启成, 李绍华. 卫生经济学教程. 合肥: 安徽科学技术出版社, 2002.

[7] 雷海潮. 转变政府职能, 建立与医院间新型的监管关系. 中华医院管理杂志, 2004, 20(9): 513-515, 521.

[8] 郭晓杰. 中国健康经济学研究: 沿革、现状与展望. 经济论坛, 2010, 7: 5-8.

[9] 张毓辉, 翟铁民. 大健康产业中的作用: 卫生健康事业发展和挑战 // 张车伟, 宋福兴. 大健康产业蓝皮书: 中国大健康产业发展报告(2018). 北京: 社会科学文献出版社, 2019: 42-56.

[10] 王弟海, 崔小勇, 龚六堂. 健康在经济增长和经济发展中的作用——基于文献研究的视角. 经济学动态, 2015(8): 107-127.

[11] 舍曼·富兰德, 艾伦·C·古德曼, 迈伦·斯坦诺. 卫生经济学. 6 版. 王健, 李顺平, 孟庆跃, 译. 北京: 中国人民大学出版社, 2011.

[12] ROBERTS MJ, HSIAO W, BERMAN P, et al. 通向正确的卫生改革之路——提高卫生改革绩效和公平性指南. 任明辉, 译. 北京: 北京大学医学出版社, 2010.

[13] 梁万年. 卫生事业管理. 4 版. 北京: 人民卫生出版社, 2017.

[14] 顾雪非. 从医疗保障向健康保障迈进. 中国卫生, 2016, (7): 74-75.

[15] 曹桂, 杨洪伟. OECD 国家经济增长与卫生费用占 GDP 比重的面板数据模型研究. 国外医学 卫生经济分册, 2012, 29(3): 118-121.

[16] 翟铁民, 张毓辉, 万泉, 等. 卫生费用核算新体系: SHA2011 介绍. 中国卫生经济, 2013, 32(1): 13-15.

[17] 董恒进. 医院管理学. 上海: 上海医科大学出版社, 2000.

[18] 董恒进, 陈英耀, 吕军, 等. 医学技术评估的内容与方法. 中华医院管理杂志, 1998, 14(12): 709-711.

[19] 杨悦. WHO 基本药物制度研究与应用. 北京: 人民军医出版社, 2012.

[20] 丁锦希, 谢睿, 李伟, 等. 医保药品支付标准中的差比价规适用分析. 中国医疗保险, 2017(11): 14-19.

[21] 毛宗福. 三医联动, 同频共振: 医改走入"中央区域". 中国卫生, 2019(3): 24.

中英文名词对照索引

Note